AF250172

GARNIER Fils & LECERF

LECERF, Pharmacien

PARIS — 56, rue des Francs-Bourgeois, 56 — PARIS

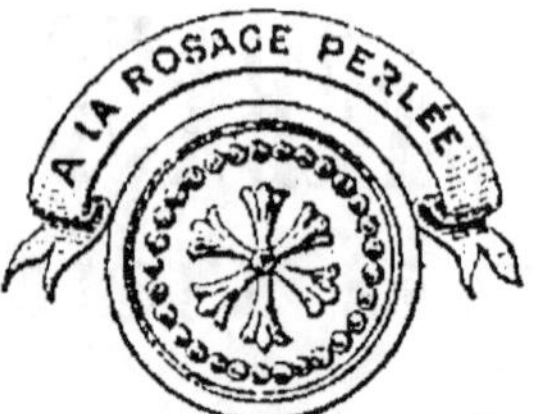

Adresse
télégraphique

GARFILS-PARIS

**TÉLÉPHONE
137-55**

USINE A VAPEUR : à Juvisy-sur-Orge (Seine-&-Oise)

Fabrique spéciale au Pilulier

DE

DRAGÉES, GRANULES, PILULES

Pilules imprimées

CAPSULES AU TREMPÉ ET PAR PRESSION

PATES et PASTILLES MÉDICINALES **AU CODEX**

EXTRAITS DIVERS

Masses pilulaires — Teintures — Sirops

PRODUITS ET SPÉCIALITÉS PHARMACEUTIQUES
avec ou sans nom et à façon

**Tous nos produits sont garantis de premier choix
et rigoureusement dosés**

*Sur commande et à façon, nous nous chargeons de préparer,
avec le plus grand soin, toutes les formules particulières et au
codex, en dragées, granules, pilules, argentées ou non.*

Droguerie pharmaceutique en gros

QUINQUINAS DE TOUTES PROVENANCES
importés directement

Muscs, Scamonées, Sulfate de Quinine

SEULS concessionnaires de l'Essence et des Tablettes de
Menthe Milcham. — R. W. Hatchinson et C⁰, pour la
France et l'étranger.

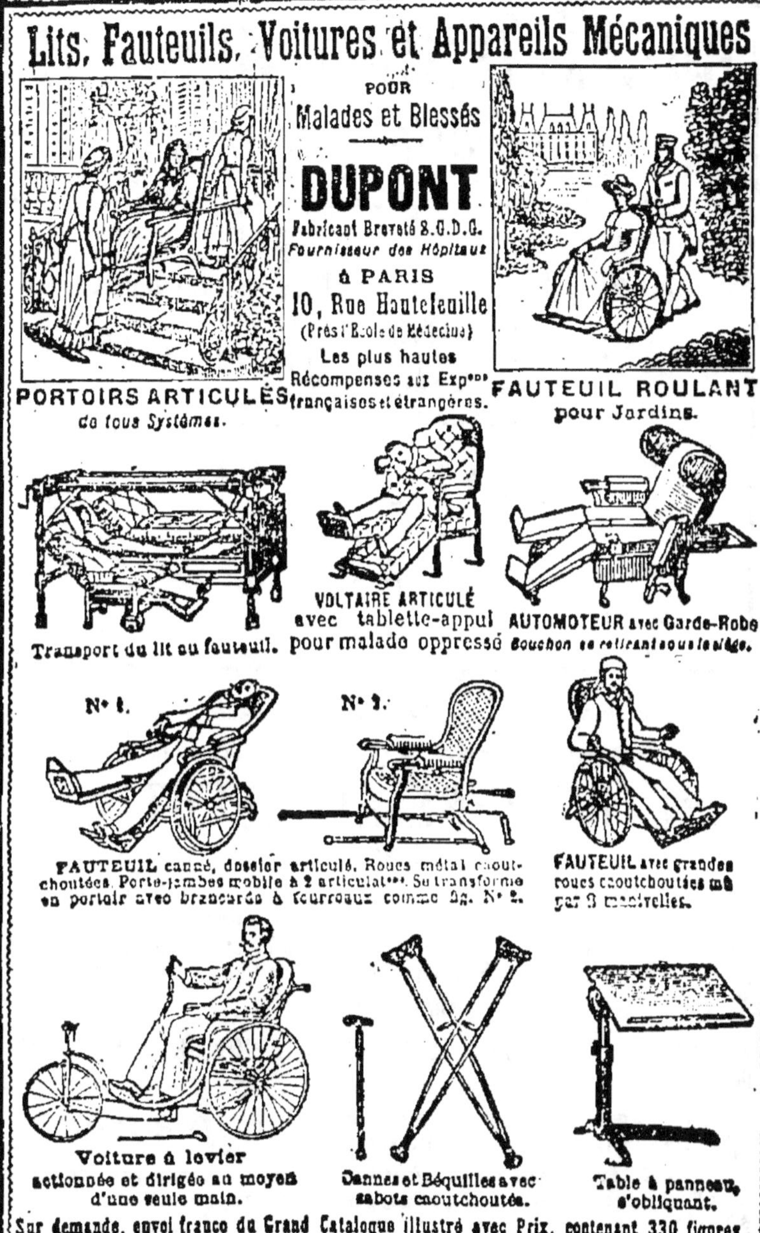

Lits, Fauteuils, Voitures et Appareils Mécaniques
POUR
Malades et Blessés
DUPONT
Fabricant Breveté S.G.D.G.
Fournisseur des Hôpitaux
à PARIS
10, Rue Hautefeuille
(Près l'École de Médecine)
Les plus hautes
Récompenses aux Exp\u207f\u207f\u207f
françaises et étrangères.
PORTOIRS ARTICULÉS
de tous Systèmes.
FAUTEUIL ROULANT
pour Jardins.
Transport du lit au fauteuil.
VOLTAIRE ARTICULÉ
avec tablette-appui
pour malade oppressé
AUTOMOTEUR avec Garde-Robe
Bouchon se retirant sous le siège.
N° 1.
N° 2.
FAUTEUIL canné, dossier articulé. Roues métal caout-
choutées. Porte-jambes mobile à 2 articulat\u207f\u207f. Se transforme
en portoir avec brancards à fourreaux comme fig. N° 2.
FAUTEUIL avec grandes
roues caoutchoutées mû
par 3 manivelles.
Voiture à levier
actionnée et dirigée au moyen
d'une seule main.
Cannes et Béquilles avec
sabots caoutchoutés.
Table à panneau,
s'obliquant.
Sur demande, envoi franco du Grand Catalogue illustré avec Prix, contenant 330 figures.
TÉLÉPHONE

BAINS et HYDROTHÉRAPIE

Appareils spéciaux

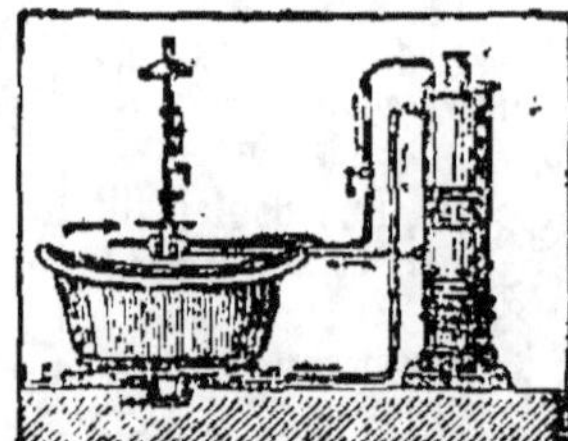

CATALOGUE FRANCO

CATALOGUE FRANCO

DELAROCHE AINÉ

CONSTRUCTEUR

22, rue Bertrand, 22

PARIS

TÉLÉPHONE

TÉLÉPHONE

COMPAGNIE DES VASELINES FRANÇAISES

PÉTRÉOLINE LANCELOT

Marque déposée

FENAILLE et DESPEAUX, Successeurs

Fournisseurs des hôpitaux civils, militaires et de la marine

Diplôme d'honneur. Paris 1885.

Lauréats de l'Académie nationale. Paris 1887.

Médaille d'argent. Paris 1889. — Médaille d'or. Paris 1890.

Usines à AUBERVILLIERS, près Paris

Bureaux : à Paris, 11bis, RUE DU CONSERVATOIRE

Codex medicamentarius }

Pharmacopée Française } PÉTRÉOLINE

La **Pétréoline** ou **Vaseline** française est neutre, inodore et insipide, c'est-à-dire **chimiquement pure**. Ces caractères la distinguent de toutes les contrefaçons défectueuses dont elle est l'objet.

FENAILLE et DESPEAUX, Successeurs de LANCELOT et Cie

Pharmacien Chimiste — Docteur Médecin de la Faculté de Paris.

Oléo-Naphtine pour injections hypodermiques.

Pilules de Blancard

à l'Iodure de Fer inaltérable

Approuvées par l'Académie de Médecine

ANÉMIE
LEUCORRHÉE
AMÉNORRHÉE
SYPHILIS CONSTITUTIONNELLE
RACHITISME, Etc.

SIROP DE BLANCARD

à l'Iodure de Fer inaltérable

DOSE :

2 à 6 **Pilules** .... } par jour.
1 à 3 cuillerées de **Sirop** }

POUR AVOIR LES VÉRITABLES PRODUITS

Exiger la signature **BLANCARD,**
l'adresse : **40, rue Bonaparte,**
et le Timbre de Garantie

Formulaires

COLLECTION NOUVELLE

*de 21 volumes in-18 comprenant 300 pages,
illustrés de figures*

à 3 fr.

le volume cartonné.

BOCQUILLON-LIMOUSIN, 3 vol. — **BOISSON**, 1 vol.
FELTZ, 1 vol.— **GILLET**, 4 vol. — **LA HARPE**, 2 vol.
JEANNEL, 2 vol. — **GALLOIS**, 1 vol.
GAUTIER, 2 vol. — **THOMSON**, 1 vol. — **MARTZ**, 1 vol.
NORSTROM, 1 vol. — **REGNIER**, 1 vol.
CAGNY, 1 vol.

Formulaire des médicaments nouveaux

par H. Bocquillon-Limousin. Introduction par le Dr Huchard, médecin des hôpitaux. 11e *édition*, 1900. 1 vol. in-18 de 306 pages, cart...................... 3 fr.

Formulaire des alcaloïdes et des glucosides

par H. Bocquillon-Limousin. Introduction par G. Hayem, professeur à la Faculté de médecine de Paris. 2e *édit.* 1 vol. in-18 de 318 pages, avec figures, cart.... 3 fr.

Formulaire de l'antisepsie et de la désinfection

par H. Bocquillon-Limousin. 2e *édition*. 1 vol. in-18 de 288 pages, avec figures, cart........... .... 3 fr.

Formulaire des médications nouvelles

par le Dr H. Gillet. 1 vol. in-18 de 280 pages, avec figures, cart..................... 3 fr.

Formulaire des régimes alimentaires

par le Dr H. Gillet. 1 vol. in-18 de 300 p., cart.. 3 fr.

Formulaire d'hygiène infantile

par le Dr H. Gillet. 1898. 2 vol. in-18 de 300 pag., cart. Chaque volume.................. 3 fr.

   I. *Hygiène de l'enfant à la maison.*
   II. *Hygiène de l'enfant à l'école, à la crèche et à l'hôpital.*

Formulaire des spécialités pharmaceutiques

par le Dr Gautier et F. Renault. 1 vol. in-18 de 298 p. cartonné..................... 3 fr.

Formulaire des Eaux minérales

de la balnéothérapie et de l'hydrothérapie, par le Dr de la Harpe. 3e *édit.*, 1 vol. in-18 de 300 p., cart... 3 fr.

Formulaire des Stations d'hiver

des stations d'été et de climatothérapie, par le Dr de la Harpe. 1 vol. in-18 de 300 pages, cartonné..... 3 fr.

Formulaire Dentaire

par le Dr N. Thomson. 1 vol. in-18 de 288 p., cart. 3 fr.

Formulaire du Massage

par le Dr Norstrom. 1 vol. in-18 de 268 p., cart.   3 fr.

Formulaire des Vétérinaires praticiens

par Paul Cagny, membre de la Société centrale de Médecine vétérinaire, du Collège Royal vétérinaire de Londres. 2e *édition*. 1 vol. in-18 de 322 pages, cart.   3 fr.

Formulaire de l'Union médicale

douze cents formules favorites des médecins français et étrangers, par le Dr Gallois. 4e *édition*. 1 vol. in-32 de 662 pages, cart.................................   3 fr.

Formulaire officinal et magistral

par J. Jeannel. 4e *édition*, 1 vol. in-18 de 1 044 pages, cartonné..   6 fr.

Formulaire du Médecin de campagne

par le Dr Gautier, 1899. 1 vol. in-18, 300 pag., cart.   3 fr.

Guide pratique pour les analyses de Bactériologie clinique

par L. Feltz, avec la collaboration de F. Bouillat. 1898. 1 vol. in-18, 282 pages avec 111 figures noires et coloriées, cartonné.......................   3 fr.

Guide pratique pour les analyses de Chimie physiologique

par F. Martz. Préface de M. Lépine, professeur à la Faculté de médecine de Lyon. 1899. 1 vol. in-18, 264 pages avec 52 figures, cartonné......................   3 fr.

Formulaire Hypodermique et Opothérapique

par L. Boisson et J. Mousnier. 1899. 1 vol. in-18, 262 pages et 21 fig., cartonné....................   3 fr.

Formulaire électrothérapique du Praticien

par le Dr Régnier. 1899. 1 vol. in-18, 256 pages avec 34 figures, cartonné....... ....   3 fr.

Pharmacie LIMOUSIN

2 bis, Rue Blanche, PARIS

Appareils à fabriquer l'Oxygène
INHALATEUR A OXYGÈNE
Oxygène contre *Affections pulmonaires, Chlorose, Diabète.*

Chloral perlé Limousin
Hydrate de chloral en capsules dragéifiées

Capsules tænifuges Limousin
Selon la formule du Dr *Crequy*,
16 capsules contre le tænia

Liqueur de Pichi Limousin
Contre les *Affections de la Vessie*

Pichi Lithiné Limousin
Contre les *Manifestations arthritiques*

Teinture de Condurango Limousin
Vin, Saccharolé. — Tonique de l'estomac

Capsulines d'Hypnone Limousin

Pilules antidiarrhéiques Limousin
Au *Tannate d'albumine* et *Benzoate de naphtol*

Compte-gouttes titré Limousin
SACCHARIMÈTRE DU Dr DUHOMME
Albumètre du Dr Boureau, de Tours

RÉPERTOIRE

DES

Principaux Médicaments Nouveaux

Figurant pour la 1ʳᵉ fois dans le Formulaire.

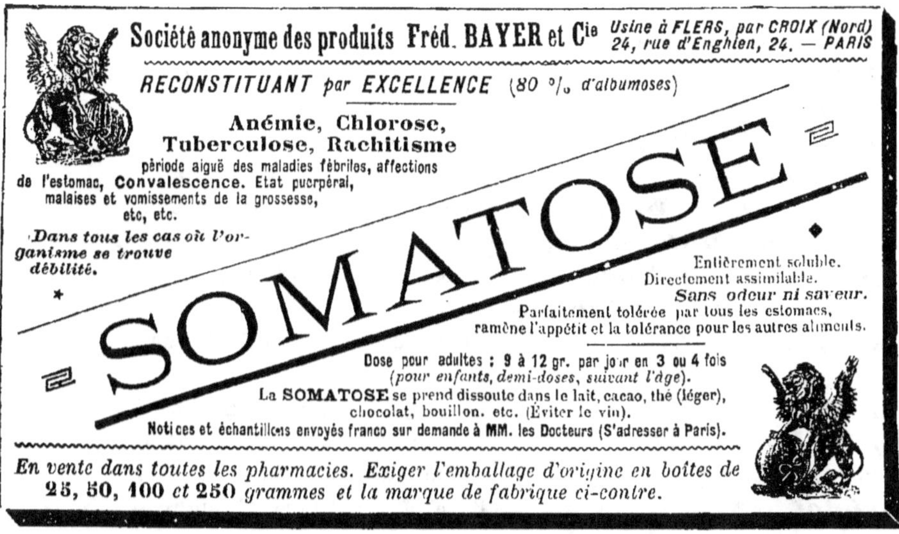

Société anonyme des produits Fréd. BAYER et Cie   Usine à FLERS, par CROIX (Nord)
24, rue d'Enghien, 24. — PARIS
RECONSTITUANT par EXCELLENCE (80 % d'albumoses)
Anémie, Chlorose, Tuberculose, Rachitisme
période aiguë des maladies fébriles, affections de l'estomac, Convalescence. Etat puerpéral, malaises et vomissements de la grossesse, etc, etc.
Dans tous les cas où l'organisme se trouve débilité.
SOMATOSE
Entièrement soluble.
Directement assimilable.
Sans odeur ni saveur.
Parfaitement tolérée par tous les estomacs, ramène l'appétit et la tolérance pour les autres aliments.
Dose pour adultes : 9 à 12 gr. par jour en 3 ou 4 fois (pour enfants, demi-doses, suivant l'âge).
La SOMATOSE se prend dissoute dans le lait, cacao, thé (léger), chocolat, bouillon. etc. (Éviter le vin).
Notices et échantillons envoyés franco sur demande à MM. les Docteurs (S'adresser à Paris).
En vente dans toutes les pharmacies. Exiger l'emballage d'origine en boîtes de 25, 50, 100 et 250 grammes et la marque de fabrique ci-contre.

RÉPERTOIRE

DES

Spécialités pharmaceutiques

NOUVELLES ET USUELLES [1]

Acide salicylique........	Bayer et Cⁱᵉ, 24, rue d'Enghien.
Airol.....................	Hoffmann, Traub et Cⁱᵉ, à Bâle.
Amidermine	Ferrouillat, 35 rue de Rivoli.
Ampoules Boissy.........	Delouche, place Vendôme.
Analgine.................	Bayer et Cⁱᵉ, 24, rue d'Enghien.
Anti-asthmat. Barral....	Fumouze, 78, faubourg St-Denis.
Antidiabét. Duhoureau...	Pharm. Centrale, 7, rue de Jouy.
Antidiabétique Rabot.....	Rabot, Ph., à Versailles.
Antipyrine efferves- cente	Le Perdriel, 11, rue Milton.
Antipyrine Knorr........	Knorr, à Creil.
Apiol-graréol	Besson, à Chalon-sur-Saône.
Apiol Joret et Homolle ..	Lamouroux, 150, rue de Rivoli.
Argentamine	Chem. Fabrick, Mullerstr., Berlin.
Aristol....................	Bayer et Cⁱᵉ, 24, rue d'Enghien.
Bain Pennès...............	Pennès, 2, rue de Latran.
Baume Bories...........	Desprez, 115, rue St-Honoré.
Baume d'argent du Dʳ Lamouroux...............	Ph. Briant, 150, rue de Rivoli.
Biosine...................	Le Perdriel, 11, rue Milton.
Boldo-Verne..............	Verne, Grenoble.
Boricine Meissonnier....	Meissonnier, 17, place Cadet.
Bougies Chaumel.........	Fumouze, 78, fg St-Denis.
Bromipine	Merck à Darmstadt.

(1) Pour les spécialités non mentionnées dans ce répertoire, consulter le *Formulaire des spécialités pharmaceutiques* de GAUTIER et RENAULT, publié dans la Collection des Formulaires. J.-B. Baillière et Fils.

Bromoforme, capsules Lanos.................. Lanos, Ph. à Avranches.
Cachets médicamenteux. Limousin, 4, rue des Haudriettes.
Cacodyle Gonnon......... Gonnon, à Lyon.
Caps. brom. de camphre... Clin et Cⁱᵉ, 20, r. d. Fossés-St-Jacq.
Capsules Cognet.......... Cognet. 43, rue de Saintonge.
Capsules de colchi-sal.. Midy, 113, fg St-Honoré.
Caps. de Corps thyroïde... Vigier, 12, boul. Bonne-Nouvelle.
Caps. de Corps thyroïde... Fournier, 114, rue de Provence.
Capsules Dartois......... Freyssinge, 105, rue de Rennes.
Capsules Lanos........... Lanos, Ph. à Avranches.
Capsules Raquin......... Fumouze, 78, fg St-Denis.
Capsules taenifuges...... Limousin. 2 bis, rue Blanche.
Capsules Vigier.......... Vigier, 12, boul. Bonne-Nouvelle.
Carbonate de gaïacol..... Vigier, 12, boul. Bonne-Nouvelle.
Cascara granulée soluble de Piclin......... Piclin. Ph. à Caudebec-en-Caux.
Cérébrine................. Fournier, 114. rue de Provence.
Chloral bromuré Dubois. Duriez, 20, place des Vosges.
Chloral perlé............. Limousin. 2 bis. rue Blanche.
Chloralamide............. Max frères, 31, r. d. Petites-Écuries.
Chloralose............... Merck à Darmstadt.
Cigares Barral.... .... Fumouze, 78, fg St-Denis.
Cinnamate Cartaz....... Cartaz, 84, rue Lafayette.
Coaltar saponiné......... Le Bœuf, r. Lormand, 10, Bayonne.
Cocaïne boratée Vigier... Vigier, 12, boul. Bonne-Nouvelle.
Copahidia Mazeron...... Mazeron, 12, fg Poissonnière.
Crème de morue.......... Péquart, Verdun (Meuse).
Créosotal Heyden........ Barberon. 15. pl. des Vosges.
Créosote Alpha........... Champigny, 19, rue Jacob.
Crésyl-Jeyes.............. Soc. fr. pr. san. 55, r. d. Francs-Bourgeois.

Digestif Auguet........... Auguet, Ph. Lyon.
Digitaline Mialhe-Petit... Petit, 8, rue Favart.
Digitaline Native....... 6. boul. Richard-Lenoir.
Dionine.................. Merck à Darmstadt.
Diurétine Knoll.......... Knoll et Cⁱᵉ, Ludwigshafen s./R.
Dragées Auguet......... Auguet, Ph. à Lyon.
Dragées Garnier......... Garnier et Lecerf, 56, r. Fr.-Bourg.
Dragées Gélineau........ Mousnier, à Sceaux.
Dragées Gélis et Conté... Labélonye, 99, rue d'Aboukir.

E. MERCK

*Manufacture de Produits Chimiques
& Pharmaceutiques*

A DARMSTADT

Toutes les préparations pour les expériences scientifiques, la pratique médicale et pharmaceutique pour les arts et métiers, à l'état de pureté parfaite.
Nous appelons tout spécialement l'attention de MM. les Médecins et Pharmaciens sur nos nouvelles préparations :

**Bromaline, Bromipine,
Bromures de Cesium et Rubidium,
Choralose, Dionine, Digitoxine cristallisée,
Euménol, Glycérophosphates, Gaïacol cristallisé,
Hémol, Hémogallol, Iodipine,
Scopolamine, Stypticine, Tannoforme.
Thyréoïdine, Tropacocaïne, Urophérine, etc., etc.**

Laboratoire spécial pour la fabrication des réactifs, dont nous garantissons la pureté absolue, section spéciale pour la fabrication des préparations sero-thérapeutiques.

Dépôt chez tous les Pharmaciens & Droguistes.

EXIGER LES EMBALLAGES D'ORIGINE.

Envoi du Tarif
et des **Rapports annuels scientifiques**, etc.
FRANCO SUR DEMANDE.

Les renseignements scientifiques seront donnés par un bureau spécial.

Dragées Gibert............ Augendre, à Maisons-Laffite.
Dragées Rabuteau....... Clin et Cⁱᵉ, 28, r. d. Fossés-St-Jacq.
Duotal Heyden............ Barberon, 15, pl. des Vosges.

Elixir alimentaire Ducro Duriez, 20, place des Vosges.
Elixir Déret.............. Clin et Cⁱᵉ, 28, r. d. Fossés St-Jacq.
Elixir de Kola Coca....... Vigier, 12, boul. Bonne-Nouvelle.
Elixir de pepsine Mialhe. Petit, 8, r. Favart.
Elixir Virenque.......... Virenque, 8, pl. de la Madeleine.
Emulsion Marchais...... Marchais, La Rochelle.
Emulsion Scott.......... Delouche, place Vendôme.
*Eucalyptus Sirop A.
Picot*.................... Picot, Ph. à Quimper.
Eudoxine...... .... Chem. Fabr. Rhenania, Aix-la-Chap.
Aurophène.............. Bayer et Cⁱᵉ, 24, r. d'Enghien.

Farine lactée Nestlé...... Christen, r. du Parc-Royal, 16.
Fer Quevenne. .... Genevoix, r. des Beaux-Arts, 14.
Ferripyrine Knoll....... Knoll et Cⁱᵉ, à Ludwigshafen s./R.
Ferropyrine Knoll....... Knoll et Cⁱᵉ, Ludwigshafen s./R.
Ferro-Somatose.......... Bayer et Cⁱᵉ, 24, r. d'Enghien.
Fucoglycine Gressy....... Le Perdriel, 11, rue Milton.

Gaïacol Sérafon.......... Soc. de pr. phar. 9, r. de la Perle.
Gazes .... A. Delfins, 21, fg Poissonnière.
Globules Bories .... Desprez, 115, rue St-Honoré.
Globules Fumouze....... Fumouze, 78, fg Saint-Denis.
Glycérophosphate Robin. Robin, 13, rue de Poissy.
Glycéro-Lithine........... Le Perdriel, 11, rue Milton.
Glycérophosphate efferv. Le Perdriel, 11, rue Milton.
Glycérophos. de chaux. Givaudan, Trouillat et Cⁱᵉ, à Lyon.
Glycérophosph. (Prod.).. Fournier, 114, rue de Provence.
Gouttes Lironniennes ... Trouette, 15. r. d. Immeub. Industr.
*Grains de santé du Dʳ
Franck*.................. Leroy, rue de Cléry, 9.
Graines de Lin............ Tarin, 9, place des Petits-Pères.
Granules de Fowler...... Legros, 1, place de la République.
Gyrol .... Coirre, 79, rue du Cherche-Midi.

Hamaméline Roya....... Lachartre, 19, rue des Mathurins.
Hamamelis Ludlam...... Cabanès, 34, boulev. Haussemann.
*Hématophiline Carpen-
tier*..................... Carpentier, à la Fère.

Hémogallol .... Merck, à Darmstadt.
Hémoglobine Deschiens Soc. de pr. pharm., 9, r. de la Perle.
Hémophosphine Balvay.. Balvay, 8, r. du château, à Neuilly.
Hétol .... Kalle et Cie (Reinicke) 39, rue Ste-
      Croix de la Bretonnerie.

Hétocrésol .... Kalle et Cie (Reinicke).
Huile de foie de morue
  Peter Moller .... Petit, 8, r. Favart.
Huile de Pourtal .... Pourtal (Ph.) à Nimes.
Hunyadi Janos .... Saxlehner, Budapest.
Hypophosphites .... Givaudan, Trouillat et Cie à Lyon .
Ichthalbine Knoll .... Knoll et Cie, Ludwigshafen s. R.
Ichtyol .... S. fr. de produits sanitaires, 35, rue
      des Francs-Bourgeois.

Ichtyol capsules Lanos .. Lanos, ph., à Avranches.
Injection Raquin .... Fumouze, 78, fg Saint-Denis.
Iodol .... Kalle et Cie (Reinicke).
Iodothyrine .... Bayer et Cie, 24, rue d'Enghien.
Iodoformogène .... Knoll et Cie, Ludwigshafen.

Juglandine Ferrouillat... Ferrouillat, 35, rue de Rivoli.

Képhaline .... Bannot, à Limoges.
Kineurine Moncour .... Moncour, 49, avenue Victor Hugo
      à Boulogne-Paris.

Kola (Prép. de) .... Fournier, 114, rue de Provence.
Kola-Champagne .... Arthur Lafont, Dijon.
Kola Food .... Maussey, 16, rue du Parc Royal.
Kola Roy .... Th. Roy, Asnières (Seine).
Kuonine, contre la rage
  des chiens .... L. Danjou, à Lille.

Laurénol .... 36, rue Laugier.
Lévulose .... Chem. Fabrick, Mullerstr., Berlin.
Lecurine .... Couturieux, 3, rue Washington.
Liqueur Laville .... Clin et Cie et Comar fils, rue des
      Fossés Saint-Jacques.

Liq. de Pichi Limousin .. Limousin, 2, *bis*, rue Blanche.
Lycétol .... Bayer et Cie, 24, rue d'Enghien.
Lysol .... Soc. du Lysol, 22, pl. Vendôme.

Magnésie lactée .... Lebault-Fièvet, 53, rue Réaumur.

CONSTIPATION

Cascara granulée soluble

PICLIN

*La seule forme qui permette d'administrer la Cascara
à haute dose sans inconvénient*

Agréable à prendre, ne fatigue pas l'estomac et est soluble dans l'eau

*Chaque cuillerée à café représente le principe actif de
0,25 c. de poudre de Cascara*

EXPOSITIONS INTERNATIONALES

Médaille d'Argent, Bordeaux 1897, Médaille d'Or, Paris 1898,
Médaille d'Argent, Rochefort 1898, Diplôme d'Honneur, Londres-
Bruxelles, Diplôme de Grand-Prix, Amsterdam.

Pharmacie PICLIN, Caudebec-en-Caux (Seine-Inf.)
et toutes pharmacies.   Dépôt à Paris. 55, rue de Sèvres

ANÉMIE, LYMPHATISME, COXALGIE
NEURASTHÉNIE, TUBERCULOSE

Réparateur général, fortifiant et dépuratif
*incomparable du sang, os, nerfs,
muscles, vaisseaux lymphatiques*

Principes actifs du NOYER
(Juglans regia)
et des Toniques amers
**Quassia, Quinium,
Citrus aurantium,**
associés à la médi-
cation Iodo-Glycé-
rophosphoferrée

JUGLANDINE FERROUILLAT

1 verre
à liqueur
avant chaque
repas
1 2 verre à liq. pour les
Enfants

5 fr. la bouteille

PHARMACIE DU CHATELET
35, rue Rivoli, 35 — PARIS
et principales Pharmacies — Notice gratuite

Bocquillon 1900   9e CAHIER

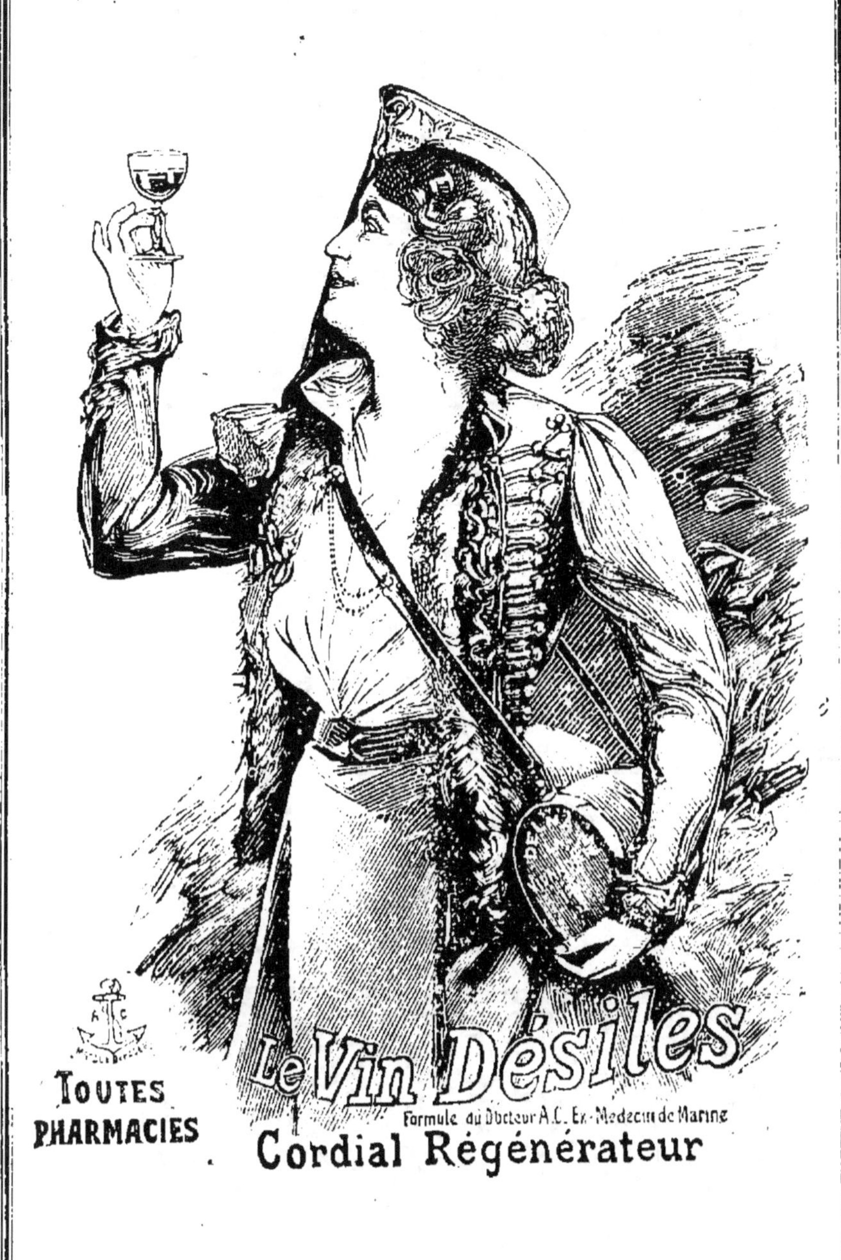

Le Vin Désiles
Formule du Docteur A.C. Ex-Medecin de Marine
Cordial Régénérateur
TOUTES
PHARMACIES

PRODUITS BROMURÉS

HENRY MURE

(Chimiquement purs)

1° **Sirop Henry MURE** au bromure de potassium.

2° **Sirop Henry MURE** au bromure de sodium.

3° **Sirop Henry MURE** Polybromuré (potassium, sodium, ammonium).

4° **Sirop Henry MURE** au bromure de strontium (exempt de baryte).

Rigoureusement dosés, 2 grammes de sel chimiquement pur par cuillerée à potage et 50 centigrammes par cuillerée à café de sirop d'écorces d'oranges amères irréprochable.

Établies avec des soins et des éléments susceptibles de satisfaire le praticien le plus difficile, ces préparations permettent de comparer expérimentalement, dans des conditions identiques, la valeur thérapeutique des divers bromures seuls ou associés.

Le SIROP de HENRY MURE au **bromure de strontium** rend les plus grands services dans toutes les Névroses, les Maladies du cœur, de l'estomac et des reins. Son utilité est incontestable dans les Dyspepsies gastro-intestinales et dans l'Albuminurie.

Les SIROPS de HENRY MURE peuvent se prendre purs ou dans une tasse de **Thé diurétique de France**.

Prix du Flacon : 5 francs.

~~~~

THÉ DIURÉTIQUE DE FRANCE

MALADIES des REINS et GRAVELLE. Affections des VOIES URINAIRES. CATARRHE de VESSIE. Accidents spéciaux anciens. Modification très prompte des urines.

Prix de la Boîte : 2 francs.

~~~~

Maison Henry MURE, à Pont-Saint-Esprit (Gard)

A. GAZAGNE

Pharmacien de 1re classe, Gendre et Succr

Mannine Batray............ Balvay, 8, r. du Château, à Neuilly.
Menthol-Iodol............ Kalle et Cⁱᵉ (Reinicke.)
Migrainine.................. Pharm. Normale, rue Drouot, 9.

Neurosine Prunier........ Chassaing, 6. avenue Victoria.
Nosophène.................. Chem. Fabr. Rhenania, Aix-la-Chap.

Opothérapie................ Moncour, 49, avenue Victor Hugo,
    à Boulogne-Paris.
Orexine tannique........ Kalle et Cⁱᵉ (Reinicke).
Organo-thérap. (Prod.).. Knoll et Cⁱᵉ Ludwigshafen s./R.
Ostéogène Crouzel....... Crouzel, à La Réole.
Orules Chaumel.......... Fumouze, 78, fg St-Denis.
Oxygène Limousin....... Limousin, 2 *bis*, rue Blanche.
Pancréatine.............. Defresne, 4, quai du Marché-Neuf.
Pangaduine.............. Soc. Nationale, 50, rue des Ecoles.
Pansements.............. A. Deffins, 21, fg Poissonnière.
Papier d'Albespeyres..... Fumouze, 78, fg Saint-Denis.
Papier Barral............ Fumouze, 78, fg Saint-Denis.
Pastilles Dethan......... Dethan, 23, rue Baudin.
Pastilles Paterson....... Dethan, 23, rue Baudin.
Pastilles Vichy-Etat..... Cⁱᵉ ferm. de Vichy, 24, boulevard
    des Capucines.

Pâte Berthé............. Fumouze, 78, fg Saint-Denis.
Peptone Catillon.......... Catillon, 3, boulevard St Martin.
Peptone Cornélis......... L. Bruneau, rue Nationale, Lille.
Peptone sèche Vassal.... L. Danjou, à Lille.
Pepto-Santal.............. Vicario 17, boulev. Haussmann.
Perles de Clertan......... Champigny, 19, rue Jacob.
Pétréoline Lancelot....... Fenaille, Despeaux, 11ᵇⁱˢ, r. du Conser.
Phénédine................ Pelisse, 49, rue des Ecoles.
Phénocolle................ Chem. Fabrick, Mullerstr, Berlin.
Phénol-Bobœuf........... 8, rue du Conservatoire.
Phosote Brissonnet...... Lambiotte frères, 54, rue des Francs-
    Bourgeois.

Phosphate de créosote Lambiotte frères, 54, rue des
Brissonnet.................. Francs-Bourgeois.
Phosphate de gaïacol.... Lambiotte frères, 54, rue des
    Francs-Bourgeois.

Phosphate rital........... Jacquemaire, à Villefranche.
Phosphatine Fallières... Chassaing, 6, avenue Victoria.
Pilules Auguet............ Auguet Ph. à Lyon.

Pichi lithiné Limousin...	Limousin, 2 *bis*, rue Blanche.
Pilules de Blancard......	Blancard, 40, rue Bonaparte.
Pilules Blaud...........	Sciorelli, 2, place des Vosges.
Pilules Boissy..........	Boissy, 2, place Vendôme.
Pilules Cronier.........	Gage, rue de Grenelle, 9.
Pilules Doumer.........	Lancelot et Cⁱᵉ, 26, r. Saint-Claude.
Pilules Lartigue........	Fumouze, 78, fg St-Denis.
Pilules Limousin........	Limousin, 2 *bis*, rue Blanche.
Pilules Pourtal.........	Pourtal, Ph. à Nimes.
Pilules rhéotartriques...	Vigier, 12, boul. Bonne-Nouvelle.
Pilules toniferrugineu- *ses Legoff*..............	Legoff, 39, r. de Nantes, St-Nazaire.
Pistoia antigoutteux....	Planche, Bd Madeleine, Marseille.
Pommade antiherpétique *La Souveraine*..........	Carré père, à Bergerac.
Pommade Fontaine......	Tarin, 9, place des Petits-Pères.
Pommade St-Louis......	Rabot, Ph. à Versailles.
Poudre antiseptique *Fauché*....	Fauché, Ph. 71, cours d'Albret à Bordeaux.
Poudre Lartigue........	Fumouze, 78, faubourg St-Denis.
Produits organothéra- *piques*.............	Moncour, 49, avenue Victor Hugo, à Boulogne-Paris.
Protargol............	Bayer et Cⁱᵉ, 24, rue d'Enghien.
Pyrophosp. fer Robiquet.	Dethan, 23, rue Baudin.
Quassine Frémint.......	Freyssinge, 105, rue de Rennes.
Quintium Labarraque....	Champigny, 19, rue Jacob.
Quinoïdine Duriez.......	Duriez, 20, place des Vosges.
Quinquina Garnier.......	Garnier et Lecerf, 56, rue des Francs-Bourgeois.
Saccharine.............	Givaudan, Trouillat et Cⁱᵉ, à Lyon.
Saccharolé de quinquina.	Vigier, 12, boul. Bonne-Nouvelle.
Salipirine Riedel.........	Reinicke, 9, rue Ste-Croix de la Bretonnerie.
Salol-Bétol Heyden......	Barberon, 15, place des Vosges.
Salophène..............	F, Bayer et Cⁱᵉ, 24, rue d'Enghien.
Santal Bretonneau......	Cadet-Gassicourt, 6, rue Marengo.
Santal salolé...........	Lacroix, 70, rue du Château-d'Eau.
Santal Midy...........	Midy, 113, fg St-Honoré.
Savons antiseptiques....	Vigier, 12, boulev. Bonne-Nouvelle.
Savons Bories..........	Desprez, 115, rue St-Honoré.

FIÈVRES — NÉVRALGIES
Remplacer les Sels de Quinine
PAR

KINEURINE MONCOUR

ou Glycéro-Phosphate de Quinine cristallisé

Plus assimilable que les autres Sels de Quinine : son action est supérieure à celle du Sulfate de Quinine : son apport de phosphore en combinaison naturelle est très apte à combattre la dépression nerveuse.

La **KINEURINE** est délivrée en **SPHÉRULINES** contenant chacune 0 gr. 10 centigr. de Glycéro-phosphate de Quinine basique, dans une enveloppe gélatineuse, très soluble, inaltérable, ne durcissant pas.

Mêmes indications et mêmes prix que le sulfate de Quinine
Doses : de 6 à 12 Sphérulines par jour.

Phie **MONCOUR, 49**, aven. Victor-Hugo, Boulogne-Paris
et toutes pharmacies.

OPOTHÉRAPIE

MÉDICATIONS

OPOTHÉRAPIE

OPOTHÉRAPIE

HÉPATIQUE avec *Extrait hépatique Moncour* Boîtes de 6 et de 12 doses : 1 dose par jour. Suppositoires : 1 à 4 par jour.

OVARIENNE avec Sphérulines de *Poudre ovarienne Moncour* : 1 à 3 par jour.

SURRÉNALE avec Sphérulines de *Poudre surrénale Moncour* : 3 à 6 par jour.

THYROIDIENNE avec *Sphérulines thyroïdiennes Moncour*, pour adultes : 1 à 6 par jour.

THYROIDIENNE avec *Bonbons thyroïdiens Moncour*, pour enfants : 1 à 4 par jour.

TOUS PRODUITS ORGANOTHÉRAPIQUES

Sphérulines cholagogues Moncour à l'extrait de Bile : 2 à 6 par jour.

NOTA : Toutes ces préparations ont été experimentées dans les hôpitaux de Paris.

Préparations de **A. MONCOUR**, 49, *avenue Victor-Hugo*, **Boulogne-Paris**

OPOTHÉRAPIE

Savons Mollard	Joubert, 8, rue des Lombards.
Sinapisme Rigollot	Darrasse et Cⁱᵉ, 24, avenue Victoria.
Sirop antiphlogistique de Briant	Lamouroux, 150, rue de Rivoli.
Sirop d'Aubergier	Clin et Cⁱᵉ, 28, r. d. Fossés-St-Jacq.
Sirop Berthé	Fumouze, 78, fg St-Denis.
Sirop de Blancard	Blancard, 40, rue Bonaparte.
Sirop Cartaz	Cartaz, 81, rue Lafayette.
Sirop Delabarre	Fumouze, 78, fg St-Denis.
Sirop Dumée	Dumée, Ph. à Meaux.
Sirop depuratif Saint-Louis	Rabot, Ph. à Versailles.
Sirop de Gibert	Augendre, Maisons-Laffitte.
Sirops Laroze	Laroze, 2, r. des Lions-St-Paul.
Sirop de H. Mure	Gazagne, à Pont-St-Esprit.
Sirop Philipon	Philipon, 30, rue des Écoles.
Sirop A. Picot	Picot, Ph. Quimper.
Sirop Reinvillier	Virenque, 8, pl. de la Madeleine.
Solution d'antipyrine	Clin et Cⁱᵉ, 28, r. d. Fossés-St-Jacq.
Sol. glycérophosphatées	Fournier, 114, rue de Provence.
Solutol Heyden	Barberon, 15, place des Vosges.
Sol. de salicyl. de soude	Clin et Cⁱᵉ, 28, r. d. Fossés-St-Jacq.
Solvéol Heyden	Barberon, 15, place des Vosges.
Somatose	Bayer et Cⁱᵉ, 24, rue d'Enghien.
Sozoiodol	Trommsdorff, à Erfurt.
Stérésol	Meunier, Grenoble.
Suppositoires Chaumel	Fumouze, 78, fg St-Denis.
Suppositoires Reynal	Moride, 2, rue de la Tacherie.
Tablettes Renard	Renard, à Sens.
Tannalbine Knoll	Knoll, et Cⁱᵉ, Ludwigshafen.
Tannigène	Bayer et Cⁱᵉ, 24, rue d'Enghien.
Tanno-phosphate de créosote Brissonnet	Lambiotte frères, 54, rue des Francs-Bourgeois.
Taphosote Brissonnet	Lambiotte frères, 54, rue des Francs-Bourgeois.
Taenifuge Duhourcau	Pharmacie Centrale, 7, r. du Jouy.
Tannoforme	Merck à Darmstadt.
Terpinol. cap. Lanos	Lanos, Ph. à Avranches.
Teinture de condurango Limousin	Limousin, 2 *bis*, rue Blanche.

Thiol Riedel.............. Reinicke, 39. rue St-Croix-de-la Bretonnerie.

Thymo-naphto-salol..... J.-L. Cruzel, Monte-Carlo.

Thyradène.............. Knoll et Cie, Ludwigshafen s./R.

Topiques Chaumel....... Fumouze, 78, faubourg St-Denis.

Tribromure de Gigon.... Gigon, 7, rue Coq-Héron.

Trional.............. Bayer et Cie, 24, rue d'Enghien.

Tropacocaïne .... Merck à Darmstadt.

Vaginols Bories.......... Desprez, Ph. 115, rue St-Honoré.

Valérianate Pierlot...... Lancelot et Cie, 26, rue St-Claude.

Vals (Eaux de).......... Soc. gén. de Vals, 4 r. de Greffulhe.

Vanadates Clin.......... Clin et Cie et Comar et fils, 20, rue des Fossés St-Jacques.

Vanadates Gonnon...... Gonnon à Lyon.

Vanadates Petit.......... Petit, 40, cours Morand, à Lyon.

Vélo-Cachet. Limousin... Limousin et Cie, 4, r. d. Haudriettes.

Vésical d'Albespeyres.... Fumouze, 78, fg St-Denis.

Vichy-État.............. Cie ferm. d. Vichy, 24, B^dd. Capucines.

Vichy St-Yorre.......... Larbaud-St-Yorre, pl. Lucas, Vichy.

Vin d'Anduran.......... Mousnier, à Sceaux.

Vin Auguet.............. Auguet, 8, rue Thomassin. Lyon.

Vin de Bellini.......... Dethan, 23. rue Baudin.

Vin de Bugeaud.......... Lebeault, 5, rue Bourg-l'Abbé.

Vin de Chassaing......... Chassaing, 6, avenue Victoria.

Vin Désiles.............. 5 *bis*, rue du Louvre.

Vin Gaulois.............. H. Jouisse, Orléans.

Vin de Labarraque...... Champigny, 19, rue Jacob.

Vin Nourry.............. Clin et Cie et Comar et fils 20, rue des Fossés-St-Jacques.

Vin Pourtal.............. Pourtal, ph. à Nimes.

Vin de Séguin.......... Séguin, 165, rue Saint-Honoré.

Vin polybromuré......... Barthélemy, au Raincy (S.-et-O.).

Vinaigre Pennès.......... Pennès, 2, r. de Latran.

SIROP PHILIPON

Iodure ferro-phosphate

fortifiant, reconstituant et anti-neurasthénique
assimilable et inaltérable

Il convient surtout aux enfants et adolescents,
anémiques, rachitiques et scrofuleux.

Pharmacie PHILIPON, 30, r. des Écoles, PARIS

ET TOUTES PHARMACIES

Prix : 3 francs

ENVOI FRANCO PAR 2 FLACONS CONTRE MANDAT

ANEMIE LYMPHATISME

SCROFULE RACHITISME

RHUMES, BRONCHITES, AFFECTIONS de POITRINE

Traitement et Guérison absolument certaine par le

SIROP A. PICOT

à l'Eucalyptus globulus *Déposé conformément à la loi*

L'Eucalyptus est l'anticatarrhal par excellence et le remède souverain
des maladies respiratoires.   GUBLER.

Doses : *Pour les adultes*, 3 à 4 cuillerées à bouche dans une tasse de lait chaud
Pour les enfants au-dessus de 5 ans : Des cuillerées à café.

En vente dans toutes les Pharmᵉˢ. - Dépot à Paris : L. CRUET, 4, rue Payenne.

MÉDAILLES D'OR et CROIX de MÉRITE — PARIS 1899

PICOT, Pharmⁱᵉⁿ de 1ʳᵉ classe QUIMPER (Finistère

TRAITEMENT DE LA TUBERCULOSE

—

Cinnamate injectable

(HÉTOL)

A. CARTAZ

Cinnamate de soude stérilisé
chimiquement pur

La boîte de dix ampoules : 5 fr.

81, Rue Lafayette   PARIS   2, Rue Baudin

BOCQUILLON. 1900.   12ᵉ CAHIER.

Laboratoires d'Analyses médicales

V. BÉGUIN
45, Av. de la République, Paris
{ Laboratoire pharmaceutique de Paris.

J. HUCHEDÉ
18, Carrefour de l'Odéon
1, rue de l'Odéon
{ Laboratoire spécial d'analyses médicales (urines, sérosités, crachats, laits).

G. MERCIER
158, r. Saint-Jacques, Paris
{ Laboratoire d'analyses médicales. (*Analyses d'urine, crachats, laits.*)

A. PETIT & R. ALBOUI
8, rue Favart, Paris
{ Laboratoire spécial d'analyses médicales et bactériologiques de la pharmacie MIALHE.

E. RABOT
55, r. de la Paroisse, Versailles
{ Laboratoire d'analyses chimiques, (*denrées alimentaires, médicaments, expertises*)

A. VICARIO
17, Boul. Haussmann, Paris
{ Laboratoire spécial d'analyses médicales, urines, crachats, recherches bactériologiques, etc.

C. VIEILLARD
50, rue de Trévise, Paris
{ Laboratoire d'analyse chimique et micrographique (analyses d'urines).

TABLE MÉTHODIQUE DES MATIÈRES

FORMULAIRE

DES

MÉDICAMENTS NOUVEAUX

FORMULAIRE

DES

MÉDICAMENTS NOUVEAUX

PAR

H. BOCQUILLON-LIMOUSIN

PHARMACIEN DE 1re CLASSE
LAURÉAT, MÉDAILLE D'OR DE L'ÉCOLE DE PHARMACIE
MEMBRE DES SOCIÉTÉS DE PHARMACIE
ET DE THÉRAPEUTIQUE

Avec une introduction

PAR

Henri HUCHARD

MEMBRE DE L'ACADÉMIE DE MÉDECINE
MÉDECIN DE L'HOPITAL NECKER

11ᵉ édition, revue, corrigée et augmentée.

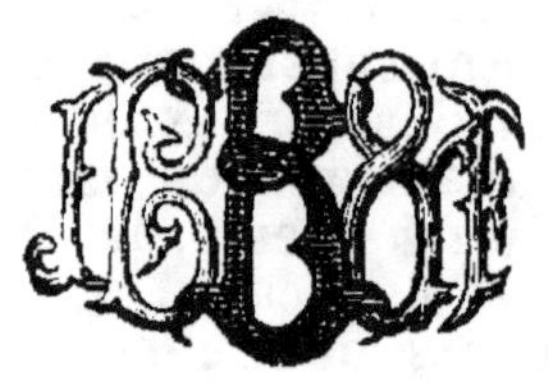

PARIS

LIBRAIRIE J.-B. BAILLIÈRE ET FILS

19, rue Hautefeuille, près du boulevard Saint-Germain

1900

Tous droits réservés.

INTRODUCTION

Paris, 27 juin 1890.

« Comment juger impartialement un *Formu-*
« *laire des médicaments nouveaux,* quand j'es-
« saie, — après avoir eu naguère quelque chose
« à me reprocher à ce sujet, — de réagir contre
« la fièvre des nouveautés pharmaceutiques ? En
« ce moment, la meilleure manière de faire du
« nouveau, c'est de parler encore des médica-
« ments anciens, dont nous connaissons à peine
« l'action physiologique et les applications thé-
« rapeutiques. Croyez-moi, adressez-vous à un
« médecin moins prévenu et certainement plus
« autorisé pour porter un jugement impartial
« sur votre œuvre. »

C'est en ces termes que je répondis à M. Henri
Bocquillon, l'un de nos collègues à la Société de
Thérapeutique, venant me demander, — hon-
neur bien immérité ! — de présenter son livre
au public médical.

« N'importe, — dit-il, — j'ai confiance dans
« votre esprit de justice. Lisez, et jugez. »

J'ai lu, j'ai vu... et j'ai été vaincu. Il me semble
après l'avoir lu attentivement, que ce *Formulair*

écrit sans prétention, avec concision et clarté, vient combler heureusement une lacune : il réunit et étudie, avec toutes les indications pratiques qu'elles comportent, les acquisitions modernes de la thérapeutique. Sur le sol mouvant de cette science, nous avons moins besoin de presser que d'assurer nos pas ; et, faire connaître tous les médicaments nouveaux — — beaucoup d'appelés et peu d'élus ! — c'est encore mettre le médecin en garde contre cette sorte d'hystérie thérapeutique qui tend à nous envahir et qu'on ne saurait trop combattre.

A propos de tous ces médicaments (et ils dépassent le nombre de 455), l'auteur a exposé, aussi complètement que possible, tout ce que l'on doit savoir : la synonymie, la description, la composition, l'action physiologique, les propriétés thérapeutiques, le mode d'emploi, les doses.

M. Henri Bocquillon a droit à toutes nos félicitations et à nos remerciements.

A ce petit livre qui résume en moins de 300 pages la matière médicale de ces dernières années, on peut prédire un grand et légitime succès ; il est non seulement utile, mais indispensable, à la fois aux chercheurs, aux praticiens et aux élèves.   H. H.

Paris, 20 octobre 1898.

J'avais promis une nouvelle introduction à ce *Formulaire*, pour la 10ᵉ édition.

Mais, pourquoi une « nouvelle » introduction pour un livre, si bien introduit chez presque tous les praticiens ?

Je garde la première, surtout parce qu'elle confirme le « grand et légitime succès » que j'avais prédit à cette excellente publication.

J'y ajoute de sincères et vives félicitations,

Non seulement à M. Henri Bocquillon, savant auteur du *Formulaire des médicaments nouveaux*,

Mais encore à M. le Dʳ H. Gillet, auteur du *Formulaire des médications nouvelles*, un de mes anciens internes, qui m'honore beaucoup par son travail persévérant, digne des plus grands éloges ;

A MM. J.-B. Baillière, dont les heureuses publications visent toujours le seul but de la médecine : de la pratique, encore de la pratique, toujours de la pratique.

Le *Formulaire des médicaments nouveaux* et le *Formulaire des médications nouvelles* — deux frères jumeaux — font honneur à leurs auteurs ; ils sont assurés d'un grand succès auprès de tous les praticiens, et j'espère bientôt leur donner une nouvelle introduction (dont ils n'ont cependant pas besoin) pour la 20ᵉ édition.

Henri HUCHARD.

AVANT-PROPOS

DE LA ONZIÈME ÉDITION

En faisant réimprimer pour la dixième fois le *Formulaire des médicaments nouveaux*, je ne me suis pas contenté d'une revision sommaire : j'ai fait de nombreuses et importantes additions à mesure que les nouveautés se produisaient.

Je citerai en particulier : *Acoïne, Amylène-chloral, Anésine, Anytyne, Aspirine, Astérol, Bromipine, Cacodylate de soude, Chloralbacide, Acide cinnamique, Créosoforme, Crésamine, Dionine, Echtol, Endermol, Eunol, Héroïne, Homocréosol, Iodipine, Iridine, Malarine, Naphtalane, Nirvanine, Oxycamphre, Phénalgine, Phénégol, Phospholutéine, Quinine (uréo-chlorhydrate), Siroline, Sugarine, Tannocaseum, Tannacol, Tenaline, Thymoforme, Vanadate de soude, Vasothion,* et un grand nombre de plantes coloniales et exotiques, récemment introduites en thérapeutique.

Dans le *Formulaire des médications nouvelles,* que le Dr H. Gillet vient de faire paraître et qui est le complément nécessaire du *Formulaire des médicaments nouveaux,* on trouvera des détails complets sur l'*Antisepsie générale* et *locale,* les *Badigeonnages antifébriles,* les *Bains froids,* le *Drap mouillé,* les *Enveloppements froids,* les *Injections d'extraits organiques* (Sequardine, Suc thyroïdien, Suc capsulaire, etc.), les *Injections sous-cutanées de sels mercuriels,* la *Sérothérapie* (Sérum antidiphtérique, Sérum antistreptococcique, Sérum anticancéreux, Sérum antituberculeux, Sérum antisyphilitique, etc.), le *Stypage,* la *Vaccination antirabique,* etc.

Je suis reconnaissant à tous ceux qui ont bien voulu me signaler des erreurs ou des omissions ; j'ai essayé d'y remédier ; je serai heureux si les Médecins et les Pharmaciens veulent bien me continuer leurs bienveillants encouragements ; mon livre n'en sera que meilleur et par suite plus utile.

H. B.-L.

1er novembre 1899.

FORMULAIRE

DES

MÉDICAMENTS NOUVEAUX

Absinthine. — Desc. — Principe amer de l'absinthe, découvert par M. Duquesnel, se présente sous forme de cristaux prismatiques, incolores, d'une saveur extrêmement amère. Très soluble dans l'alcool et le chloroforme, moins soluble dans l'éther, à peu près insoluble dans l'eau.

Prop. thér. — Essayée, sans succès confirmé, comme remède antifébrile. Elle augmente l'appétit ou le rétablit lorsqu'il a disparu ; elle combat la constipation d'une façon marquée. Employée contre la chloro-anémie, dans la convalescence des maladies graves ayant altéré les fonctions digestives ; contre l'état d'anorexie sans lésions organiques du tube digestif. Elle est surtout indiquée lorsque, avec l'anorexie, il existe une constipation plus ou moins opiniâtre.

Stimulante et antidiarrhéique.

1.

Mode d'emploi. — En globules contenant chacun 5 centigrammes de principe actif.

Dose. — 10 centigrammes, dix minutes avant le repas, deux fois par jour.

Acoïne. — Syn. — Alkyloxyphénylguanidine.

Prép. — C'est le diparaanisylmonoparaphénétylguanidine.

Prop. thér. — Les Drs Trolldenier et Hesse ont étudié cette substance qui a les propriétés de la cocaïne sans en avoir la toxicité.

Portée en solution concentrée sur la cornée, elle détermine une anesthésie qui dure plusieurs jours, mais elle provoque une vive irritation qui n'existe pas avec les solutions plus étendues. La durée de l'anesthésie produite varie suivant la concentration de la solution ; à 1/1000, l'anesthésie persiste quinze minutes, à 1/200 elle persiste une heure, à 1/40 plus d'un jour. Cette dernière concentration irrite l'œil, mais sans laisser de traces. Les autres solutions ne déterminent aucune action nuisible et produisent l'anesthésie recherchée.

Des injections sous-cutanées à 6 p. 100 donnent une action purement locale, sans effets sur le cerveau, mais elles produisent une zone de sphacèle autour de la piqûre quand on injecte plus de 3 centimètres cubes.

La pénétration du liquide dans le derme provoque une légère douleur qu'il est possible d'éviter en injectant lentement la solution. La première piqûre est seule douloureuse, les suivantes ne le sont plus. Il se produit en outre une légère rougeur autour de la piqûre, qu'on peut éviter en augmentant la proportion de sel marin (0,8 au lieu de 0,2).

On peut faire alors des injections sans aucun inconvénient. La durée de l'anesthésie est même plus longue et dure de quarante à cinquante minutes, puis l'anesthésie diminue peu à peu concentriquement autour de la piqûre. Même une solution à 0,05 p. 100 d'acoïne donne encore une anesthésie de trente minutes de durée. Les solutions sont très antiseptiques et se conservent à l'obscurité. Il vaut cependant mieux employer une solution fraîche pour chaque injection. Il ne faut pas faire bouillir l'acoïne dans l'eau, mais la faire dissoudre à l'eau chaude.

Les expériences ont montré que l'acoïne est beaucoup moins toxique que la cocaïne ; elle remplace cette dernière en solutions plus faibles, agit plus vite et plus longtemps. Il faut d'ailleurs se garder d'employer des solutions concentrées en raison du sphacèle cutané qui pourrait survenir.

MODE D'EMPLOI. DOSES. — On emploie la formule suivante :

```
Acoïne............................... 0,40
Chlorhydrate de morphine.................. 0,02
Chlorure de sodium........................ 0,20
Eau distillée............................. 100
```

Dans la suite, on a abandonné l'addition de la morphine et l'on s'est servi de la formule :

```
Acoïne............................... 0,10
Chlorure de sodium....................... 0,80
Eau distillée ........................... 100
```

Actol. — SYN. — Lactate d'argent.

DESC. — Poudre blanche très soluble dans l'eau 1 : 15.

PROP. BACT. — L'actol, d'après les expériences du Dʳ Credé, a une action bactéricide très intense sur les staphylococcus, les streptococcus et la bactérie charbonneuse ; d'après les recherches de M. Bayer, une solution à 1/1000 tue ces microbes en 5 minutes et dans le sérum sanguin il neutralise ces microbes à la dose de cent-millième.

Prop. thér. — L'actol en injection sous-cutanée provoque une sensation légère de cuisson, que l'on peut prévenir en injectant préalablement une solution de cocaïne. A part cet inconvénient, l'actol ne produit aucun effet secondaire fâcheux. Ce qu'il importe surtout de remarquer, c'est que, contrairement aux effets du sublimé, l'actol ne donne pas de composés insolubles avec les sécrétions de la plaie, ni le suc des tissus. Mais ce qui rend plus difficile l'emploi de l'actol, c'est qu'il se prend en masse, ce qui empêche de le prescrire pour insufflations ; de plus, il est photophobe et irrite un peu les muqueuses nasales et laryngées, d'où éternuement et toux.

Mode d'emploi. Doses. — On pourrait essayer l'actol en injections sous-cutanées pour le traitement des affections locales ou générales. La dose du début ne sera pas inférieure à 0,01 d'actol par dose et par jour. L'actol peut aussi être employé en gargarismes et pour les lavages. On prescrira 1 gramme d'actol pour 50 grammes d'eau, à conserver dans un flacon de verre brun. Les gargarismes et les solutions pour lavages seront préparés en versant une cuillerée à soupe de cette solution dans un verre d'eau.

Agathine. — Syn.— Salicylalphaméthylphénylhydrazine. M. Roos, chimiste de Francfort, a désigné sous le nom d'Agathine un produit qu'il a découvert en condensant l'aldéhyde salicylique avec le méthylphénylhydrazolone.

Desc. — L'agathine se présente sous forme de paillettes blanches donnant sur le vert pâle, inodores et insipides, insolubles dans l'eau, facilement solubles dans l'alcool et l'éther et fondant à 74° C.

Prop. phys. — Le Dr Rosembaum s'est assuré, par des expériences sur des animaux, que cette substance est non toxique à des doses qui rendraient dangereux les corps dont elle dérive.

Prop. thér.— Le Dr Rosembaum l'a essayée d'abord dans le traitement des névralgies. Les doses de $0^{gr},12$ et de $0^{gr},25$ ayant donné des résultats négatifs, il eut recours à l'agathine à la dose de $0^{gr},5$ répétée trois fois par jour, et réussit à guérir en quatre jours une sciatique déjà soumise à d'autres traitements.

Un cas de sciatique très opiniâtre, rebelle à tout traitement, céda à l'agathine; pas de récidive trois mois après la suspension du médicament.

Un autre cas de sciatique, traité dès le début par l'agathine, fut guéri après l'administration de 20 cachets à $0^{gr},50$.

Dans les affections rhumatismales (rhumatisme articulaire aigu), la guérison est survenue après 3-4 jours de traitement et après l'administration de 4-6 grammes d'agathine.

Le Dr Laqueur a obtenu la guérison d'une névralgie sus-orbitaire très intense après l'administration de 12 cachets d'agathine à $0^{gr},5$, dont 3 par jour. Même succès dans un cas de névralgie de la branche supérieure droite du trijumeau, suite de l'influenza.

Le D^r Lœwenthal s'est trouvé bien de l'emploi de l'agathine dans plusieurs cas de névralgie et de rhumatisme rebelles au salicylate de soude.

Airol $C^6 H^6$ Bi Io O^6. — Syn. — Oxyiodogallate de bismuth.

Prép. — M. Ludy a préparé ce produit avec le gallate basique de bismuth en substituant de l'iode au groupe OH.

Desc. — C'est une poudre vert grisâtre, légère, inodore, insipide, inaltérable à la lumière; sous l'action de l'air humide, elle se transforme peu à peu en une poudre rouge moins riche en iode; c'est une combinaison pluribasique d'oxyiodogallate de bismuth.

L'airol est insoluble dans les dissolvants ordinaires ; sous l'action de l'eau bouillante, il se décompose rapidement en donnant le produit rouge signalé plus haut. Avec l'eau et la glycérine, il forme une émulsion qui conserve sa couleur pendant un certain temps. Mélangé à de la vaseline et à de la lanoline anhydre, il donne des pommades assez stables.

PROP. THÉR. — C'est un antiseptique employé comme succédané de l'iodoforme. Il a été essayé avec succès par le D\u1d63 Howald à l'Hôpital cantonal de Berthoud en Suisse, dans des cas d'ulcères de la jambe.

MODE D'EMPLOI. — On l'emploie en badigeonnages en le mélangeant à la glycérine, ou en poudre servant à saupoudrer les plaies.

Allamanda cathartica L. — DESC. — Plante de la famille des Apocynacées, qui croît à la Guyane et au Brésil.

COMP. — Renferme un suc laiteux.

PART. EMPL. — L'écorce de la tige et le suc.

PROP. THÉR. — Suc cathartique à petites doses et vénéneux. Desportes conseille l'extrait d'écorce comme hydragogue. Le suc était employé par Allamand pour combattre la constipation due à l'intoxication saturnine. L'infusion des feuilles est un très bon cathartique.

MODE D'EMPLOI. DOSES. — Extrait aqueux, à la dose de 6 à 12 centigrammes. — Suc, à la dose de 8 à 10 gouttes. — Infusion de feuilles (10 grammes pour 1000 grammes d'eau).

Alphol. — SYN. — Éther salicylique du naphtol-α.

PRÉP. — On l'obtient en chauffant entre 120° et 130° un mélange de salicylate de soude, d'α-naphtolate de soude et d'oxychlorure de phosphore. Il se forme de l'alphol, du phosphate de soude et du chlorure de sodium.

On enlève le chlorure de sodium et le phosphate de soude en traitant par l'eau, et on purifie le produit par cristallisation dans l'alcool.

PROP. THÉR. — Au point de vue thérapeutique, l'alphol se rapproche du salol. Sous l'action du suc pancréatique et du suc intestinal, il est dédoublé en acide salicylique et en naphtol-α. Il aurait donné de bons résultats dans les cystites gonorrhéiques et le rhumatisme articulaire aigu ; on l'emploie également comme antiseptique et antinévralgique, comme la plupart des sels de naphtol.

MODE D'EMPLOI. DOSE. — La dose peut être portée de 0^{gr},50 à 1 gramme et même 2 grammes, administrée en cachets ou paquets.

Amygdalate d'antipyrine $C^{19}H^{20}Az^2O^4$. — SYN. — Phénylglycolate d'antipyrine. Tussol. Cyanhydrate d'antipyrine.

DESC. — Poudre blanche, facilement soluble dans l'eau.

PROP. THÉR. — Le Dr Rehn l'a employé et préconisé contre la coqueluche.

MODE D'EMPLOI. DOSES. — On ne peut l'administrer ni dans le lait ni dans les alcalins.

Il se donne à la dose de 0^{gr},05 à 0^{gr},10, trois fois par jour, pour les enfants au-dessous d'un an ; de 0^{gr},10, trois fois par jour, de 1 à 2 ans ; de 0^{gr},25 à 0^{gr},40, trois à quatre fois par jour, de 2 à 4 ans, et ensuite 0^{gr},50, quatre ou plusieurs fois par jour.

La formule suivante donne de bons résultats :

Amygdalate d'antipyrine	2,50
Eau distillée	80,00
Sirop d'écorces d'oranges	20,00

Une à deux cuillerées par jour.

Amygdophénine. — Syn. — Éthylamygdophé-
nine.

Prép. — L'amygdophénine est un dérivé du pa-
ramidophénol, dans lequel un atome d'hydrogène
est remplacé par le radical de l'acide amygdalique,
et un autre atome du même gaz par du carbonate
d'éthyle ou de méthyle.

Desc. — Corps cristallin, grisâtre, difficilement
soluble dans l'eau.

Prop. thér. — D'après M. le docteur R. Stüve,
l'amygdophénine, à la dose de 1 gramme répétée
plusieurs fois par jour, serait un médicament doué
de propriétés antipyrétiques, analgésiques et anti-
rhumatismales incontestables. L'amygdophénine a
toujours été bien supportée jusqu'à la dose de
5 grammes par vingt-quatre heures ; seule la dose
journalière de 6 grammes a provoqué parfois un peu
de vertige ainsi que des bruissements d'oreilles. Il a
donné de bons résultats dans le rhumatisme articu-
laire aigu.

Mode d'emploi. Doses. — On l'administre sous forme
de cachets ou de pastilles comprimées de 0,50 à la
dose de 1 à 10 par jour.

Amylène-chloral. — Syn. — Diméthyléthylcarbi-
nolchloral. Dormiol.

Prép. — Le dormiol est une combinaison d'hydrate
de chloral et d'hydrate d'amylène.

Desc. — Liquide huileux, incolore, à odeur cam-
phrée, à saveur brûlante, insoluble dans l'eau froide
et décomposé par l'eau bouillante. Il est très soluble
dans l'alcool, l'éther, les huiles grasses, l'acétone ;
sa densité est 1,24.

Prop. thér. — D'après Tuchs et Kock, ce composé
serait doué de propriétés hypnotiques.

Le dormiol a été administré comme hypnotique à

la dose de 0ᵍʳ,50, mais cette dose peut être portée à
1 gramme et même à 2 grammes.

Mode d'emploi. Doses. — On administre ce médi-
cament dans l'huile et en capsules. On emploie la
formule suivante :

Dormiol...........................⎫
Mucilage de gomme arabique.... ⎬ āā 10 grammes.
Sirop simple.....................⎭
Eau distillée .... 120 —

Agiter avant de s'en servir.

Andrographis paniculata Wall. — Syn. — *Justi-
cia paniculata* Burm. Kariyat.

Desc. — Plante herbacée annuelle, de la famille des
Acanthacées. Elle croît dans l'Inde, à Ceylan, en Co-
chinchine et dans l'Archipel Indien.

Comp. — Elle contient un principe amer.

Part. empl. — La tige et les racines adhérentes.

Prop. thér. — Tonique, amer et stomachique,
analogue au quassia : elle est préconisée dans la dé-
bilité générale, la convalescence qui suit les fièvres,
et dans la période avancée de la dysenterie ; em-
ployée comme stimulant, dans la dyspepsie.

Mode d'emploi. Doses. — Infusion composée :

Kariyat concassé............... 15 grammes.
Écorces d'oranges et coriandre... āā 4 —
Eau bouillante............... 300 —

De 45 à 60 grammes, 2 à 3 fois par jour.
Teinture composée :

Racine de kariyat............... 180 grammes.
Myrrhe...................... 30 —
Alcool à 80° .... 1 litre.

De 4 à 16 grammes.

Anémonine. — Prép. — L'anémonine est le prin-

cipe actif de plusieurs anémones; elle a été isolée
par **M. Dupuy**, de la sylvie ou anémone des bois,
Anemone nemorosa (renonculacées).

Desc. — L'anémonine est constituée par de petits
cristaux en aiguilles, blanc grisâtre, inodores, peu
solubles dans l'eau, mieux dans l'éther et surtout
l'alcool et le chloroforme.

Prop. thér. — Ce produit est recommandé comme
anticatarrhal, et calmant de la toux et de la bron-
chite; il agit également comme emménagogue; son
emploi est cependant très restreint, probablement à
cause des dangers qu'il présente à dose élevée et des
précautions que nécessite son administration.

Mode d'emploi. Dose. — 5 à 10 centigrammes au
plus par vingt-quatre heures en pilules.

Anésine. — Syn. — Aneson.

Prép. — L'aneson est la solution aqueuse de l'alcool
trichlorpseudobutylique ou de l'acétonchloroforme
qui n'a pu pendant longtemps entrer dans la pra-
tique à cause de son insolubilité dans l'eau. Le Dr
Vamossy est arrivé à préparer une solution aqueuse
à 1/2 p. 100 correspondant par sa puissance anes-
thésique à une solution de cocaïne de 2 à 2 1/2 p. 100.
C'est cette solution qu'il appelle aneson et à laquelle
Mosbacher reconnaît des avantages.

Prop. thér. — La préparation, qui peut être em-
ployée sans dilution, procure l'anesthésie, même
dans les tissus enflammés. L'aneson est supérieure
à tous les anesthésiques locaux par son absence de
toxicité, d'après les observations faites sur l'emploi
de cet agent en chirurgie, en oculistique et en art
dentaire. L'injection ne s'accompagne pas de cette
douleur consecutive très souvent désagréable avec
les autres solutions. L'aneson convient enfin très bien
pour l'anesthésie des régions et son emploi est très

utile pour les opérations pratiquées sur les doigts
ou les orteils, par exemple dans l'ongle incarné.

Antinosine. — Prép. — Sel sodique de tétra-iodo-
phénolphtaléine.

Desc. — Poudre bleue qui se dissout facilement
dans l'eau.

Propr. phys. — L'antinosine n'est ni irritante, ni
toxique.

Les expériences de Binz et de Zuntz ont prouvé
que l'injection de petites quantités était suivie de
leur élimination par les urines sans que celles-ci
continssent de traces d'iode.

De plus, l'antinosine possède la même propriété
que l'iodoforme d'arrêter et de prévenir la diapé-
dèse des leucocytes au niveau des tissus contus ou
enflammés, sans cependant pour cela troubler en
aucune manière la circulation ; ainsi l'antinosine
diminue les sécrétions.

L'antinosine est un antiseptique plus puissant
que l'iodoforme et tous les autres composés iodés
employés jusqu'à présent.

Des expériences faites avec ce médicament con-
curremment avec l'iodoforme et autres composés
iodés sur des cultures des cocci pyogènes et des
bacilles du charbon et de la diphtérie en milieu de
sérum coagulé ou liquide et d'agar-agar, il résulte
que l'antinosine est l'antiseptique le plus puissant
et le seul qui arrête tout développement.

Prop. thér. — L'antinosine donne les mêmes ré-
sultats que le nosophène dans les cas où il est pré-
férable d'employer une préparation liquide et dans
les plaies caverneuses. L'absence d'odeur et de pro-
priétés toxiques ou irritantes est spécialement ap-
préciée dans les affections du nez, de l'oreille, de la
bouche et de la gorge.

Dans la cystite et le catarrhe vésical, employés par le professeur Posner et le Dr Frank, les lavages d'antinosine ont amené une prompte amélioration, constatable tant par l'éclaircissement des urines que par la disparition des douleurs. Dans le chancre syphilitique et le chancre mou, le Dr Lieven a aussi employé l'antinosine avec succès.

On l'emploie de la façon suivante dans la gonorrhée chez l'homme, dans le commencement de l'état aigu, environ une semaine après le début de la sécrétion, on traite le malade seulement avec un régime approprié, on ne commence les injections qu'après la disparition de l'inflammation. On introduit la canule de la seringue, qui doit être suffisamment longue et faite en caoutchouc sans bord tranchant, jusque dans la prostate, et on injecte 5 centimètres de liquide par une pression très douce en retirant progressivement la seringue. On peut ainsi amener le liquide complètement dans l'urètre. Au commencement, on la laisse seulement une 1/2 à 1 minute, plus tard jusqu'à 5 minutes.

On se sert pendant la première semaine d'une solution de 1 p. 100 d'antinosine dans l'eau distillée, ensuite de 2 1/2 p. 100 pour 1-2 injections par jour. Jusqu'ici il ne faut pas plus de deux semaines pour les injections. Dans un cas où la sécrétion matinale persista après un traitement de quinze jours, elle fut arrêtée par l'introduction par trois fois d'un bâtonnet gélatineux d'antinosine. Il s'agissait d'un cas de gonorrhée chronique, qui arriva seulement plusieurs semaines après l'infection en traitement d'hôpital.

On a également employé l'antinosine dans la gonorrhée chez la femme. On fait dans ce cas des lavages avec de l'eau stérilisée et on introduit ensuite des tampons imbibés de solution à 2 p. 100

d'antinosine dans de la glycérine. La solution, même celle dans l'eau, doit autant que possible, être préparée fraîchement.

Anytyne. — Syn. — Amytyne. Amytols.

Prép. — C'est l'acide ichtyolsulfonique, partie active de l'ichtyol.

Desc. — L'acide ichtholsulfonique *liquide de couleur noire*, possède la propriété de se combiner avec les substances huileuses insolubles et de les dissoudre. C'est ainsi que l'on obtient les anytols tels que le krésol-anytol à 50 p. 100, le méta-krésol-anytol à 40 p. 100, le gaïacol-anytol à 40 p. 100, l'anytol camphré à 15 p. 100, l'anytol iodé à 10 p. 100.

Ces anytols, et surtout le méta-krésol et l'anytol iodé, ont fait depuis l'objet de recherches approfondies de la part de M. F. Löffler, qui les a surtout étudiés au point de vue bactériologique.

Il a constaté que ces substances, mises en présence de différents microbes pathogènes, non seulemen empêchaient leur développement, mais les détruit saient. Une solution aqueuse à 1 p. 100 de méta-krésol-anytol s'est montrée à ce point de vue plus active qu'une solution d'acide phénique à 3 p. 100.

Le catgut devient complètement stérile après une immersion de trente-six à quarante-huit heures dans une solution de méta-krésol-anytol à 10 p. 100. Ce catgut, ainsi stérilisé, doit être ensuite conservé dans l'alcool, en attendant l'emploi.

La solution à 1 p. 100 n'a aucune action irritante sur la peau et convient parfaitement pour la désinfection en chirurgie. Les muqueuses nasale, vaginale et utérine tolèrent également très bien la solution à 1 p. 100, qui est aussi employée avec avantage dans l'ozène. On l'applique dans ce dernier cas en en imbibant des tampons d'ouate.

La solution à 3 p. 100 de méta-krésol-anytol agit très activement sur les bacilles de la diphtérie. M. Kœlzer employa avec avantage des badigeonnages d'une solution de méta-krésol-anytol à 3 p. 100, dans un **cas** d'érysipèle artificiel provoqué sur l'oreille d'un lapin, ainsi que chez divers malades atteints d'érysipèle. Les badigeonnages étaient renouvelés toutes les deux heures et durant dix minutes.

Apocynum cannabinum L. — Syn. — Chanvre du Canada.

Desc. — Plante de la famille des Apocynacées, qui croît dans l'Amérique du Nord, depuis la Caroline jusqu'à la baie d'Hudson.

Part. empl. — La racine.

Comp. — MM. Schmiedeberg et Lavater en ont retiré deux substances rentrant dans la catégorie des médicaments cardiaques, et qu'ils désignent sous le nom d'*apocynine* et d'*apocynéine*.

Prop. physiol. — Des expériences faites sur des animaux avec l'extrait alcoolique et le résidu obtenu après évaporation de l'alcool (ce résidu fut dilué dans l'eau), il résulte que la racine d'*Apocynum canna-binum* est un poison cardiaque énergique qui, administré à petites doses, ralentit les battements cardiaques tout en les rendant plus énergiques.

La racine d'*Apocynum cannabinum* a été recommandée comme cardiaque par G. Murray.

L'apocynine, à petite dose, produit l'arrêt du cœur en systole, chez les grenouilles.

L'apocynéine est comparable à la digitaline, tant au point de vue de ses propriétés chimiques qu'au point de vue de son action physiologique.

Prop. thér. — La racine est employée, aux États-Unis, sous forme de décoction, comme diurétique et diaphorétique, contre l'hydropisie. A haute dose, elle agit comme éméto-cathartique. Elle est vermifuge. Employée contre la dyspepsie, la scrofule, le rhumatisme. La plante fraîche contient un suc laiteux qui enflamme les muqueuses. La plante entière sert à empoisonner des cours d'eau.

Prop. thér. — Dans des observations faites sur lui-même par Glinsky et des sujets malades, G. Murray s'est assuré que la racine d'*Apocynum* est un bon tonique du cœur : les battements se ralentissent, le pouls devient plus plein, la matité cardiaque diminue d'étendue, la diurèse est augmentée. Pas de phénomènes secondaires fâcheux, à part les battements des vaisseaux sanguins de la tête.

Mode d'emploi. Doses. — M. Murray préconise les préparations suivantes : 1° l'infusion (4 gr. : 240 gr. eau), à la dose de 3-4 cuillerées à bouche par jour; 2° l'infusion alcoolique (1 : 10), à la dose de $0^{gr},60$: 300 gr., trois à quatre fois par jour; 3° l'extrait, à la dose de 10 gouttes, 1/2 cuillerée à thé, trois par jour.

Modes d'emploi. Doses. — Extrait fluide, de 5 à 40 gouttes. — Poudre, 3 à 6 centigrammes. — Teinture à 1/5, 4 grammes. — Décoction, 10 grammes pour 250 grammes d'eau.

Apolysine $C^{30}H^{35}O^{7} + 3H^{2}O$. — Syn. — α-citrophène. Monophénéthydine.

Prép. — On désigne ainsi une combinaison d'acide citrique et de phénétidine qui a beaucoup d'analogie avec le citrophène; elle est tout à fait comparable à la phénacétine; la seule différence entre ces deux corps, c'est que dans la phénacétine un groupe acétyle est substitué à un hydrogène du groupe amide de la paraphénétidine; dans l'apolysine, cet hydrogène est remplacé par un radical acide citrique.

Desc. — Poudre blanc jaunâtre, cristalline, peu

odorante, à saveur acide, soluble dans l'eau froide dans la proportion de 1 : 50, plus soluble dans l'eau chaude, l'alcool et la glycérine; elle entre en fusion vers 72°.

Sous l'action de la chaleur, l'acide nitrique la dissout en prenant une coloration orange clair; calcinée sur une lame de platine, elle ne laisse pas de résidu.

Essai. — Sa solution aqueuse ne doit se troubler ni par le nitrate d'argent, ni par l'hydrogène sulfuré ou le sulfhydrate d'ammoniaque.

Prop. thér. — Elle jouit de propriétés antithermiques et analgésiques.

Les Drs Nencki et Javorski l'ont employée avec succès dans plusieurs cas de pneumonie, de scarlatine, de fièvre typhoïde, d'influenza, de fièvre puerpérale, de pyémie, d'érysipèle, de migraine, de sciatiques, d'angines folliculaires.

Mode d'emploi. Doses :

Apolysine.................................	} āā 4,0
Sucre blanc...............................	}
Poudre de Jalap comp................	2,0

M. S. A. Divisez en 10 doses. Un paquet toutes les deux heures.

On donnera aussi ce remède sous forme de suppositoires, par la voie rectale :

Apolysine................................	0,5
Beurre de cacao..........................	1,0

M. pour un suppositoire.

Administrer un de ces suppositoires toutes les 2 à 3 heures.

Argemone mexicana L. — Syn. — Pavot épineux. Chardon bénit des Antilles. Chicalote.

Desc. — Plante de la famille des Papavéracées, qui croît aux Antilles et au Sénégal.

PART. EMPL. — Les graines, la plante entière, et l'huile fixe.

COMP. — La tige et les feuilles contiennent de la morphine en proportion telle qu'on pourrait songer à en extraire la morphine industriellement (Charbonnier, Ortega, Dragendorf). Les graines contiennent une huile fixe de densité 0,924.

PROP. THÉR. — L'huile est usitée dans beaucoup de pays, comme purgatif, à la place de l'huile de ricin, à la dose de 10 à 20 gouttes. On emploie comme vomitif, au lieu de l'ipéca, et ne provoquant pas comme ce dernier de collapsus et de syncopes, soit l'huile à la dose de 20 à 35 gouttes, soit les graines à la dose de 8 à 10 grammes.

L'huile est encore employée à l'extérieur contre les insolations.

La tige et la racine, ainsi que leurs extraits, sont employés comme sédatifs et hypnotiques, comme l'opium et son extrait.

MODE D'EMPLOI. DOSES. — Extrait hydro-alcoolique de plante à la dose de $0^{gr},01$ à $0^{gr},10$. Baume préparé avec les feuilles fraîches et l'huile d'olive par coction, employé à la place du baume tranquille. Huile de graines, à la dose de 10 à 20 gouttes, purgatif; 20 à 35 gouttes comme émétique. Usage interne. L'huile de graines, étant très siccative, peut être employée en usage externe pour remplacer le collodion ou la traumaticine (Dr Altamirano).

Argonine. — SYN. — Caséinate d'argent.

PRÉP. — L'albumine peut former avec l'argent et les alcalis des composés solubles; la question était de savoir si l'on peut obtenir des combinaisons d'albumine avec l'argent et les alcalis, mais ne contenant pas d'alcalis libres.

Il était à prévoir qu'une pareille combinaison ne

serait pas caustique, mais qu'elle posséderait cepen-
dant des propriétés bactéricides.

La caséine est la matière albuminoïde la plus
apte à former cette combinaison ; elle a le caractère
d'un acide pouvant former des sels avec les diffé-
rentes bases.

On obtient un sel soluble en traitant le caséinate
de soude par le nitrate d'argent et en précipitant le
mélange par l'alcool.

Le précipité obtenu se présente, après dessicca-
tion, comme une poudre blanche, fine et qui est l'ar-
gonine.

Desc. — Cette substance est facilement soluble
dans l'eau chaude, difficilement dans l'eau froide. Il
faut opérer la solution avec précaution ; on mélange
d'abord dans un verre l'argonine avec une petite
quantité d'eau froide, pour bien imprégner d'eau
toutes les particules de poudre, puis on place le
verre au bain-marie à 90° et l'on obtient un liquide
opalescent à peine coloré. L'agitation accélère la
dissolution, qui se fait en quelques minutes ; ensuite
on fait passer le liquide sur du verre pilé ; de cette
façon, on obtient des solutions à 10 p. 100 ou même
à un titre plus élevé.

Comme tous les composés argentiques, l'argonine
doit être conservée à l'abri de la lumière, dans des
flacons noirs.

Elle a une réaction neutre, ce qui indique qu'elle
ne contient pas d'alcalis à l'état de liberté ; les
acides la décomposent.

L'argonine est soluble dans l'albumine ; on obtient
une solution à 10 p. 100 en mélangeant la poudre
avec du sérum et en chauffant légèrement le mélange.

Prop. thér. — Les recherches expérimentales ont
montré que l'argonine possède des propriétés désin-
fectantes marquées, moins cependant que l'argenta-

mine et le nitrate d'argent; ces propriétés disparaissent dans les liquides contenant de l'albumine; cependant l'argonine les perd moins que les deux autres composés argentiques. L'argonine ne doit pas son action à un composé albuminoïde insoluble, mais elle agit uniquement par le métal qu'elle contient.

En somme, l'argonine est une combinaison d'argent qui possède les mêmes propriétés bactéricides que le nitrate d'argent, mais s'en distingue en ce qu'elle n'est pas caustique.

Asaprol $(C^{10}H^6OHSO^3)^2CaO + 3H^2O$. — Syn. — Abrastol.

Desc. — Corps blanc, neutre, soluble dans l'eau et l'alcool.

Prép. — On combine la chaux avec le dérivé monosulfoné-α du naphtol-β.

Prop. phys. — Non toxique, s'élimine rapidement par les urines, dont le volume est augmenté.

Prop. bact. — Il retarde les cultures du bacille de la fièvre typhoïde, du choléra et du champignon de l'herpès tonsurant, à la dose de 10 centigrammes pour 5 centimètres cubes de bouillon. Il retarde les cultures de bactérie du charbon et du *Streptococcus aureus* à la dose de 65 centigrammes; il retarde les cultures du *Bacillus pyocyaneus* à la dose de 30 centigrammes.

Prop. thér. — Le Dr Bang l'emploie comme antithermique dans la fièvre typhoïde et surtout dans le rhumatisme articulaire aigu.

Dose. — A l'intérieur, à la dose de 1 à 4 grammes.

Aspirine. — Prép. — Nouvelle préparation salicylée constituée par une combinaison d'acide acétique et d'acide salicylique d'après la formule :

$$C^6H^4 \begin{cases} COOH \\ OCO.CH^3 \end{cases}$$

Desc. — Cette préparation, décrite par Witthaüer, forme des aiguilles cristallisées fondant à 135° et se dissolvant à raison de 1 p. 100 dans l'eau à 37°. Elle est soluble dans les autres dissolvants organiques, mais ne donne pas de coloration bleue avec le per chlorure de fer. L'aspirine se dissout facilement dans les alcalis étendus et s'y décompose au bout de quel ques minutes, en ses deux composés, de sorte qu'i. est probable qu'elle se dédouble dans l'intestin en ses deux constituants.

Prop. thér. — L'aspirine agit exactement comme l'acide salicylique et le salicylate de soude.

Mode d'emploi. Doses. — Cachets de 0gr,25 à la dose de 5 à 8 par jour.

Astérol. — Prép. — L'astérol paraît être un composé très analogue à l'hydrargyrol de Gautrelet, lequel est un paraphénolsulfonate de mercure. Il en différerait par sa solubilité dans l'eau et par sa teneur en mercure. L'astérol renfermerait 17 p. 100 d'oxyde de mercure, tandis que l'hydrargyrol en renferme 53 p. 100.

Desc. — Poudre soluble dans l'eau chaude et dont les solutions restent limpides après refroidissement. Les différents réactifs des sels de mercure ne réagissent pas sur lui : le mercure se trouve donc masqué dans l'astérol, ce qui explique qu'il ne précipite pas les matières albuminoïdes.

Prop. thér. — L'astérol a été employé aux lieu et place du sublimé et de l'acide phénique. On se sert de solution à 2 à 4 p. 100. On peut employer également ces solutions pour le lavage des mains et des instruments.

Azadirachta indica Juss., **Melia Azadirachta** L. — Syn. — Lilas des Indes. Patenôtre. Faux Sycomore.

Desc. — Plante de la famille des Méliacées, qui croit dans l'Inde, la Cochinchine, à la Réunion.

Prop. thér. — Graines émétiques; écorce antiputride, amère, anthelminthique, stimulante; huile de graines antirhumatismale. On en fait usage dans les fièvres pernicieuses, les fièvres intermittentes, la débilité et les longues convalescences.

Mode d'emploi. Doses. — Teinture, comme tonique, de 2 à 8 grammes par jour; comme antipériodique, 4 grammes, toutes les deux heures avant les accès. — Décoction, comme antipériodique, de 15 à 30 grammes, toutes les deux heures avant la menace d'accès; comme tonique, 50 centigrammes, trois fois par jour.

Baptisia tinctoria R. Br. — Syn. — *Sophora tinctoria* L. Indigo sauvage.

Desc. — Plante de la famille des Légumineuses, qui croit aux États-Unis.

Comp. — Contient trois principes : la *baptisine*, glucoside amer; la *baptine*, glucoside purgatif; la *baptitoxine*, alcaloïde très toxique, agissant à la façon du curare.

Prop. thér. — A doses élevées, elle est éméto-cathartique; à doses modérées, elle est laxative. On l'emploie dans la scarlatine, la fièvre typhoïde, la gangrène et l'angine putride. Le Dr Stevens l'a employée avec succès contre la dysenterie.

La baptisine est un remède américain, obtenu en

2.

précipitant par l'eau la teinture de *Baptisia tinctoria*. Elle est usitée comme antiseptique, altérant, tonique, laxatif, émétique, suivant la dose, dans les affections du foie, l'érysipèle ; elle peut déterminer l'avortement.

MODE D'EMPLOI. DOSES. — Décoction, 30 gr. pour 600 gr. d'eau. — Baptisine, 2 centigrammes comme tonique ; 10 centigrammes comme laxatif ; 20 centigrammes comme émétique. — Extrait fluide, de 1^{gr},50 à 3^{gr},50. — Teinture à 1/5, de 3^{gr},60 à 14^{gr},50.

Benzeugénol $C^{18}H^6,C^{14}HO^4,C^2O^4O^2$.

SYN. — Éther benzoïque de l'eugénol.

DESC. — Cristaux incolores, inodores, amers, peu solubles dans l'eau, très solubles dans l'alcool chaud, le chloroforme, l'éther et l'acétone ; se colore en rouge pourpre avec l'acide sulfurique. Fond à 70°,5.

PRÉP. — On met en contact pendant 2 heures de l'eugénol et du chlorure de benzoïle à molécules égales, on chauffe légèrement, on reprend la masse par de l'alcool bouillant, on filtre et le benzeugénol pur se dépose par refroidissement.

PROP. THÉR. — L'eugénol, qui constitue la presque totalité de l'essence de girofles, jouit de propriétés antiseptiques analogues à celles des phénols et du gaïacol et on a proposé de le substituer à ce dernier dans le traitement de la tuberculose en injectant une solution de 10 p. 100 d'eugénol dans de l'huile d'olive stérilisée.

Quand on veut prescrire de l'eugénol par voie buccale, on a été obligé, à cause de son goût désagréable, de faire le composé benzeugénol que l'on donne aux mêmes doses que l'eugénol et le gaïacol.

Benzoate double de sodium et de caféine. — PROP. THÉR. — Ce sel est employé parfois en solution concentrée pour l'usage hypodermique. Pour faciliter la solubilité du benzoate de soude et de la caféine, l'emploi de la chaleur est indiqué. Mais pendant le refroidissement du liquide, celui-ci forme souvent un précipité. Il provient de l'impureté du benzoate de soude préparé commercialement par la neutralisation d'une solution chaude de carbonate sodique à l'aide d'acide benzoïque. De la sorte, il reste du carbonate libre que l'on peut reconnaître à l'aide d'un acide. Pour obvier à cet inconvénient, M. Rolla préconise l'addition de quelques centigrammes d'acide benzoïque à la solution encore chaude du benzoate sodico-caféine. De cette façon, le soluté reste limpide pendant un temps indéfini.

Benzoïl-tropéine. — Syn. — Tropsine. Tropacocaïne.

Prép. — M. le Dr Giesel a retiré de la coca à petites feuilles de Java une nouvelle base, et Liebermann a montré que c'est le *benzoïl-φ-tropéine*, qui n'a aucune relation avec le groupe de la cocaïne, mais se rapproche, au point de vue clinique, de l'atropine.

Desc. — Pour les expériences, on a employé le chlorhydrate, l'alcaloïde étant insoluble dans l'eau ; on lui donne par abréviation le nom de *tropsine*.

Prop. phys. — Les expériences sur les grenouilles ont fait voir les différences suivantes entre la tropsine et la cocaïne : Son pouvoir toxique est moitié moindre que celui de la cocaïne. Elle produit une anesthésie locale beaucoup plus rapide. La susceptibilité individuelle varie dans d'étroites limites. L'animal revient plus promptement à lui qu'avec la cocaïne. Il n'y a pas de symptômes d'irritation.

Les expériences sur les lapins ont donné les résultats suivants : Susceptibilité individuelle légère à l'action toxique. Les centres nerveux sont souvent affectés différemment. Toxicité moitié moindre. L'action cardiaque déprimante est moins marquée, et le cœur peut reprendre ses battements sous l'influence de l'électricité.

Le professeur Schweigger (de Berlin), dans la chirurgie oculaire, a obtenu les résultats suivants :

Une solution à 3 p. 100 produit une anesthésie complète de la cornée plus rapidement que la cocaïne. On peut pratiquer sans douleur l'iridectomie deux minutes après l'instillation de deux gouttes de solution dans l'œil.

Cette anesthésie se prolonge pendant trois à six minutes après chaque instillation, mais une nouvelle instillation ne la prolonge pas davantage. Pas de mydriase, ou légère. Jamais d'ischémie, mais parfois une légère hypérémie passagère, et une légère cuisson, quand on emploie la solution saline normale comme dissolvant. Aucun symptôme inquiétant.

Pour enlever de l'œil les corps étrangers, la tropsine, en raison de son action plus rapide, paraît préférable à la cocaïne.

Le docteur Silex a obtenu des résultats analogues et a pu faire, sans douleur, la ténotomie une demi-minute après l'instillation d'une solution de benzoïltropéine à 3 p. 100.

Betula alba. — Plante de la famille des Amentacées qui croît en Europe.

Part. emp. — Les feuilles et la sève du tronc.

Prop. thér. — **Mérat et Delens**, parlant des feuilles, disaient qu'elles sont détersives et résolutives, et usitées dans les hydropisies.

Winternitz avait rapporté, en 1897, l'observation d'une malade chez laquelle, à la suite d'une décoction de feuilles de bouleau (30 grammes pour 200 grammes d'eau chaude), on vit les urines monter de 400 grammes à 2 litres et même 2 litres 500.

Dans le service de M. Huchard, à l'hôpital Necker, les deux préparations employées ont été : la décoction de feuilles, et l'extrait alcoolique. La tisane a d'abord été préparée simplement avec 10 à 30 grammes de feuilles par litre d'eau.

Puis, M. Moreau ayant remarqué une propriété de la résine, signalée par Kossmann, et nommée acide bétulorétinique, et caractérisée par sa solubilité dans les carbonates alcalins, a eu l'idée de préparer la décoction de la façon suivante :

Feuilles de bouleau............	10 à 50 grammes.
Eau bouillante................	1000 —
Bicarbonate de soude..........	1 gramme.

Verser l'eau bouillante sur les feuilles. Quand la température est descendue à 30 ou 40°, ajouter le bicarbonate de soude ; laisser en contact 6 heures, passer, et sucrer à volonté.

Les mêmes résultats ont été obtenus avec l'extrait alcoolique, préparé également par M. Moreau :

Feuilles de bouleau (récoltées au moment de la floraison).....................	1000 grammes.
Alcool à 80°.......................	6000 —

Épuiser les feuilles dans un appareil à déplacement au moyen de l'alcool à 80° bouillant. Distiller, pour recueillir la plus grande partie de l'alcool ; évaporer le résidu en consistance pilulaire, en agitant continuellement pour éviter la séparation de la résine et diviser en pilules de 0,20 centigr.

MODE D'EMPLOI. DOSES. — Un litre de décoction de feuilles de bouleau par jour ; 8 à 12 pilules de 0gr,20 d'extrait alcoolique par jour. A la dose de 1 gramme, l'extrait alcoolique possède des propriétés laxatives.

Bismal $4C^{15}H^{12}O^{10}+3Bi, (OH)^3$. — Syn. — Méthy-lènedigallate de bismuth.

Prép. — On le prépare en faisant réagir l'acide méthylènedigallique sur l'oxyde de bismuth récemment précipité (E. Merck).

Comp. — Ce composé se présente sous forme d'une poudre gris bleuâtre, soluble dans les alcalis avec une coloration rouge jaunâtre.

Prop. thér. — Le D^r von OEfele considère le bismal comme un astringent puissant. Il en préconise l'emploi surtout dans les diarrhées chroniques, par exemple dans celles qui se produisent chez les tuberculeux.

Mode d'emploi. Doses. — Cachets, pilules, à la dose de 0,01 à 0,30 répétée de 3 à 5 fois par jour.

Bleu de méthylène. — Prop. thér. — Préconisé par Erlich et Lippmann, comme analgésique ; administré par MM. Combemale et François avec succès dans les névralgies simples ; avec des succès moindres dans les névrites et les douleurs de l'ataxie. Il a souvent donné de bons résultats dans les rhumatismes articulaires aigus et dans un cas de douleurs ostéocopes et d'hydarthrose traumatique. Deux heures après l'injection de ce composé, la douleur disparaissait et ne survenait que six à huit heures après. Aucun phénomène gênant ne fut signalé.

C'est un analgésique qui se fixe sur le cylindre-axe, en modifiant l'exagération morbide des fonctions sensitives du nerf.

Le bleu de méthylène étant une matière excellente pour colorer les plasmodies pathogènes de l'impaludisme (hématozoaires de Laveran), aussi bien sur les préparations desséchées que dans le sang frais, MM. Guttmann et Ehrlich ont eu l'idée d'employer cette substance comme médicament contre l'impaludisme même. Ils ont donc donné le bleu de méthylène à quelques malades atteints de fièvre intermittente à la dose de 50 centigrammes, par fraction de 10 centigrammes, toutes les trois heures, répétée pendant huit ou dix jours. Or, dès les premiers jours du traitement, la rate diminuait de volume et la guérison, après cinq ou six jours, pouvait déjà être considérée comme complète. Pendant la campagne de Madagascar, le Dr Durbec, directeur de l'hôpital maritime de Tamatave, a employé avec succès les pilules au bleu de méthylène. Les paludéens ont vu leurs douleurs faciales calmées par 4 à 6 pilules.

Le Dr Netchaiew l'emploie contre la néphrite aiguë et le mal de Bright. Il fait prendre au malade trois cachets par jour, renfermant chacun 3 centigrammes de bleu de méthylène. Sous l'influence de cette médication, on constate dès le jour suivant la coloration bleue de l'urine et une augmentation de la quantité des urines. Pendant les jours suivants, la quantité d'urine, qui était de 850 à 900 centimètres cubes, arriva jusqu'à 3 600 centimètres cubes. Il vit en même temps s'amender d'abord, puis disparaître l'albuminurie, les cylindres hyalins, l'ascite, l'œdème, les phénomènes du côté du cœur et des poumons. La guérison complète fut obtenue dans ces trois cas au bout de neuf, douze et dix-sept jours de traitement.

Les Drs Boinet et Layet ont employé avec succès le bleu de méthylène à la dose de 0^{gr},50 pendant 8 jours dans la blennorragie, l'écoulement cesse dès le huitième jour.

Le bleu de méthylène agissant d'une façon remarquable dans le traitement des phénomènes douloureux, son emploi était tout indiqué dans le traitement de l'angine de poitrine (G. Lemoine).

Les travaux de M. Combemale sur le traitement

de la sciatique par le bleu de méthylène ont fait voir que les névralgies rebelles, même liées à de la névrite, sont presque toujours améliorées et souvent guéries par l'usage prolongé de ce médicament. Dans des cas de névrite sciatique avec atrophie du membre malade et perte des réflexes, les douleurs disparurent peu à peu et les mouvements reprirent leur intégrité. Le bleu de méthylène n'est pas seulement un calmant, mais encore un excitant des fonctions du systeme nerveux.

Si l'innocuité de cet agent nervin est absolue lorsqu'il est pur, on ne saurait en dire autant de beaucoup d'échantillons de bleu de méthylène que l'on trouve dans le commerce. Il arrive en effet trop souvent que ce produit contient des substances étrangères, entre autres de l'arsenic, du zinc et des produits organiques dérivés de la houille, encore mal connus, qui, non seulement, en altèrent les propriétés thérapeutiques, mais peuvent même le rendre dangereux. M. Doumer a découvert un procédé de purification qui lui permet d'éliminer toutes ces substances étrangères et de préparer un bleu de méthylène chimiquement pur.

Mode d'emploi. Doses. — La dose qu'il convient d'employer pour obtenir les effets de sédation et de guérison de la douleur est de 20 à 40 centigrammes, de 4 à 6 pilules préparées par M. Doumer, par jour, en une ou plusieurs prises, avant les repas ou dans leur intervalle.

Boerhaavia diffusa L. — Syn. — Ipéca.

Desc. — Plante de la famille des Nyctaginacées, qui croît à la Guyane et aux Antilles.

Prop. thér. — Laxative et stomachique, employée dans la jaunisse, l'ascite, la rétention d'urine, les inflammations internes, la goutte et les rhumatismes, l'anasarque et l'insuffisance rénale. Administrée comme expectorante dans l'asthme. Elle est aussi émétique.

Mode d'emploi. — Infusion, à la dose d'une cuillerée à café.

Bonduc. — Syn. — *Cæsalpinia Bonduccella.* Flem. *Guilandina Bonduccella* L.

Desc.—Plante de la famille des Légumineuses-Cæsalpiniées, qui croît aux Antilles, Réunion, Sénégal, Inde.

Part. empl. — Les semences.

Comp. — Contient une résine, que l'on appelle *bonducine* et qui est le principe actif.

Prop. thér. — Ce médicament, mélangé à l'huile de ricin, est employé en applications contre l'hydrocèle. Il serait tonique et antipériodique ; il agirait souvent aussi vite que la quinine.

Mode d'emploi. Doses. — On administre les semences, à la dose de 50 à 75 centigrammes, 2 fois par jour. — Teinture 1/5, 30 gouttes. — Poudre composée de bonduc et poivre noir, de 1 à 2 grammes, 3 fois par jour. — Bonducine, de 10 à 20 centigrammes.

Boricine. — Desc. — Poudre blanche donnant à froid des solutions neutres, parfaites et stables, soluble à parties égales dans la glycérine, ne précipite pas les alcaloïdes et n'a aucune action sur les métaux.

Prép. — On l'obtient par la combinaison du biborate de soude et de l'acide borique par parties égales.

Prop. thérap. — Antiseptique des muqueuses, ni caustique, ni toxique, ni irritante, rend des services dans tous les cas où il y a inflammation des muqueuses et formation de pus qu'elle modifie et dont elle empêche le développement dès la première application, soit en poudre, soit en solution. Peut dans

certains cas remplacer l'iodoforme. C'est aussi un
hémostatique.

Employée en chirurgie générale et pour les voies
urinaires à l'hôpital Tenon ; pour les maladies syphi-
litiques, dans les hôpitaux Saint-Louis et Ricord, etc.

MODE D'EMPLOI. DOSES. — Injections, irrigations,
lavages et gargarismes. D'une à cinq cuillerées à
soupe par litre d'eau.

Boussingaultia baselloides. H. B. K. — DESC. —
Plante de la famille des Chénopodées-Baselliacées,
qui croît aux Antilles.

PART. EMPL. — Les racines.

PROP. THÉR. — Styptique énergique, dans les cas
d'hémorragie utérine après l'accouchement.

MODE D'EMPLOI. DOSES. — Décoction, 90 grammes
de racines pour 500 grammes d'eau ; une petite tasse,
trois fois par jour, dans les cas graves ; une fois seu-
lement, le soir, dans les cas ordinaires.

Bromamide. $C^6H^4AzBr^4$. — DESC. — Petites aiguil-
les incolores, inodores et insapides, insolubles dans
l'eau, solubles dans l'alcool bouillant, l'éther, le chlo-
roforme et les huiles. Il fond à 117° et se volatilise à
155° sans altération.

Le bromamide contient 75 p. 100 de son poids de
brome.

PRÉP. — On l'obtient en faisant agir l'ammoniaque
sur le bromure d'éthylène bromé.

PROP. THÉR. — Ce produit, préparé pour la première
fois par MM. Fischedike et Kœchling, de New-York, a
été proposé comme antithermique et analgésique.
M. Auguste Cailli a pu l'administrer à des lapins à la
dose de 2 grammes, sans provoquer d'accidents ; ce
médicament semble agir d'une façon toute particu-
lière comme analgésique, dans les douleurs névralgi-

ques, ainsi que dans les coliques menstruelles ; enfin chez les fébricitants, il abaisse la température, sans accompagnement de sueurs, comme on en observe après l'absorption de la plupart des antithermiques.

Doses. — 75 centigrammes à 1^{gr},25 chez les adultes, 6 à 20 centigrammes chez les enfants.

Brométhylformine. $C^8H^{17}Az^2Br$. — Syn. — Bromaline. Hexaéthylènetétramine-brométhylate.

Prép. — M. Trillat a obtenu ce corps en faisant réagir le bromure d'éthyle sur une solution alcoolique étendue de formine. La formine a été obtenue par M. Trillat en traitant le formol par l'ammoniaque.

Desc. — Paillettes cristallines incolores, très solubles dans l'eau. La solution traitée par le carbonate de soude régénère le formol et donne du bromure de sodium. Elle n'a aucun goût désagréable.

Prop. thér. — Le Dr Bardet a essayé ce produit, il l'a administré à la dose de 2 à 4 grammes à des enfants ou à des femmes comme sédatif nerveux ; il a été très bien supporté, il a amené l'effet des bromures métalliques, sans provoquer aucun effet secondaire, et a été accepté sans difficulté par les malades qui éprouvent une certaine répugnance pour les bromures métalliques.

M. le Dr Féré, médecin à Bicêtre, a expérimenté ce produit pendant plus de trois mois, chez les épileptiques de son service.

Des observations de M. Féré, il résulte que, chez les épileptiques avérés, influencés par le bromure de potassium, on a pu remplacer le sel métallique par le sel organique, sans que les accès devinssent aussi fréquents que lorsqu'on cesse l'action du bromure ; il a une action sédative beaucoup plus faible, il est vrai, mais il faut tenir compte de la faiblesse de la dose. Les malades qui prenaient des doses de

8 et 10 grammes de bromure ont reçu des doses identiques de brométhylformine, or la dose aurait dû être de 12 et 15 grammes pour être équivalente; c'est donc comme si l'on avait ramené les doses de bromure potassique à 5 et 6 grammes.

D'après le D' Bardet, chez des épileptiques, sujets particulièrement sensibles à cette médication, la brométhylformine a agi comme un succédané du bromure, mais avec une activité moindre; malgré les doses assez élevées, il n'y a pas eu d'éruption bromique, et l'éruption a disparu là où elle existait.

Mode d'emploi. Doses. — Solution aqueuse. Cachets à la dose de 8 à 10 grammes.

Bromipine. — Prép. — La bromipine est une combinaison organique de brome et d'huile de sésame.

Prop. thér. — A peu près inconnue en France, la bromipine a déjà fourni des résultats encourageants à l'étranger, notamment en Allemagne, comme sédatif du système nerveux.

D'après M. Dornblüth (de Rostock), ce produit serait très recommandable pour combattre certains phénomènes d'excitation (palpitation, insomnie, anxiété précordiale), que l'on observe au cours de la neurasthénie grave et contre lesquels les moyens ordinaires (opium, bromure, isolement, etc.) restent encore assez souvent sans effet.

Ce même auteur en a obtenu des résultats tout à fait remarquables dans l'épilepsie : à son avis, l'action de la bromipine serait égale, sinon supérieure, à celle du bromure de potassium.

Doses. — La bromipine s'administre à la dose de une cuillerée à café, prise au repas du soir, soit pure, soit mélangée à du lait ou à de la bière; on peut aussi l'aromatiser avec une essence quelconque.

Bromoforme. C^2HBr^3.

Desc. — Liquide, incolore. Il se dissout difficilement dans l'eau froide, facilement dans l'eau chaude, l'alcool et l'éther.

Prép. — On l'obtient en traitant l'alcool par le bromure de chaux, en faisant agir le brome sur les citrates ou malates alcalins.

Prop. phys. — Il produit la narcose, mais à un degré moindre que le chloroforme, sans provoquer de vomissements. La période d'excitation est moins accusée et l'anesthésie est plus durable.

Le bromoforme est un agent anesthésique et hypnotique. En prolongeant l'inhalation, on peut maintenir, aussi longtemps qu'on le veut, les animaux endormis, sans crainte de voir survenir des troubles de la respiration ou de la circulation (Dr Hénocque).

Trois opérations furent faites sur des malades anesthésiés par le bromoforme : il ne survint aucun accident fâcheux, ni pendant, ni après la narcose.

Les enfants bromoformés mangent en se réveillant, et s'endorment peu après, sans éprouver de malaise.

Prop. bact. — Il est très antiseptique. Une solution à 1 p. 100 tue les bactéries.

Prop. thér. — Ce médicament exerce une action irritante sur les muqueuses conjonctives et laryngopharyngiennes. M. Stepp l'a employé dans soixante-dix cas de coqueluche, et, au point de vue prophylactique, aurait obtenu de bons résultats.

Mode d'emploi. Doses. — De 10 à 30 centigrammes, chez les enfants ; de 1 gramme à 1^{gr},50, chez les adultes.

M. Stepp recommande la dose quotidienne, suivant l'âge, de 5 à 20 gouttes, sous la forme suivante :

Bromoforme ....   10 gouttes.
Alcool.........................   3 à 5 grammes.
Eau............................   100   —
Sirop   10   —

Une à deux cuillerées par heure.

La solution bromoformée est prise avec plaisir par les enfants, malgré sa forte odeur de brome.

Pour arriver à des résultats durables, il faut l'administrer régulièrement à des doses en rapport avec l'âge du malade et la gravité du cas.

Bromol. — Syn. — Tribromophénol.

Desc. — Poudre de couleur jaune citron, de saveur astringente, d'odeur spéciale et non désagréable.

Insoluble dans l'eau. Soluble dans l'alcool, l'éther, le chloroforme, la glycérine, les huiles fixes et essentielles.

Prép. — On l'obtient en saturant de brome l'acide phénique.

Prop. phys. — Peu toxique; donné sans inconvénient à la dose de 0,80 à un chien; antiseptique assez énergique.

Prop. thér. — Préconisé par le Dr Rademaker, de Louisville, à cause de ses propriétés antiseptiques, dans le traitement de la diphtérie et le pansement des plaies et ulcères.

Administré en usage interne dans le choléra infantile, la fièvre typhoïde et les abcès du poumon, à la dose de 5 à 15 milligrammes.

Mode d'emploi. Doses. — Pommade :

Bromol.........................   4 grammes.
Vaseline.......................   30   —

Mixture :

Bromol.........................   5 grammes.
Huile d'olive..................   150   —

Cachets médicamenteux de 0gr,01 à la dose de
1 à 2 fois par jour.

Bromure d'hémol. — Prép. — Le Dr Kobert a
obtenu une combinaison du brome et de l'hémol qui
contient 2,7 p. 100 de brome.

Prop. phys. — Il est rapidement éliminé.

Prop. thér. — Le Dr Holst a constaté la supériorité
du bromure d'hémol sur les bromures métalliques
dans les cas d'insomnie et contre l'hystérie et la
neurasthénie et il n'a jamais obtenu d'effets secon-
daires fâcheux. Mais il a observé que le bromure
d'hémol était inefficace dans l'épilepsie et les né-
vralgies.

Le Dr Kobert a remarqué que le bromure d'hémol
était employé chaque fois qu'il fallait obtenir un
effet rapide, tandis qu'au contraire il était inefficace
chaque fois que le brome doit agir lentement et gra-
duellement.

Mode d'emploi. Doses. — Pilules et cachets de 0,10 à
la dose de 1 à 30 par jour.

Butyl-Chloral. — Syn. — Croton-Chloral. — For-
mule $C^4H^5Cl^3O$. Corps découvert par Kramer et
Pinner.

Prép. — On l'obtient en faisant passer un courant
de chlore dans l'aldéhyde, maintenu au début dans
un mélange réfrigérant. L'action, d'abord très vive,
devient ensuite moins intense et, vers la fin de l'opé-
ration, il faut élever la température à 100°. Il se
dégage incessamment d'abondantes vapeurs d'acide
chlorhydrique. L'opération terminée, le liquide est
soumis à la distillation fractionnée; on recueille le
produit qui distille entre 163° et 165°, qui n'est autre
que le butyl-chloral.

La condition indispensable pour arriver à un bon

résultat, c'est de faire agir le chlore en excès, jusqu'à ce que son action soit épuisée.

Prop. phys. — Administré à l'intérieur, le butyl-chloral produit rapidement le sommeil, comme son congénère, mais il a ce grand avantage, d'après M. O. Liebreich, de ne jamais produire le ralentissement du pouls et de la respiration.

Le même auteur lui accorde encore une innocuité parfaite pour l'estomac et les autres organes.

Prop. thér. — M. O. Liebreich le considère comme un des médicaments les plus efficaces pour combattre les névralgies faciales, la douleur cessant bien souvent avant l'invasion du sommeil. Les douleurs névralgiques dépendant de la cinquième paire sont supprimées par ce médicament.

En France, il a été étudié et expérimenté par MM. Worms, Weill et Bouchut. Les deux premiers ont constaté l'exactitude des faits avancés par M. O. Liebreich en ce qui concerne son action et le Dr Bouchut conclut ainsi : « Pour les personnes qui ne voudront que dormir, le butyl-chloral pourra être administré ; mais si l'on veut anesthésier, il devra être mis de côté. »

D'après Hare, il est supérieur au chloral dans les insomnies suivies de névralgies des nerfs craniens ; il soulage les névralgies dues à des causes dentaires : il réussit assez bien dans la migraine simple et ophtalmique.

A doses égales, le butyl-chloral est inférieur au chloral et moins actif que lui.

Mode d'emploi. Doses. — Potions. — Pilules. — Lavements. — En injections sous-cutanées, il produit des escarres. — Solution :

Butyl-chloral hydraté..................	10	grammes.
Alcool...............................	10	--
Glycérine............................	20	—
Eau distillée........................	120	—

Une cuillerée de cette solution contient environ un gramme de butyl-chloral. On en administre une ou deux cuillerées par jour, contre les névralgies faciales.

Cacodylique (Acide). — As (CH³)² O (HO).

Syn. — Acide diméthyl-arsénique.

Desc. — Se présente sous forme de prismes rhombiques, inodores, facilement solubles dans l'eau et l'alcool, fusibles à 200° centigr.

Le cacodylate de soude est une poudre blanche amorphe facilement soluble dans l'eau.

Prop. thér. — L'usage de l'acide cacodylique a été préconisé par le Dr Jockleim, comme succédané des préparations arsenicales couramment employées.

Le Dr Danlos a attiré de nouveau l'attention sur ce fait que l'acide cacodylique est très riche en acide arsénieux, 54 p. 100, qu'il est très soluble et que sa toxicité était relativement peu grande ; il administra le cacodylate de soude dans le psoriasis aux doses de 0^{gr},25 par jour à l'intérieur et de 0^{gr},10 par jour en injections sous-cutanées. Dans ces conditions, le médicament fut bien toléré et exerça une action favorable sur la maladie. Dans un cas de pseudoleucémie, le Dr Danlos administra, dans l'espace de trois semaines, dix injections de cacodylate de soude de 0^{gr},15 chacune. Ces injections ne furent pas douloureuses, le malade augmenta rapidement de poids.

Le cacodylate de soude devra être administré préférablement en dissolution dans l'eau distillée.

L'emploi du cacodylate de soude a l'avantage de faire absorber une dose considérable d'arsenic sans danger.

Il a employé avec succès ce sel dans le psoriasis,

dans le lichen plan généralisé, dans le lupus érythémateux et dans la maladie de Duhring. Au contraire, les résultats sont restés nuls dans l'acné pustuleuse, le lupus ordinaire et le mycosis fongoïde.

M. Danlos a le premier utilisé l'acide cacodylique en thérapeutique ; il l'emploie dans les affections cutanées.

Par ingestion, il conseille la formule suivante :

Cacodylate de soude................	2 grammes.
Rhum...........................	ãã 20 —
Sirop de sucre...............	
Eau distillée......................	60 —
Baume de menthol................	II gouttes.

Il administre encore ce médicament en pilules de 0,10 centigr.

Par voie hypodermique, il s'est servi de solutions renfermant de 3 à 5 p. 100 d'acide neutralisé :

Chlorhydrate de morphine..........	0,025
Chlorhydrate de cocaïne............	0,10
Chlorure de sodium................	0,20
Cacodylate de soude................	5
Eau phéniquée à 5 p. 100..........	II gouttes.
Eau distillée q. s. p. 100 c. c.	

Chaque centimètre cube contient 0^{gr},05 d'acide cacodylique.

M. Gautier conseille :

Acide cacodylique................	5 grammes.

Saturer complètement l'acide par le carbonate de soude et ajouter :

Chlorhydrate de cocaïne...........	8 centigr.
Créosote dissoute en 8 grammes d'alcool.	VI gouttes.
Eau distillée stérilisée..............	Q. S. p. 100^{cc}.

Chaque centimètre cube contient 0^{gr},05 d'acide cacodylique.

Ne pas dépasser 0^{gr},10 par jour pour les injections hypodermiques. La dose moyenne étant de 0^{gr},02 à 0^{gr},05 par vingt-quatre heures.

Par voie rectale. — M. Renaut formule :
1° *Solution faible.*

> Eau distillée...................... 200 grammes.
> Cacodylate de soude.............. 25 —

2° *Solution forte.*

> Eau distillée...................... 200 grammes.
> Cacodylate de soude.............. 40 —

Injecter le contenu d'une seringue de 5cc deux fois par jour pendant six jours, trois fois par jour pendant dix jours, puis faire reposer le malade pendant trois à cinq jours et reprendre une nouvelle série.

Il a pu donner des doses assez considérables de ce médicament; chez l'homme, il a administré pendant plusieurs semaines jusqu'à 0gr,60 de cacodylate et 0,30 centigr. chez la femme, par jour, par la voie buccale, et 0,40 centigr. par jour par la voie hypodermique, et cela pendant deux mois consécutifs.

Cactus grandiflorus L. — Syn. — *Cereus grandiflorus* D. C.

Desc. — Plante de la famille des Cactacées, qui croît aux Antilles et au Mexique.

Comp. — W. Sultan a isolé le principe actif, la *cactine.*

Employé par les Drs Huchard et O' Méara dans les affections organiques du cœur, le cactus paraît rendre des services, quand la digitale, le strophanthus et les autres médicaments cardiaques n'ont pas réussi. Cette plante est surtout utile dans les palpitations du cœur hypertrophié par suite d'un exercice musculaire prolongé et excessif, ou quand l'hypertrophie n'est plus compensatrice, surtout dans la régurgitation aortique. Dans les régurgitations aortiques non compliquées, on n'emploie pas généralement la digitale, parce qu'elle prolonge la période diastolique ou tend à augmenter la dilatation du ventricule gauche, et par suite gêne le cœur, en augmentant la tension artérielle. Le cactus, en renforçant la systole, tend à diminuer la diastole et vient ainsi en aide au cœur par deux voies, sans avoir d'action, comme la digitale, sur les centres vaso-moteurs.

Le cactus n'est pas aussi utile dans la régurgitation mitrale et dans la dilatation des parois du cœur ; ici la digitale l'emporte de beaucoup, mais si parfois la digitale ne réussit pas, on peut tirer quelque bénéfice de l'emploi du cactus. Le grand avantage du cactus, c'est qu'on n'a jamais observé d'effets d'accumulation ni d'action nuisible à l'estomac.

D'après Pitzer, le cactus réussit fort bien contre l'épuisement sexuel, en relevant l'action du plexus cardiaque des sympathiques et en améliorant la nutrition cardiaque.

Le Dr Williams dit que le cactus agit surtout sur les nerfs accélérateurs du cœur, sur les ganglions sympathiques en abrégeant la diastole et en stimulant les centres nerveux spino-moteurs. Il est indiqué dans l'abus du thé, du tabac, de l'alcool et de la morphine.

Les Drs Harvey et Bird le recommandent dans le rhumatisme chronique et subaigu, surtout lorsque les articulations sont prises, dans le but de prévenir les complications cardiaques ou d'améliorer l'état du cœur.

Pour le Dr Engestd, c'est presque un spécifique de l'angine de poitrine ou tout au moins de certains cas qui sont dus à une défaillance partielle du cœur, car il diminue les douleurs en donnant au cœur les moyens de maintenir la tension artérielle, sans se fatiguer, et en tonifiant les centres vaso-moteurs.

La cactine a été employée contre les palpitations de cœur par O'Méara, Huchard.

D'après M. Myers, la cactine augmenterait l'énergie des contractions musculaires du cœur, ainsi que la tension artérielle ; elle agirait aussi sur le système nerveux et particulièrement sur la substance grise de la moelle, dont elle exagérerait l'excitabilité réflexe. Sous ce rapport, son action se rapprocherait de celle de la strychnine.

D'après ces données physiologiques, la cactine conviendrait pour combattre l'atonie cardiaque d'origine nerveuse, non compliquée de lésions valvulaires. Elle rendrait également de grands services dans les accidents cardiaques liés à l'intoxication nicotinique.

A l'inverse de la digitale, la cactine pourrait être administrée d'une manière continue, sans danger d'accumulation et sans qu'il se produise de troubles gastriques.

MODE D'EMPLOI. DOSES. — Teinture 1/5 de cactus, de 10 à 40 gouttes, 3 fois par jour. — Extrait fluide, de 5 à 20 gouttes. — Dose maxima de cactine : 5 milligrammes.

Caju. — SYN. — *Anacardium occidentale* L. Cajuero. Écorce antidiabétique. Acajou à pomme.

DESC. — Plante de la famille des Térébinthacées, qui croît au Brésil, aux Antilles, Sénégal, Guyane, la Réunion, Inde.

COMP. — Le péricarpe des noix contient une huile ; c'est le *cardol*, $C^{21}H^{31}O^2$.

PROP. THÉR. — On emploie l'écorce dans le diabète insipide, en macération ; autant que possible, le malade s'abstiendra de boire.

On emploie la noix en application contre les dermatoses rebelles (eczéma, psoriasis).

Le Dr Cazenave de la Roche la préconise à l'intérieur contre l'impuissance et surtout contre la débilité consécutive aux grandes maladies. Il a remonté beaucoup de malades atteints de l'influenza, en employant la teinture.

Le *cardol*, ou huile de péricarpe, est caustique et vésicant. On le recommande en application externe contre la lèpre et les ulcères graves. On doit le manier avec prudence ; mais il n'a pas d'action vésicante sur le tube digestif.

Mode d'emploi. Doses. — On fait macérer pendant vingt-quatre heures 30 grammes d'écorce dans 250 grammes d'eau. Doses : un petit verre à vin, 3 à 4 fois par jour. Si au bout de trois à quatre jours, il n'y a pas d'amélioration, on ajoute 10 grammes d'écorce à la macération. — Teinture de noix 1/5, à la dose de 2 grammes dans une potion. — Teinture de cardol à 1/10, de 2 à 10 gouttes, comme vermifuge.

Campho-thymol. — Prép. — On obtient ce corps par fusion de parties égales de camphre et de thymol.

Desc. — Se présente sous forme d'une substance transparente, huileuse, insoluble dans l'eau.

Prop. thér. — Elles sont analogues à celles du menthophénol, mais sont moins actives, moins brutales.

Le campho-thymol pourrait trouver une application en dermatologie, car il n'est pas irritant.

Mode d'emploi. — Il est employé à l'état de solution dans l'éther ou dans le chloroforme.

Cantharidate de cocaïne. — Prép. — Mélange imaginé par A. Hennig de cantharidate de soude avec 1 p. 100 de chlorhydrate de cocaïne.

Desc. — Poudre blanche, amorphe, inodore, de saveur âcre et piquante, peu soluble dans l'eau froide, facilement soluble dans l'eau chaude et insoluble dans l'alcool, l'éther et la benzine.

Prop. thér. — Cette préparation est employée en injections hypodermiques contre la tuberculose laryngée et les affections catarrhales chroniques des voies respiratoires supérieures. Elle présente, sur les injections aux cantharidates ordinaires, l'avantage d'être absolument indolore. Hennig emploie deux solutions à 0^{gr},075 et 0^{gr},15 pour 50 grammes d'eau chloroformée. On opère deux injections avec la première solution et une avec la seconde (soit 0^{gr},0001 cantharidine). On peut atteindre la dose de 0^{gr},0004, parce que des doses plus fortes (jusqu'à 0^{gr},001) ont été supportées par les reins et l'intestin.

Captol. — Prép. — Produit de condensation du tannin et du chloral.

Desc. — Poudre fine, hygroscopique, difficilement soluble dans l'eau froide, plus facilement soluble dans l'eau bouillante. Sa solution se colore fortement avec les sels de fer, mais cette coloration disparaît par l'addition d'acides, par exemple acide chlorhydrique ou acide oxalique. Il est donc facile d'enlever, à l'aide d'un acide étendu, les taches produites sur les linges par le captol en présence du fer.

Prop. thér. — Le captol est employé avec succès contre la séborrhée de la tête, maladie qui se constate par la formation de pellicules avec chute de cheveux. On le recommande aussi comme prophylactique.

Mode d'emploi. — On l'emploie, en solution alcoolique à 1 et 2 p. 100, en frictions le matin et le soir. On n'a pas constaté d'action néfaste.

Carapa guianensis Aubl. — Syn. — Noix de Crab. *Carapa touloucouna.*

Desc. — Plante de la famille de Méliacées, qui croît à la Guyane et au Sénégal.

Comp. — On retire des graines une huile concrète, de consistance de beurre, onctueuse au toucher, jaune, de saveur amère.

Prop. thér. — L'huile est très employée par les naturels contre les affections cutanées, les piqûres de moustiques et de mouches. Les fruits sont émétiques. L'écorce est amère, tonique et fébrifuge.

Cardol (1). — Syn. — Tribromosalol.

Prép. — Dans une solution de salol on ajoute peu à peu une solution de brome ou mieux encore de l'hypobromite de soude. Il se forme un précipité blanc de cardol.

Desc. — Poudre cristalline, blanche, incolore, insipide, insoluble dans l'eau, difficilement soluble dans l'alcool, l'acide acétique et le chloroforme: son point de fusion est 195°.

Prop. thér. — M. le Dr Rosenberg a expérimenté le tribromure de salol ou *cardol*, auquel il attribue une action à la fois narcotique et hémostatique.

Des essais institués avec le cardol par M. le Dr G. Dassonville ont confirmé les assertions de M. Rosenberg relativement aux propriétés thérapeutiques de cette substance. Il a constaté que le cardol est un bon hypnotique susceptible de procurer un sommeil réparateur même dans les cas où il existe de la douleur.

La dose à employer dès le début pour amener sûrement le sommeil est de 2 grammes; ensuite on peut l'abaisser à 1 gramme, attendu que l'effet narcotique du cardol est persistant.

M. Dassonville a pu aussi vérifier l'action hémo-

(1) Ne pas confondre ce produit avec un autre portant le même nom et qui est *l'huile d'anacarde* (Voy. p. 49).

statique du cardol — auquel M. Rosenberg a eu recours avec succès dans le traitement des ménorragies — chez une femme dont les règles venaient de s'établir au moment où le médicament lui fut administré pour combattre une insomnie rebelle. Quelques heures plus tard, le flux cataménial s'arrêtait. Chez cette malade, la menstruation était toujours régulière et durait plusieurs jours.

MODE D'EMPLOI. DOSE. — On l'emploie à la dose de 0gr,50 à 2 grammes par jour; on peut en administrer trois ou quatre fois 0gr,50 à 1gr,50, sous forme de paquets ou de cachets.

Cascara amarga. — SYN. — *Picramnia antidesma.* Écorce de Honduras.

DESC. — Plante de la famille des Rutacées.

COMP. — La plante renferme un alcaloïde, la *picramnine*, soluble dans le chloroforme et peu soluble dans l'éther et la benzine, insoluble dans les acides et les alcalis. Les sels sont amorphes et seulement solubles dans l'eau.

PROP. THÉR. — Le Dr Frohling, de Mexico, emploie le cascara amarga comme altérant contre la tuberculose syphilitique.

L'extrait liquide est donné dans la syphilis secondaire chez l'adulte. Les symptômes disparaissent assez vite, et l'action tonique du médicament est remarquable.

Frohling aurait vu, dans un cas d'iritis spécifique, une amélioration manifeste survenir au bout de trois jours. L'atropine avait été cessée.

MODE D'EMPLOI. DOSES. — Extrait fluide, de 40 à 50 gouttes.

Cathartinique (Acide). — DESC. — Obtenu du séné par Gentz, se présente sous la forme d'une poudre jaune brunâtre peu soluble dans l'eau.

PROP. PHYS. — Ce purgatif agit à la dose de 5 à 15 centigrammes ; les effets se manifestent 8 à 10 heures après l'injection. Chez les sujets sains ayant pris le remède seulement pour étudier son action physiologique, il provoque parfois des selles fréquentes (jusqu'à cinq en une demi-journée) et des coliques légères ; chez les personnes atteintes de constipation chronique, au contraire, les coliques ne s'observent pas dans la généralité des cas. Plus tardive était l'action du médicament, et moins accusées étaient les sensations désagréables éprouvées par les malades.

PROP. THÉR. — Grâce à cette circonstance, et prenant en considération l'absence de toute saveur désagréable, de même que la certitude et l'énergie de son action, on peut prédire à l'acide cathartinique une place honorable parmi les purgatifs.

Chez les enfants âgés de deux à quatre ans, l'acide cathartinique sera prescrit à la dose de 0^{gr},05 (mélangé avec du sucre) et à la dose de 0^{gr},15 chez les adultes. Le Dr Dehio l'a essayé sur six sujets bien portants et quinze malades, dont un médecin qui, souffrant de constipation chronique habituelle, l'a pris à quatre reprises et toujours avec succès.

MODE D'EMPLOI. DOSES. — Le docteur Dehio le formule comme suit :

Acide cathartinique .... de 5 à 15 centigr.
Sucre blanc .... de 30 à 50 —

Pour un cachet. — En faire six semblables.

A prendre un cachet tous les jours ou un jour sur deux.

Céarine. — PRÉP. — La base de la céarine est la cire de Carnauba blanchie avec un mélange de cire d'abeilles ou de cérésine. La céarine se prépare avec mélange de

Cire de Carnauba et cérésine................ 1 partie..
Paraffine liquide.......................... 4 parties.

On fait fondre au bain-marie et on agite jusqu'à complet refroidissement.

Desc. — Pommade de blancheur de neige, de consistance de cérat, elle présente un certain éclat que l'on retrouve dans toutes les préparations faites avec elle. Elle est très stable, enfin elle peut absorber de 15 à 18 p. 100 d'eau.

Prop. thér. — La céarine sert d'excipient à des pommades formées avec des sels chimiques, qui se décomposent en présence de l'axonge. On prépare ainsi de la pommade à l'iodure de potassium, qui se conserve huit mois sans altération ; on prépare aussi la pommade à l'acétate de plomb qui se conserve très bien.

Cerbera Thevetia L. — Syn. — Noix de serpent. Bagage à collier. Ahoui des Antilles.

Desc. — Plante de la famille des Apocynacées, qui croît dans l'Inde et aux Antilles.

Part. empl. — La graine.

Comp. — Huile fixe. Glucoside, la *thévétine* $C^{54}H^{84}O^{24}$ (Dr de Vrij).

Prop. thér. — Les graines et l'écorce sont émétocathartiques ; la thévétine est un poison cardiaque, agissant sur les nerfs pour amener la paralysie. On emploie l'écorce comme antipériodique dans les fièvres intermittentes, sous forme d'extrait aqueux à la dose de 1 centigramme. A forte dose, c'est un toxique stupéfiant énergique.

Mode d'emploi. Doses. — On peut employer la poudre, la décoction et l'extrait aqueux, en ayant soin de ne pas dépasser pour l'emploi thérapeutique la dose correspondant à 25 centigrammes d'extrait.

Chélidonine (Sels de). — Desc. — Le phosphate et le sulfate de chélidonine se présentent sous forme de cristaux blancs, facilement solubles dans l'eau. Le tannate formé est une poudre blanc jaunâtre, presque insoluble dans l'eau, soluble dans l'alcool ; contenance en alcaloïde pur 53,5 p. 100.

Prop. thér. — Les sels de chélidonine (E. Merk) ont déjà depuis plusieurs années été expérimentés, au point de vue pharmacologique, par le D' H. Meyer ; ils ont été recommandés en raison de leur action faiblement narcotique, dans les douleurs de l'estomac et de l'intestin. D'après M. H. Meyer, des essais semblables ont été entrepris par MM. Seved Ribding et Th. Rumpf, chez des malades atteints d'ulcère de l'estomac, de carcinome gastrique et d'entéralgie ; on administra à ces malades le sulfate soluble ou le tannate insoluble, à l'intérieur, aux doses de 2 à 5 grammes. Les résultats furent satisfaisants, et même excellents dans certains cas. Un des avantages de la chélidonine sur les opiacés, c'est qu'elle ne laisse aucune trace d'étourdissement, de somnolence, de constipation, etc., ni d'autres phénomènes concomitants. C'est surtout dans la pratique infantile que la chélidonine paraîtrait devoir être préférée à l'opium, en raison de son innocuité.

Mode d'emploi. Doses. — Chez les adultes, les doses de 0,1-0,2 grammes et plus des sels solubles de chélidonine sont indiquées ; le tannate de chélidonine insoluble est donné à la dose de 0,2 par jour.

Chinaphtol. — Prép. — On combine le naphtol-β avec la quinine à molécules égales. C'est le β-naphtol et mono-sulfate d'euchinine (E. Merck).

Desc. — C'est une poudre cristalline jaune, amère, insoluble dans l'eau froide, difficilement soluble dans l'eau chaude et l'alcool.

Prop. thér. — Il agit à la fois comme antiseptique de l'intestin et comme un antipyrétique.

M. Riegler l'a expérimenté chez les syphilitiques, où il a produit de bons effets. Il le recommande aussi dans la dysenterie, la tuberculose intestinale et surtout dans le rhumatisme articulaire aigu. Le chinaphtol traverse l'estomac sans être attaqué par le suc gastrique et n'est décomposé en acide β-naphtolique et quinine que dans l'intestin.

Mode d'emploi. Doses. — De 2-3 grammes par jour en cachets de 50 centigrammes.

Chloralbacide. — Prép. — Le chloralbacide est une combinaison albuminoïde chlorée renfermant 1 à 2 p. 100 de chlore qui prend naissance quand on fait réagir le chlore sur l'albumine.

Desc. — Il se présente sous forme d'une masse brune résineuse, insoluble dans l'eau, soluble dans les eaux minérales alcalines ; il forme avec la soude une combinaison soluble.

Prop. thér. — Ce composé est recommandé dans différentes affections de l'estomac accompagnées d'anorexie et de diminution de l'acide chlorhydrique du suc gastrique. Il se dédouble en effet dans les milieux acides ou alcalins en ses composants. Il présente le double avantage d'être un aliment à base de lait de vache et un médicament chloruré. Le Dr Fleines l'a employé avec succès dans des cas d'anachlorhydrie du suc gastrique et dans les cas de cancer, de chlorose avec troubles digestifs, d'entéroptose, de catarrhe de l'estomac.

Mode d'emploi. Doses. — Le chloralbacide s'administre à la dose de 1 à 3 grammes par jour en cachets.

Chloralose. — Syn. — Anhydroglycchloral.

Prép. — M. Hanriot a obtenu le chloralose en faisant agir le chloral anhydre sur le glucose.

Desc. — Cristaux blancs solubles dans l'eau bouillante, insolubles dans l'eau froide, à saveur amère et nauséeuse.

Prop. phys. — M. Ch. Richet a étudié l'action physiologique du chloralose : A la dose de $0^{gr},3$ à $0^{gr},5$ par kilo d'animal, le sommeil se produit au bout d'une demi-heure, et profond au bout d'une heure et demie ; l'animal non seulement a conservé l'action de ses réflexes, mais ceux-ci sont exagérés. L'anesthésie est complète, tandis que le moindre choc extérieur détermine un soubresaut général, une sorte de convulsion tétanique. Au delà de $0^{gr},50$ par kilo d'animal, la mort survient par arrêt de la respiration.

Prop. thér. — MM. Ch. Richet, Moutard-Martin, Landouzy, P. Maire et Ch. Segard ont employé le chloralose comme somnifère, à la dose de $0^{gr},30$ à $0^{gr},60$. Ce remède a bien réussi dans tous les cas où l'administration du chloral comme hypnotique est indiquée, et comme anesthésique à des doses plus fortes, le maximum étant $1^{gr},50$.

D'après les Drs Héricourt et Ch. Féré, le chloralose est surtout indiqué comme hypnotique dans les affections cardiaques ; il a encore le grand avantage d'être très bien toléré par l'estomac.

Mais on ne doit l'administrer qu'avec beaucoup de prudence aux hystériques, car chez ces malades il provoque parfois l'apparition de troubles variés en apparence très inquiétants : tremblements généralisés, sommeil léthargique, paralysies diverses, dont la durée n'excède d'ailleurs pas vingt-quatre heures, et qui disparaissent sans laisser de traces.

Comme la tare hystérie est souvent méconnue, il est indiqué de ne jamais commencer par des doses supérieures à 1 décigramme. En tout cas, la dose de 0gr,40 par jour doit être considérée comme une forte dose qu'il ne faut dépasser que dans des circonstances spéciales ; ce n'est guère que chez les grands épileptiques et chez les aliénés qu'on a pu sans inconvénient (Ch. Féré) arriver aux doses de 1gr,50.

Mode d'emploi. Doses. — Se donne sous forme de cachets de 0gr,10, à la dose de 1 à 3 par jour.

Chlorate de soude. — Prép. — On précipite une solution de chlorate de baryte par une solution de sulfate de soude. On filtre, on évapore, et on fait cristalliser.

Desc. — Gros cristaux incolores, très solubles dans l'eau.

Prop. thér. — M. le Dr Brissaud a signalé les heureux résultats obtenus de l'emploi du chlorate de soude dans le traitement du cancer de l'estomac. Ce qui lui a donné l'idée d'essayer ce médicament, c'est qu'on a traité avec succès certains épithéliomas par le chlorate de potasse. D'autre part, il a substitué au chlorate de potasse le chlorate de soude parce que ce dernier est moins toxique.

Dans certains cas, l'amélioration a été telle qu'on aurait été tenté de croire à une erreur de diagnostic.

Le chlorate de soude ne réussit pas dans le traitement de toutes les tumeurs de l'estomac ; il est surtout efficace dans les formes épithéliomateuses non généralisées ; les formes interstitielles et sarcomateuses résistent à ce mode de traitement.

Le Dr Huchard a confirmé ensuite les bons effets obtenus par ce médicament. La dose de 8 à 10 grammes suffit pour calmer les vomissements et les douleurs et vaincre l'anorexie.

Quelques auteurs prétendent même avoir obtenu une diminution et une disparition de la tumeur stomacale.

Contre-indication. — L'albuminurie.

Mode d'emploi. Doses. — Les D&ls;rs> Brissaud et Huchard préconisent la formule :

Eau distillée.................... 300 grammes.
Chlorate de soude............. 8 à 12   —

à prendre dans la journée à doses espacées. Dose maximum 16 grammes.

Les doses de chlorate de soude que le D&ls;r> Brissaud a administrées à ses malades ont été de 8 à 12, 14 et même 16 grammes par jour.

Cimicifuga racemosa Ell. — Desc. — Plante de la famille des Renonculacées, tribu des Actées.

Part. empl. — Le rhizome.

Comp. — Il contient de la résine et un alcaloïde, la *cimicifugine*. En Amérique, on appelle *cimicifugin* le précipité de la teinture par l'eau.

Prop. thér. — Altérant, diaphorétique et nervin dans le rhumatisme, les spasmes, les maux de tête et l'hypocondrie. On l'emploie comme succédané de la digitale. Il est alexitère. D'après le D&ls;r> Knox, il diminue d'au moins moitié la durée de la première et de la seconde période de l'accouchement. Il a un effet sédatif sur la femme en travail, calme l'irritabilité réflexe, la nausée, le prurit et l'insomnie, troubles si fréquents durant les six dernières semaines de la grossesse, et même les fait disparaître tout à fait. Il exerce une action antispasmodique sur la femme en couches. Il diminue ou fait cesser complètement les crampes névralgiques et les douleurs irrégulières de la première période. Il relâche la fibre musculaire de l'utérus et les parties molles du canal par où doit passer le fœtus. Il facilite ainsi le travail et diminue les chances de lacération. Il augmente l'énergie et le rythme des douleurs à la seconde période du travail,

et, de même que l'ergot, il assure la contraction uté-
rine, après la délivrance.

Le Dr A. Robin l'a employé sous forme de teinture
avec succès contre les bourdonnements d'oreilles.

M. le Dr Hewelke, de Varsovie, a obtenu dans
7 cas de polyarthrite rhumatismale aiguë des résul-
tats fort encourageants par l'emploi de la teinture
de *Cimicifuga racemosa*, qui est d'un usage fréquent
en Amérique dans le rhumatisme, l'épilepsie, la
chorée de Sydenham et la dysménorrhée.

M. Hewelke faisait prendre à ses malades, toutes
les deux heures, 4 gouttes de cette teinture, soit
40 à 50 gouttes dans les vingt-quatre heures.

Mode d'emploi. Doses. — Teinture à 1/4, de 15 à
60 gouttes. — Extrait fluide, de 10 à 30 gouttes. —
Sirop, 0,75 centigr. d'extrait fluide dans du sirop de sal-
separeille, pendant 4 semaines avant l'accouchement.
— Cimicifugin, de 5 à 20 centigrammes, en pilules.

Cinnamate de soude. — Voy. *Soude (cinnamate de)*.

Cinnamique (Acide). — Prop. thér. — Les D^rs
Heusser et Landew ont étudié ce médicament sur un
grand nombre de tuberculeux.

Ils l'emploient par la voie hypodermique et font
l'injection intramusculaire.

Ils commencent par injecter, tous les deux jours,
0^gr,1 d'une solution à 5 p. 100 et relève à chaque
injection la dose de 0^gr,1, à moins que la suscepti-
bilité du sujet n'exige une élévation moins rapide.
La quantité maxima est de 1 gramme par injection ;
cette dose sera conservée jusqu'à la fin du traite-
ment qui sera, si c'est possible, continué encore pen-
dant un mois après la cessation de tous les phéno-
mènes morbides.

S'il ne s'agit pas d'un cas très grave, on peut prévoir

que la durée du traitement sera, en règle générale, de cinq à six mois. Les malades resteront encore soumis à l'observation du médecin pendant un temps prolongé après l'achèvement du traitement : en cas de récidive, il sera de nouveau pratiqué pendant un laps de temps plus ou moins long.

L'injection, dans la plupart des cas, n'est pas suivie d'effets immédiats. Les malades se sentent, du reste, fatigués, des congestions à la tête ont été notées dans des cas rares et une fois on a même observé un accès de vertige. Presque tous les malades traités de la sorte deviennent irritables.

L'état général se relève en peu de temps ; en quatre semaines, le malade se sent plus solide, l'appétit s'améliore et le poids du corps augmente. La toux diminue, la température s'abaisse, les râles et les crachats sont moins prononcés. La matité ne disparaît que dans une petite région vers les bords du poumon ; dans le reste du poumon, elle persiste ou devient encore plus accusée, par suite du ratatinement du tissu pulmonaire et de la formation des cicatrices. Les râles disparaîtraient après quatre à cinq mois ; il en serait de même quant aux fibres élastiques et aux bacilles dans les crachats.

S'appuyant sur ces observations, l'auteur, d'accord avec Landerer, arrive aux conclusions que voici :

1° L'acide cinnamique présente un remède qui influence considérablement la marche de la tuberculose ;

2° Les injections d'acide cannellique dans la profondeur des fessiers sont absolument innocives, pourvu que l'on prenne les précautions nécessaires ;

3° Les injections intra fessières d'acide cinnamique peuvent améliorer et même guérir quelques cas de tuberculose pulmonaire.

Hétol. — Sous ce nom, on emploie le cinnamate de

soude dans les mêmes conditions que l'acide cinnamique. Voy. *Soude (cinnamate de).*

Hétocrésol. — Éther métacrésolique de l'acide cinnamique, employé aussi dans le traitement de la tuberculose.

Cinnamyleugénol.

Syn. — Éther cinnamique de l'eugénol.

Desc. — Aiguilles brillantes, très peu solubles dans l'eau, solubles dans l'alcool chaud, le chloroforme, l'éther, l'acétone, donnant une coloration rouge pourpre avec l'acide sulfurique, fusibles à 90°.

Prép. — On met en contact pendant deux heures de l'eugénol et du chlorure de cinnamyle à molécules égales, on chauffe légèrement, on reprend la masse par de l'alcool bouillant, on filtre. Le cinnamyleugénol pur dépose par refroidissement.

Prop. thér. — M. Nannoti a obtenu de bons résultats en traitant certaines affections tuberculeuses et en particulier les abcès froids par l'essence de girofles. Le traitement consistait à injecter une solution à 10 p. 100 de cette essence dans l'huile d'olive après ponction de l'abcès.

L'essence de girofles est composée en majeure partie d'eugénol. Or l'eugénol, par sa constitution, se rapproche du gaïacol, et ce dernier composé est aujourd'hui considéré comme un excellent médicament antituberculeux ; on pouvait donc supposer que l'essence de girofles devait ses propriétés à l'eugénol qu'elle renferme.

Mais, en raison de certains inconvénients inhérents à l'emploi du gaïacol, on avait cherché à remplacer ce médicament par des dérivés qui, tout en possédant les mêmes propriétés médicamenteuses, ne présentaient pas les mêmes inconvénients. C'est ainsi qu'on a essayé et préconisé le cinnamyleugénol.

Citrophène $C^{12}H^{14}O^3$. — Substance découverte par M. J. Roos, de Francfort.

Pʀᴇᴘ. — C'est une combinaison de l'acide citrique avec la phénétidine (1 molécule d'acide citrique pour 2 molécules de phénétidine.)

Dᴇsᴄ. — Poudre blanche, ressemblant par la forme de ses cristaux et son goût à l'acide citrique. Son point de fusion est à 181°. Elle se dissout en 40 parties d'eau froide et 50 parties d'eau bouillante.

On peut donc la prescrire en solution à l'intérieur ou en injections sous-cutanées, ce qui présente un grand avantage sur la phénacétine qui ne se dissout que dans 1 400 parties d'eau, et la lactophénine qui n'est soluble que dans 340 parties d'eau. Les acides et les alcalis décomposent la citrophène en ses parties constituantes.

Pʀᴏᴘ. ᴛʜᴇʀ. — D'après M. Benario, son action est antithermique et analgésique; en même temps, elle est très rafraîchissante par l'acide citrique qu'elle contient.

Il administra la citrophène à doses de 50 centigrammes à 1 gramme à 7 typhiques. L'abaissement de la température de 2 ou 3 degrés s'observait après deux heures, et à une période de l'affection où la température a une tendance à s'élever, aucun phénomène secondaire n'a été observé. La citrophène administrée le soir, les malades dormaient d'un sommeil tranquille, de sorte que cette substance a aussi une action sédative.

La fièvre des tuberculeux est aussi très bien influencée par la citrophène, de même que les gastrites où elle calme la douleur et abaisse la température. Elle rend aussi de bons services dans la migraine et les névralgies, même à doses de 50 centigrammes et plus petites. On peut administrer jusqu'à 6 grammes par jour de citrophène, sans inconvénient aucun.

Mode d'emploi. Doses. — Cachets de 50 centigrammes à la dose de 1 à 2 par jour. Solution 2 p. 100, à la dose de 2 à 4 cuillerées à soupe par jour.

Cocaïne (Phénate de). — Prép. — On dissout dans l'alcool de la cocaïne pure et on ajoute une solution alcoolique d'acide phénique jusqu'à saturation. L'évaporation de l'alcool donne le sel.

Prop. thér. — M. Viau a fait l'application souscutanée du phénate de cocaïne dans les avulsions dentaires. M. le D^r d'OEfele a entrepris l'étude de cette préparation dans la thérapeutique générale.

Une poudre à priser, contenant 6-7 grammes de phénate de cocaïne et 94-93 d'antifébrine, appliquée à la dose de 0^{gr},03-0^{gr},05, coupe court aux rhumes de cerveau et à la surdité provenant d'un catarrhe de la trompe d'Eustache ou tube auditif. La combinaison d'antifébrine et de phénate de cocaïne, administrée à la dose de 0^{gr},1 par jour, possède une action extrêmement favorable contre la gastralgie. Dans des cas de gastralgie chronique, on administre ladite dose tous les deux jours. Pour l'usage interne, il faut enfermer ce médicament dans des capsules gélatineuses, pour éviter ainsi son contact immédiat avec la muqueuse de la bouche.

On peut couper court aux catarrhes de la conjonctive en appliquant 1-2 milligrammes de phénate de cocaïne en substance, sur les paupières. On arrive au même résultat en instillant dans l'œil 1 goutte d'une solution alcoolique de 10 p. 100 de phénate de cocaïne.

En badigeonnant avec cette solution la gorge, on atténue la douleur des laryngites.

Combretum Raimbaultii. — Syn. — Plante de la

4.

famille des Combrétacées, qui croît au Rio Nunez et à Sierra Leone.

PART. EMPL. — La feuille.

COMP. — Tannin, phlobaphène (produit d'oxydation du tannin) (Heckel et Schlagdenhaufen).

PROP. THÉR. — D'après M. Raimbault, cette plante est tonique, diurétique, émétique, cholagogue. Elle a donné des résultats remarquables dans la fièvre bilieuse hématurique contre laquelle tous les médicaments avaient échoué.

MODE D'EMPLOI. DOSES. — Décoction de feuilles (16 grammes de plante pour 1 000 d'eau) à la dose de verrées de 250 grammes toutes les 10 minutes.

Condurango. — SYN. — *Gonolobus Condurango* Triana, *Condur Angu* (liane du Condor).

DESC. — Plante de la famille des Asclépiadées, originaire de l'Équateur.

COMP. — Contient du tannin, une résine et trois glucosides, *condurangines* (Vulpius, Kobert, Tanret, Bocquillon).

PART. EMPL. — L'écorce, qui est seule active.

PROP. THÉR. — Amer, aromatique, tonique, employé avec succès dans le traitement des maladies de l'estomac.

Préconisé comme spécifique du cancer et n'ayant pas donné tous les résultats qu'on en attendait, il était tombé en désuétude.

M. le Dr Buisson, à Paris, et le Dr Hoffmann, de Bâle, ont repris l'étude thérapeutique de ce corps. Le Dr Buisson préconise ses propriétés toniques, antiseptiques et hémostatiques dans les ulcères de mauvaise nature. S'il n'amène pas la guérison du cancer, il procure au moins au malade un grand soulagement, en réveillant l'appétit et en faisant cesser les hémorragies. Il fait disparaître en deux ou trois jours les hématémèses de l'ulcère rond de l'estomac et donne de bons résultats dans l'anorexie des phtisiques.

MODE D'EMPLOI. DOSES. — Décoction, 15 grammes dans 180 grammes d'eau. — Extrait fluide. — Poudre d'écorce, en topique sur les ulcères. — A l'intérieur, de 1 à 4 grammes. — Vin, 3 cuillerées à bouche par jour. — Teinture 1/5, 2 cuillerées à bouche par jour.

Contrayerva. — SYN. — *Dorstenia brasiliensis* Lamk.

DESC. — Plante de la famille des Morées, qui croît au Brésil et aux Antilles.

PART. EMPL. — Les racines.

PROP. THÉR. — Ce médicament stimule les organes digestifs dans l'atonie; de plus, il est diaphorétique et excitant. Alexitère.

MODE D'EMPLOI. DOSES. — Infusion, 4 grammes de racine pour 500 grammes d'eau. — Poudre de racine, 2 grammes par jour; de 4 à 8 grammes, comme diaphorétique.

Convallaria majalis L. — SYN. — Muguet.

DESC. — Plante de la famille des Liliacées-Asparaginées, qui croît en Europe.

PART. EMPL. — Feuilles et racines.

COMP. — Contient 2 glucosides isolés par M. N. Gallois, la *convallarine*, soluble dans l'alcool, insoluble dans l'eau, et la *convallamarine*, soluble dans l'eau et l'alcool, insoluble dans l'éther. Ce glucoside se dédouble par les acides en convallamarétine et glucose.

PROP. THÉR. — Médicament cardiaque, n'ayant ni la tonicité ni l'action calmante de la digitale. Il est, d'après C. Paul, le seul tonique du cœur. Employé contre la dyspnée, les palpitations, les affections du cœur, l'hypertrophie, la péricardite, l'anémie. Il est diurétique.

Mode d'emploi. — Extrait aqueux. — Alcoolature.
— Potion. — Sirop. — Teinture.

Doses. — Extrait de fleurs, à la dose de 1 à 2 gr.
— Alcoolature, de 1 à 10 gr. — Teinture, à la dose de
5 à 20 gouttes. — Sirop (10 grammes d'extrait pour
500 grammes de sirop de sucre), à la dose de 2 à
3 cuillerées par jour. — Convallamarine, en cachets
ou pilules, à la dose de 5 à 10 centigrammes par jour.

Coptis anemonæfolia. — Desc. — Plante de la
famille des Renonculacées, qui croît au Japon.

Comp. — Contient de la berbérine, dans la propor-
tion de 8 à 10 p. 100.

Prop. thér. — Tonique amer, dont on se sert dans
la débilité, la convalescence, la dyspepsie atonique,
les maladies des muqueuses et les fièvres intermit-
tentes légères. Préconisé en infusion contre les aphtes
et la stomatite des enfants.

Mode d'emploi. Doses. — Infusion (20 grammes
pour 500 grammes d'eau), à la dose de 60 grammes,
trois fois par jour. — Poudre de racines, de 0^{gr},50 à
1^{gr},50. — Teinture 1/5, de 2 à 8 grammes.

Cosaprine $C^6H^4 < \begin{matrix} SO^3Na \text{ (en position para)} \\ AzH — CO — CH^3. \end{matrix}$

Prép. — Sulfodérivé de l'antifébrine.

Desc. — Poudre blanc grisâtre, légère et amorphe,
inodore, d'une saveur légèrement salée, très facile-
ment soluble dans l'eau ; sa solution est incolore et
jaune clair en solution très concentrée ; sa réaction
est faiblement acide.

Prop. thér. — Elle possède une action antipyréti-
que énergique et présente les avantages suivants sur
l'antifébrine. Elle est plus soluble dans l'eau, ce qui
permet de l'administrer en solution et en injections
sous-cutanées. Son action se produit rapidement.

Elle est plus inoffensive que l'antifébrine. L'inconvénient est le peu de durée de son action, mais on peut y remédier en l'administrant à petites doses souvent répétées.

Ce médicament a été employé dans 60 cas de maladies respiratoires, articulaires et intestinales.

Il résulte des observations faites avec ce remède que, sauf de très légers inconvénients, il offre de grands avantages comme *antipyrétique et antirhumatismal*. Son emploi chez les enfants est très facile. On peut l'employer en injections sous-cutanées, bien qu'il détermine une légère réaction locale, pour avoir une action rapide. On sait que l'injection de salicylate ne peut être pratiquée en raison de son action toxique sur le sang. La cosaprine ne provoque pas de phénomènes accessoires fâcheux. *Ni la respiration ni le cœur* n'en sont péniblement influencés. Il ne se produit ni bourdonnement, ni exanthème, etc., comme cela arrive avec les antipyrétiques ordinaires. Enfin on est obligé de dépasser les doses habituelles. L'action est rapide et se manifeste entièrement deux heures après l'ingestion ; il est vrai qu'elle ne persiste *que deux heures, mais on a la ressource de recourir à une nouvelle* dose. L'action analgésiante est plus persistante que l'action antithermique.

Mode d'emploi. Dose. — La formule a été la suivante :

Cosaprine	2 à 3 grammes.
Eau distillée	100 —
Sirop simple	20 —

Une cuillerée à thé toutes les heures.

Cotarnine (Chlorhydrate de) $C^{12}H^{13}AzO^3,HO ; HCl$.
Syn. — Stypticine.
Prép. — Chlorhydrate de la cotarnine, base obtenue par le dédoublement de la narcotine.

Desc. — Cristaux jaunes, très facilement solubles dans l'eau. Ce sel serait par sa grande solubilité et sa stabilité le plus propre, parmi les composés de cotarnine, aux expériences physiologiques.

Prop. thér. — Ce produit est préconisé contre les métrorragies. Gottschalk injecte $0^{gr},20$ de la solution à 10 p. 100 dans la région glutéale. Dans les très fortes hémorragies menstruelles, il fait prendre, 4 à 5 jours avant l'apparition, $0^{gr},025$, cinq fois par jour, puis $0^{gr},05$, quatre à cinq fois par jour, sous forme de capsules.

Coto. — Syn. — *Coto verum, Palicourea densiflora.*
Desc. — Plante de la famille des Rubiacées, qui croît en Bolivie.

Morceaux plats, de 2 à 3 décimètres de longueur et de 8 à 14 millimètres de largeur, d'un brun rouge et d'odeur aromatique et camphrée, de saveur amère.

Comp. — Renferme de la *cotoïne*, de la *paracotoïne* et un alcaloïde volatil.

Prop. thér. — L'écorce est employée contre le rhumatisme, la goutte, les sueurs nocturnes des phtisiques, et surtout les diarrhées rebelles.

La *paracotoïne* jouit des mêmes propriétés, mais est moins énergique (Dr Huchard).

Mode d'emploi. Doses. — Poudre de racine, 25 centigrammes. — Teinture 1/10, de 10 à 60 gouttes. — Cotoïne, de 30 à 40 centigrammes, dans 120 grammes de véhicule additionné de 1 gramme de bicarbonate de soude et de 20 grammes de glycérine. — Paracotoïne, de 10 à 30 centigrammes.

Créosoforme. — Prép. — Le créosoforme est un produit de condensation de la créosote et de la formaldéhyde.

Pour le préparer, on mélange 100 parties de créosote, 80 parties de formaldéhyde (à 40 p. 100) et 150 parties de HCl. Le mélange s'échauffe. Au bout de quelque temps, il se forme un liquide vert qu'on lave et qui se solidifie par refroidissement.

DESC. — Le créosoforme est insoluble dans l'eau et les autres dissolvants.

PROP. THÉR. — Il est employé comme désinfectant.

Créosotal. — SYN. — Créosote carbonatée. Carbonate de créosote.

PRÉP. — Dans une solution de créosote sodée on fait passer un courant d'acide carbonique tant que la solution est alcaline. La créosote carbonatée se sépare de la solution, on la lave avec une solution alcaline, puis on chauffe modérément pour chasser l'humidité.

DESC. — Liquide visqueux à froid, fluide à chaud, neutre, de couleur ambrée, sans odeur, de saveur douce et huileuse. Densité à + 15° = 1,165. Insoluble dans l'eau, la glycérine et l'alcool faible; soluble dans l'éther, le chloroforme, la benzine et l'alcool à 95°. Cent parties de créosotal contiennent 90 parties de créosote.

PROP. PHYS. — Le créosotal ne trouble pas les fonctions digestives; on peut en absorber de hautes doses sans malaise, 10, 15 et 20 grammes par jour.

Il se dédouble dans l'intestin en ses composants, créosote et acide carbonique. Il en résulte une action lente et continue de ce médicament.

La créosote se retrouve dans l'urine une demi-heure après l'ingestion de son carbonate.

PROP. THÉR. — La créosote, considérée comme le médicament le plus actif contre la tuberculose, ne peut être ingérée qu'à petites doses, tellement elle est caustique. Dans le créosotal, la créosote est dissimulée dans une combinaison neutre, ce qui permet d'en donner des doses qu'on ne saurait atteindre avec la créosote. Il en résultera donc un progrès dans le traitement de la tuberculose.

Doses. — Doses de 2 à 10 grammes par jour, dans du vin, eau-de-vie ou huile de foie de morue. Donne de brillants succès dans la tuberculose pulmonaire et en général dans toutes les affections des voies respiratoires.

Crésamine. — Prép. — Mélange de tricrésol et d'éthylènediamine.

Desc. — Liquide alcalin, limpide, avec une légère odeur d'acide phénique ; exposé à l'air, il prend une légère coloration jaune sans changement de composition. L'adjonction de bases organiques augmente notablement son pouvoir dissolvant.

Prop. thér. — L'avantage que présente la crésamine sur le tricrésol, c'est que si on la mélange à des liquides ou à des substances qui contiennent de l'albumine, elle donne un précipité beaucoup plus faible que donne, dans les mêmes conditions, le tricrésol, et qu'elle n'attaque pas les instruments métalliques même après vingt-quatre heures de contact.

Comme cela résulte des recherches d'Eckstein, la crésamine pourrait, par ses propriétés bactéricides, être mise à côté du sublimé ; elle serait supérieure à tous les autres antiseptiques, parce qu'elle exerce une action antiphlogistique manifeste et qu'on pourrait l'utiliser dans le traitement des eczémas et des inflammations de la peau.

Elle pourrait servir dans les ulcérations de la jambe et peut-être aussi dans la plupart des cas restés rebelles à l'action des préparations salicylées.

Mode d'emploi. Doses. — Elle se prescrit en solution à 1/4000 à appliquer sur la partie lésée au moyen de compresses humides ou sous forme de pommade.

Crésamine à 10 p. 100.......... 10 à 15 grammes.
Lanoline..................... 100   ·—

L'onguent est indiqué dans les cas où l'on veut exercer une action désinfectante dans la profondeur du tissu.

Cristallose. — Syn. — Ortho-toluol-sulfonate de soude.

Prép. — Sel de soude cristallisé de la saccharine chimiquement pure.

Desc. — Par suite de la présence d'une certaine proportion d'eau de cristallisation, son pouvoir sucrant est 400 fois plus fort que celui du sucre, tandis que dans la saccharine le pouvoir sucrant est 500 fois plus développé.

Mode d'emploi. — En tablettes, cachets, solution à la dose de $0^{gr},05$ à $0^{gr},10$.

Cryophine. $CH^3 OCH^2 COAzHC^6 H^4 OC^2 H^5 + H^2O$.

Syn. — Phénétidite de l'acide méthylglycolique. Kryofine.

Prép. — C'est, d'après le Dr Bischler, un dérivé de la paraphénétidine. C'est le produit de condensation de la phénétidine et de l'acide méthylglycolique. On l'obtient en chauffant à 120°-130° ces deux corps.

Desc. — Ce corps cristallise de la solution aqueuse en cristaux aciculaires, incolores, inodores. Point de fusion 98°-99°. Soluble dans 52 parties d'eau bouillante, dans 600 parties d'eau froide. En solution concentrée, il a une saveur amère et caustique.

Prop. thér. — Lorsque la cryophine ne produit pas d'effet, on peut être sûr que la phénacétine, la lactophénine et l'antipyrine resteront sans succès. On n'a pas encore remarqué des actions secondaires nuisibles.

Le Dr Eichhorst la recommande comme un fébrifuge et un antinévralgique puissant.

La dose antithermique efficace serait de 0^gr,50 pour adultes. A cette même dose, répétée trois fois par jour, la cryophine ferait disparaître rapidement certains symptômes douloureux, notamment ceux de la sciatique et de la polynévrite alcoolique.

Ce médicament serait, en général, très bien toléré ; cependant la cryophine peut, comme les autres antithermiques-analgésiques, provoquer chez les fébricitants des transpirations abondantes et parfois aussi de la cyanose.

MODE D'EMPLOI. DOSES. — On l'emploie en cachets à la dose de 0,50 centigrammes.

Cuivre (Phosphate de). — PROP. THÉR. — Luton considère que la guérison de la tuberculose peut être obtenue au moyen de phosphate de cuivre à l'état naissant et solubilisable dans un milieu alcalin. Dans cette combinaison, le cuivre jouerait un rôle spécifique et le phosphore celui d'un agent dynamisant, et il ajoute que l'indication d'un tonique spécial s'impose à la suite de la médication spécifique pour confirmer la guérison et prévenir les rechutes.

MODE D'EMPLOI. DOSES. — Pilules d'acéto-phosphate de cuivre :

Acétate neutre de cuivre...............	1 centigramme.
Phosphate de soude cristallisé..........	5 centigrammes.
Poudre de réglisse et de glycérine.....	q. s. pour 1 pilule.

M. Liégeois les recommande dans la chlorose. Potion à l'acéto-phosphate de cuivre :

Acétate neutre de cuivre............	5 centigrammes.
Phosphate de soude cristallisé......	59 —
Potion gommeuse.................	125 grammes.

par cuillerée à bouche ; nombre à déterminer.

Mixture de phosphate de cuivre, pour injections hypodermiques :

> Phosphate de cuivre récemment précipité. 1 centigramme.
> Glycérine pure et eau distillée........... 5 grammes.

Mêler au moment de l'emploi. Luton recommande une dose initiale de 1 décigramme de sel cuprique.

Cuprohæmol. — DESC. — Poudre d'un brun chocolat foncé, qui, d'après M. Klemptner, est très proche, au point de vue de ses propriétés chimiques, du zincohæmol (Merck).

L'hæmol cuivreux contient ce métal sous une forme non caustique, combiné organiquement, et doit par suite être mieux toléré que toutes les préparations cuivreuses des différentes pharmacopées.

PROP. THÉR. — L'influence tonique du cuivre sur les plantes était connue depuis longtemps et laissait deviner une action analogue sur l'organisme animal.

Les Drs Aulde et Schulz ont attiré l'attention sur l'efficacité du cuivre dans le choléra, la dysenterie et les diarrhées infantiles. Le Dr Luton le préconise comme spécifique de la tuberculose. Le Dr Nase recommande l'emploi du cuivre dans l'anémie et le Dr Moulin l'indique dans la scrofule. Le Dr A.-F. Price a considéré le cuivre comme ayant une action antisyphilitique. Dans toutes ces maladies, l'usage de l'hæmol cuivreux se recommandera par son action non irritante, avantage qu'il a sur toutes les autres préparations cupriques. Son usage n'amène aucune action perturbatrice dans l'organisme.

MODE D'EMPLOI. DOSES. — La dose du cuprohæmol est de 0gr,1 à 0gr,5 trois fois par jour. On peut formuler :

> Cuprohæmol........................... 0,3

Dans une capsule amylacée. — En prendre une 3 fois par jour.

Ou bien encore :

Cuprohæmol.. 10,0

Mucilage q. s. pour faire 100 pilules. — Deux pilules 3 à 4 fois par jour.

Curare. — Syn. — *Strychnos toxifera* Schomb., *Strychnos triplinervia, Strychnos Castelneana*.

Desc. — Arbre de la famille des Solanacées-Loganiées, qui croît dans l'Amérique du Sud.

Prép. — Le curare est l'extrait préparé avec les feuilles. Le principe actif est la *curarine* $C^{10}H^{15}Az$, alcaloïde sans oxygène, dont l'action est 20 fois plus forte que celle du curare.

Prop. thér. — Employé dans le traitement du tétanos, de l'épilepsie, de la chorée et de la rage.

Dose. — 5 centigrammes pour 1 gramme d'eau, en injections hypodermiques.

Damiana. — Syn. — *Turnera aphrodisiaca, Turnera ulmifolia* L., *Turnera opifera*.

Desc. — Plante de la famille des Turnéracées, qui croît au Brésil, à la Jamaïque, au Mexique et en Californie.

Prop. thér. — Employée comme aphrodisiaque et diurétique; à la Jamaïque, elle passe pour tonique et expectorante, et au Brésil, pour astringente.

La *Damiana* est un tonique général et non un aphrodisiaque proprement dit et son action est durable.

L'infusion est employée contre la dyspepsie, l'indigestion, les paralysies, les affections de la moelle épinière, des reins et de la vessie, l'albuminurie néphrétique, le diabète.

C'est un tonique nerveux dans l'amaurose, et un tonique du système génito-urinaire.

Stimulant, anticatarrhal, indiqué dans les convalescences lentes.

Mode d'emploi. Doses. — Comme tonique, en décoction, à la dose de 30 grammes par litre. — En infusion (10 p. 1000), à la dose de 60 à 125 grammes chaque fois. — Teinture à 1/5, de 3 à 10 grammes. — Extrait fluide, de 2 à 4 grammes, 3 fois par jour. — Extrait mou, de 15 à 40 centigrammes.

Dextroforme. — Prép.—Combinaison de dextrine et de formaldéhyde, qui a sur l'amyloforme l'avantage d'une complète solubilité dans l'eau et la glycérine;

Desc. — Poudre blanche, presque inodore et insipide, insoluble dans l'alcool absolu, l'éther et le chloroforme. Sous l'action de la chaleur, il se colore graduellement en jaune et en brun; vers 200°, il commence à fondre; près 240°, il se décompose en donnant de l'acide formique, de l'acide acétique, etc. A la calcination, il laisse 0,27 p. 100 de cendres.

Prop. thér. — Antiseptique surtout préconisé dans le traitement de la gonorrhée.

Mode d'emploi. Doses. — Solution à 5 p. 100, que l'on prend en injections 2 fois par jour à la dose de 15 à 30 centimètres cubes.

Diaphtol. — Syn. — Quinaseptol, acide orthoquinolinmétasulfonique.

Desc. — Substance nouvelle appelée par Merck *quinaseptol*, et que M. Guinard (Société des sciences médicales de Lyon) propose d'appeler *diaphtol* par analogie avec l'oxyquinaseptol qui est appelé *diaphtérine*.

Prop. phys. —Le pouvoir bactéricide du diaphtol n'est pas très grand, mais, dissous dans des solutions alcalines, le diaphtol transformé en diaphtolate est plus actif. La solution de diaphtolate de soude est jaune clair. Après un contact de 35 à 50 minutes, elle tue les microbes. Les essais ont porté sur le *Bacillus pyogenes fœtidus*, le *Staphylococcus pyogenes*. En solution à $0^{gr},05$ p. 100, le diaphtol atténue une culture de *Bacillus anthracis* et la stérilise à la dose de $0^{gr},10$ p. 100. Il est peu toxique. Il passe facilement dans les urines qui alors ne subissent que très difficilement la fermentation ammoniacale. Elles finissent par se putréfier, mais ne dégagent pas d'odeur ammoniacale.

L'équivalent de toxicité est de $3^{gr},10$ par kilogramme de lapin. Il a été établi par injection intraveineuse de diaphtolate de soude à 2 p. 100. Le foie du lapin injecté s'est conservé à l'étuve à 33 degrés pendant 4 à 5 jours sans se décomposer, et le cadavre lui-même de l'animal, qui n'a pas été mis à l'étuve, s'est conservé encore beaucoup plus longtemps. Le diaphtol est facilement supporté par les muqueuses gastrique et intestinale.

Prop. thér. — M. Guinard croit que le diaphtol est peut-être appelé à jouer un certain rôle en thérapeutique pour l'antisepsie interne, l'antisepsie génito-urinaire en particulier, puisqu'il est peu toxique, jouit de propriétés antifermentatives assez grandes et s'élimine en masse et sans décomposition par les urines.

Diiodoforme. — Syn. — Éthylène périodé. C^2I^4.

Prép. — Le diiodoforme se prépare en traitant l'acétylène périodé C^2I^2 par l'iode en excès; il prend naissance également dans l'action de la potasse aqueuse et de l'iode sur le carbure de baryum, en suspension dans la benzine ou le chloroforme (Maquenne et Taine).

Desc. — Complètement insoluble dans l'eau et fort peu soluble dans l'alcool ou l'éther; ses meilleurs dissolvants sont : le chloroforme, le sulfure de carbone, la benzine, et surtout le toluène chaud, d'où il cristallise en belles aiguilles prismatiques jaunes, absolument différentes des lamelles hexagonales que fournit l'iodoforme.

A l'état pur, il fond nettement à 192 degrés et émet alors des vapeurs assez abondantes; par une chauffe brusque, il se dédouble en ses éléments . carbone qui se dépose et iode qui se sublime.

Prop. antis. — Le diiodoforme est un nouvel antiseptique à base d'iode, qui paraît destiné à servir de succédané à l'iodoforme dans un grand nombre de ses applications médicales, et dont l'intérêt réside surtout dans l'absence à peu près complète d'odeur.

Il résulte de là que, parmi tous les antiseptiques connus, le diiodoforme est celui qui renferme la plus grande quantité d'iode, après l'iodoforme ordinaire; c'est évidemment à cette richesse tout exceptionnelle qu'il doit son efficacité en thérapeutique.

Prop. thérap. — Le diiodoforme peut être employé au même titre que l'iodoforme dans le traitement des chancres simples (Hallopeau et Bodier); comme l'iodoforme, il en amène généralement la guérison au bout de dix-huit à vingt jours. Il est généralement bien supporté et ne détermine ni douleur ni irritation locale. Il a sur l'iodoforme le grand avantage de ne dégager aucune odeur, à la condition d'être conservé dans des flacons bien bouchés, à l'abri de la lumière. Son action peut échouer, comme celle de l'iodoforme, quand il s'agit d'un chancre phagédénique. Les applications doivent être renouvelées plusieurs fois par jour; il est utile de maintenir sur les parties ulcérées du coton hydrophile imprégné du produit. Il a donné de bons résultats dans un cas d'abcès lymphangitique de la verge: on est donc en droit de l'essayer dans des suppurations et, d'une manière générale, dans le traitement des plaies justiciables du traitement iodoformé.

M. le Dr E. Regnauld l'a employé avec succès en saupoudrant les plaies avec le diiodoforme. D'après ses observations, ce corps est très antiseptique, il ne provoque aucune douleur, n'irrite pas les tissus et ne donne pas lieu à la formation de croûtes pouvant retarder la réunion par première intention.

M. Mayet recommande une pommade à base de diiodoforme, pour le traitement des plaies, furoncles, anthrax et brûlures; cette pommade exerce une excellente action antiseptique et anesthésique.

Elle est indiquée comme remède anesthésique local dans les hystéralgies, surtout d'ordre purement nerveux, ou bien dans celles qui sont produites par l'antéversion et la rétroversion utérine, de plus dans la métrite du col.

Diiodoforme	2,5
Chlorhydrate de cocaïne	0,5
Huile d'olive	2,0
Vaseline stérilisée	50,0

M. p. une pommade. — Usage externe.

Dionine. — Syn. — Éthylmorphine.

Prép. — La dionine est un dérivé de la morphine ; d'après sa formule, $C^{19}H^{23}AzO^{3}HCl,H^{2}O$, elle serait un chlorhydrate d'éthylmorphine.

Desc. — Poudre blanche cristalline, à saveur légèrement amère, facilement soluble dans l'eau et l'alcool, fondant à 123-125°.

Prop. thér. — Le Dr Korte (de Dantzig) a employé ce nouveau médicament pour calmer la toux des phtisiques : il a observé qu'il détermine des effets calmants plus énergiques et plus durables que ceux de la codéine, qui est de la méthylmorphine.

La dionine est un sédatif et un analgésique dans

a phtisie, les maladies des bronches, l'asthme, la pneumonie. Elle procure un sommeil tranquille, exempt de sueurs; les douleurs thoraciques cessent, la respiration est plus facile, l'excitation pénible de la toux s'arrête. Dans beaucoup de cas de bronchite chronique, dans la dilatation bronchique, l'emphysème, l'asthme, la dionine est supérieure à la codéine et à la morphine, car elle ne détermine pas de phénomènes secondaires désagréables, comme des nausées, des vomissements, de la constipation ou de l'anurie.

Elle pourra être employée avantageusement dans le traitement des morphinomanes, car, substituée à la morphine, elle fait rapidement disparaître les symptômes pénibles de l'abstention, elle fortifie le système nerveux et exerce une heureuse influence sur le moral.

MODE D'EMPLOI. DOSES. — La dionine s'administre à la dose journalière de 15 milligr. à 3 centigr. sous forme de sirop, de solution ou de pilules.

Pilules de dionine.

Dionine........................	30 centigr.
Suc de réglisse.................	
Poudre de réglisse..............	Q. S.

Pour 30 pilules, à prendre 2 à 3 pilules le soir en se couchant.

Sirop, 0^{gr},50 centigr. dans 1000 grammes de sirop simple.

Solution, 0^{gr},40 centigr. pour 20 grammes d'eau distillée.

Injection sous-cutanée de 0^{gr},05 à 0^{gr},08 centigr. de dionine pour 1 centimètre cube d'eau distillée.

Diurétine. — SYN. — Salicylate de théobromine et de soude.

5.

Desc. — Poudre blanche, soluble dans l'eau.

Prop. thér. — Il a, de même que la caféine, une action diurétique, mais il a sur la caféine de nombreux avantages, que vantent von Schrœder (de Strasbourg) et Gram (de Copenhague) : 1° la théobromine produit des effets diurétiques par son action directe sur les reins, comme le Dr von Schrœder l'a constaté par rapport à la caféine et la théobromine ; 2° la théobromine se distingue de la caféine parce qu'elle n'exerce pas une action stimulante centrale, c'est-à-dire qu'à l'encontre de la caféine elle ne cause pas d'insomnie, d'agitation, etc., qui sont nuisibles à l'action sur les reins et qui sont la cause de l'action incertaine de la caféine ; 3° la théobromine est, pour ainsi dire, une espèce de caféine, à laquelle manque l'action stimulante centrale, alors qu'elle produit en plein l'action sur les reins ; la théobromine a provoqué de bonnes diurèses, même dans les cas où la digitale et le strophanthus étaient sans effet ; 4° il ne convient pas d'employer la théobromine non combinée. Comme elle ne se dissout que dans environ 1600 parties d'eau, à une température moyenne, son absorption est trop difficile et provoque facilement des vomissements.

Doses. — Environ 6 grammes par jour, à prendre par fractions de 1 gramme.

Doundaké. — Syn. — *Sarcocephalus esculentus* Afz.

Desc. — Plante de la famille des Rubiacées, qui croît au Sénégal.

Comp. — Contient une résine et un alcaloïde, la *doundakine* $C^{28}H^{19}AzO^{18}$ (Schlagdenhaufen).

Prop. phys. — MM. Bochefontaine, Féris et Marcus ont fait connaître l'action physiologique de cette écorce et de son alcaloïde.

Prop. thér. —Astringent, tonique et fébrifuge, capable de remplacer le quinquina et son alcaloïde, le sulfate de quinine. Recommandé dans l'anorexie, les troubles gastro-intestinaux, l'anémie, les cachexies, la scrofule, la paralysie et les maladies nerveuses.

Modes d'emploi. Doses. — Vin (30 grammes d'écorce pulv. pour 1 litre de vin). — Extrait hydro-alcoolique, de 15 à 20 centigrammes. — Poudre d'écorce, de 2 à 4 grammes. — Extrait aqueux, de 20 à 50 centigrammes. — Doundakine, de 20 à 25 centigrammes.

Dulcine. — Syn. — Paraphénétol carbamide, Sucrol, Phénétolurée.

Prép. — Corps obtenu par l'action du cyanure de potassium sur le chlorhydrate de paraphénétidine; on l'obtient également en faisant agir 1 molécule d'oxychlorure de carbone sur 2 molécules de paraphénétidine, en solution dans la benzine ou dans le toluène.

Il se fait ainsi le corps $C^6H^4O^2C^5H$. $Az\,H\,CO\,Cl$ qui, traité par le gaz ammoniacal, donne la paraphénétolcarbamide :

$$C^6H^4OC^2H^5.\ Az\,H.\ CO.\ AzH.$$

Desc. — Poudre cristalline, brillante, d'une valeur édulcorante deux cents fois plus énergique que celle du sucre. Point de fusion 160°.

Solubilité. — Elle est peu soluble dans l'eau froide, facilement soluble dans l'eau chaude, l'alcool, l'éther et le benzol.

1 litre alcool à 95°........	dissout	40	grammes.
1 litre alcool à 30°	—	13	—
1 litre alcool à 25°	—	9	—
1 litre d'eau distillée à 18°..	—	$1^{gr},85$	

Prop. phys. — Le Dr Kossel a constaté que la dulcine est dépourvue de toute propriété nocive. Administrée aux lapins et aux chiens, à la dose de 2 grammes par jour, elle ne trouble pas les fonctions digestives et ne produit aucun désordre dans l'économie; et cette dose, qui correspond à 400 grammes de sucre, peut être continuée plusieurs mois sans inconvénients. Ewald a essayé la dulcine chez l'homme et en a obtenu des résultats satisfaisants.

PROP. THÉR. — Son pouvoir sucrant est presque le même que celui de la saccharine et la saveur est plus agréable; il est aussi plus développé que celui du sucre de canne; mais elle ne peut remplacer ce dernier, car ce n'est pas un aliment et elle ne peut communiquer aux liquides ni la densité ni la viscosité.

La dulcine possède un goût sucré pur, sans saveur désagréable accessoire; elle n'altère pas les mets auxquels on l'ajoute. On peut l'utiliser pour sucrer les liquides denses et les aliments solides. Le Dr Pachkis la recommande pour le lait, le café, le thé, les compotes et les mets farineux. La dulcine, pas plus que le sucre, ne fait disparaître la saveur amère des sels de quinine, mais elle exalte l'arome des produits aromatiques. Par rapport à ses applications à la pharmacie, le Dr Pachkis s'exprime ainsi : « La dulcine se comporte de la même manière vis-à-vis des médicaments : ceux qui ont un goût amer accentué, comme une solution de sulfate de quinine, conservent leur amertume. La saveur amère de la morphine est plus atténuée par la dulcine que par le sucre. »

En résumé, la dulcine est un condiment d'un goût agréable et d'une saveur sucrée intense. D'après le Dr Pachkis, ce composé ne produit aucun trouble dans l'organisme humain et animal et, chimiquement, c'est une substance très stable.

Eau oxygénée. — DESC. — Corps liquide, de consistance de la glycérine, sans odeur; densité $= 1,452$.

Soluble dans l'eau et l'alcool et un peu dans l'éther. Mais au contact de beaucoup de corps chimiques, elle se décompose (bioxyde de manganèse, fibrine); elle détone avec l'oxyde d'argent.

PRÉP. — On fait agir le bioxyde de baryum pulvérisé par petites portions sur de l'acide chlorhydrique ou de l'acide fluorhydrique dilué. On purifie par addition d'acide sulfurique, puis de sulfate d'argent ou en distillant dans le vide.

PROP. THÉR. — Antiseptique très puissant et même le plus puissant connu. Employée pour des pansements chirurgicaux pure et surtout étendue. Son usage prolongé altère la peau, aussi convient-elle mieux à faire des lavages que des pansements fixes.

Coupée dans la proportion de une cuillerée à bouche pour 1 litre d'eau distillée récemment bouillie, elle est usitée comme antiseptique du tube digestif dans la fièvre typhoïde ou le choléra; on peut s'en servir dans cette proportion comme antiseptique des voies urinaires et en gynécologie.

Echtol. — PRÉP. — Médicament américain fait avec un mélange d'extrait fluide de *Thuya* et de l'*Echinacea angustifolia* ; ce mélange porte le nom d'echtol.

PROP. THÉR. — L'echtol sera le plus puissant des antipurulents et des antisuppuratifs. D'après le Dr Meyer, ce corps a une action puissante dans les toxémies Les Drs Parker, Webster, Snydser et Russel ont montré qu'il rend les plus grands services dans les maladies infectieuses, dans les plaies septiques, dans les morsures des serpents, dans les catarrhes muqueux chroniques. Le Dr Leaning l'a employé avec succès dans les maladies cancéreuses ; elle tarit la suppuration et accélère la guérison.

MODE D'EMPLOI. DOSES. — Ce médicament a été employé dans les hôpitaux américains et on ne connaît pas encore le mode d'emploi ni la dose.

Eigone. — Prép. — Substances albuminoïdes iodées de composition constante et renfermant l'iode en proportion assez considérable.

Prop. thér. — Les eigones sont facilement assimilés dans l'économie; on peut les employer à l'intérieur et à l'extérieur sans produire d'iodisme.

α. *Eigon*, ou *albumen iodatum*, renferme 20 p. 100 d'iode et est insoluble dans l'eau : il est utilisé pour le pansement des plaies. Il est cicatrisant, desséchant et désinfectant; il n'est pas toxique et ne détermine pas d'érythème.

α. *Eigon natrium* ou *natrium iodo-albuminatum* est blanc, inodore, insipide, soluble dans l'eau et très stable. Sa teneur en iode est de 15 p. 100. L'iode est combiné à l'albumine et non au sodium.

Cette préparation se prend à l'intérieur.

β. *Eigon* ou *peptonum iodatum*, est analogue au précédent et est facilement assimilable, il est réservé aux malades ayant l'estomac débilité.

Suivant la médication iodée interne à faire, on emploie α et β eigon à des doses variables, et à petites doses il peut remplacer les préparations thyroïdiennes.

Entérol. — Desc. — Mélange de trois crésols isomères, préparé d'après les proportions qui ont été signalées dans les produits physiologiques de l'intestin.

Prop. thér. — Ce composé à odeur non désagréable jouirait de propriétés antiseptiques assez prononcées.

Mode d'emploi. Doses. — A l'intérieur, il est administré sous forme de pilules et de capsules.

Une solution de 0,02 pour 100 grammes d'eau peut

être administrée, sans danger, à la dose de 1 à 5 grammes par jour.

Éosote. — Syn. — Valérianate de créosote.

Desc. — Substance liquide et inodore. Cette absence d'odeur permet d'employer le médicament chez les malades auxquels répugne la créosote ordinaire.

Prop. thér. — M. le Dr E. Grawitz l'a expérimentée dans le service de M. le Dr Gerhard (de Berlin), chez des phtisiques et des sujets atteints de diverses affections gastro-intestinales.

Mode d'emploi. Doses. — En capsules de 0^{gr},20, à la dose de 3 à 9 capsules par jour. Cette médication a été bien supportée.

Erodium cicutarium Pohl.

Desc. — Plante de la famille des Géraniacées, qui croît en Russie.

Prop. thér. — M. le Dr L.-V. Komorovitch a trouvé que l'*Erodium cicutarium*, plante à laquelle, en Russie, on attribue la propriété d'arrêter les hémorragies utérines, est en effet un excellent moyen pour combattre les métrorragies et les ménorragies, surtout celles qui sont dues à de l'endométrite.

Mode d'emploi. Doses. — M. Komorovitch prescrit une infusion préparée avec 15 grammes de la plante pour 180 grammes d'eau, et qu'on additionne de quelques gouttes d'essence de menthe. Les malades prennent une cuillerée à bouche de cette préparation toutes les heures.

Eryngium aquaticum L. — Syn. — Chardon étoilé, Herbe aux serpents.

Desc. — Plante de la famille des Ombellifères, qui croît à la Guyane et aux Antilles.

Part. empl. — La racine.

Comp. — Contient du glucose, tannin, fécule et un glucoside, l'*éryngine*. (H. Bocquillon.)

Prop. thér. — On l'emploie comme fébrifuge dans les fièvres malignes, comme emménagogue et comme hydragogue dans l'hydropisie. La racine est encore un sudorifique puissant, sialagogue, diurétique et altérant ; à doses élevées, elle est émétique.

Mode d'emploi. Doses. — Décoction de 30 grammes de racine par litre d'eau. — Teinture 1/5 de 1 à 5 grammes.

Erythrina Corallodendron L.. — Syn. — Colorin.

Desc. — Plante de la famille des Légumineuses, qui croît au Mexique, aux Antilles et au Brésil.

Comp. — M. Francisco Rio de la Loza a extrait un alcaloïde, l'*érythrocoralloïdine*.

Prop. phys. — Les injections hypodermiques d'extrait (2 grammes), dissous dans l'eau, produisent chez l'animal des phénomènes d'engourdissement, de faiblesse, qui se terminent par la mort au bout de sept à huit heures, si l'animal est jeune et peu robuste.

Prop. thér. — Au Mexique, cette plante est d'un usage usuel comme hypnotique et sédatif du système nerveux.

En France, le Dr Rey, avec 50 centigrammes d'extrait, obtient, dans la folie avec agitation et insomnie, quelques heures de sommeil ; en donnant cette dose 2 ou 3 fois la nuit, de 2 en 2 heures, on obtient un sommeil calme.

De nouvelles observations établies au Mexique, il résulte que cette plante réussit très bien contre l'épilepsie et la chorée, qu'elle est un antidote précieux du tétanos et de l'empoisonnement par la strychnine.

Elle a été étudiée expérimentalement par M. Bochefontaine, et cliniquement par M. le Dr Rey, médecin de l'asile de Ville-Évrard, et par M. Rio de la Loza.

C'est aussi un purgatif énergique et en même temps un diurétique.

Mode d'emploi. Doses.

Extrait alcoolique de colorm......... 1 gramme.
Eau distillée chaude............... 10 grammes.

Mêlez et faire des injections de 1c.c. On peut faire jusqu'à 6 injections en 24 heures.

Érythrol. — Prép. — Iodure double de bismuth et de cinchonidine.

Desc. — Poudre jaune rougeâtre, insoluble dans les dissolvants ordinaires.

Prop. thér. — M. le Dr Albert Robin préconise l'érythrol dans le traitement de certaines formes de dyspepsies acides assez rares dans lesquelles se produit une fermentation butyrique.

Mode d'emploi. Doses. — Le Dr A. Robin prescrit à la fin de chaque repas un cachet contenant de 1 à 5 centigrammes d'érythrol et de 10 à 20 centigrammes de magnésie hydratée.

Erythrophlœum guineense Don. — Syn. — Sassy, Casca, Mancone, Teli.

Desc. — Arbre de la famille des Légumineuses-Cæsalpiniées, qui croit en Guinée et au Congo.

Part. empl. — L'écorce.

Comp. — Contient de l'*érythrophléine*, alcaloïde qui a été isolé par MM. Hardy et N. Gallois.

Prop. phys. — L'écorce a une action spéciale sur le cœur, qui s'arrête en systole, et sur les muqueuses de l'estomac et de l'intestin, qui sont profondément altérées.

Prop. thér. — Le Dr Dujardin-Beaumetz reconnaît qu'elle a les mêmes propriétés que la digitale, tonique du cœur et diurétique.

Le Dr Lewin l'emploie avec succès en collyre, et comme anesthésique pour les yeux.

L'alcaloïde est un fortifiant et un calmant du cœur; ses propriétés sont identiques à celles de la digitaline et de la picrotoxine.

Doses. — Teinture à 1/10, de 5 à 10 gouttes, trois fois par jour. — Granules à 1/10 de milligramme, de 1 à 2 par jour.

Eucaïne $C^{19}H^{27}AzO^4,HCl,H^2O$. — Syn. — Éther méthylique de l'acide méthylbenzotétraméthyl-γ-oxy-pipéridine-carbonique.

Prép. — Alcaloïde artificiel préparé avec l'ecgonine et l'acide oxypipéridine carbonique. L'eucaïne possède la propriété de ne pas être décomposée à l'ébullition comme la cocaïne.

Desc. — Substance blanche cristalline très soluble dans l'eau, l'alcool, l'éther, le chloroforme et la benzine. Fond à 104-105°.

Prop. phys. — Le Dr Vinci a expérimenté l'eucaïne et a trouvé que son action anesthésique était plus durable que celle de la cocaïne et possède l'immense avantage de ne pas être toxique.

L'eucaïne ralentit le pouls, tandis que la cocaïne l'augmente.

Enfin la cocaïne donne de la mydriase et des troubles d'accommodation qu'on n'éprouve pas avec l'eucaïne.

Prop. thér. — Le Dr Vinci, le professeur Schwergger, le Dr L. Wolff, le Dr Silex en Allemagne, les Drs Oliver, Belt, le Dr Craig, le Dr Giroux, le D^c Hal. Forster, le Dr L. Fuller en Amérique, le D^r von Deneffe en Belgique et les Drs E. Berger et Legueu en France ont conclu que l'eucaïne est un anesthésique de grande valeur.

L'association avec la cocaïne semble devoir constituer une formule type qui permet de profiter des avantages particuliers que possède chacune de ces substances en en supprimant les inconvénients.

L'eucaïne offre encore cet avantage que ses solutions ne sont pas altérées par la stérilisation.

Mode d'emploi. Doses. — Solution de chlorhydrate à 2 p. 100 en injections hypodermiques de 1 cent. cube. — Formule de solution :

Chlorhydrate de cocaïne........)
Chlorhydrate d'eucaïne.........) āā 20 centigrammes.
Eau distillée bouillie.............. 20 grammes.

Eudermol. — Syn. — Salicylate de nicotine.

Desc. — Substance cristallisée incolore, facilement soluble dans l'eau et dans la plupart des liquides organiques.

Prop. thér. — Employé en pommade à 1 p. 1000, ce médicament guérirait rapidement la gale, comme M. le professeur M. Wolters, privat-docent de dermatologie et de syphiligraphie à la Faculté de médecine de Bonn, a pu le constater chez 67 sujets traités pour cette affection parasitaire à la clinique dermatologique de ladite Faculté. Presque tous ces patients furent guéris après avoir subi de deux à quatre frictions, la première étant toujours précédée d'un grand bain savonneux. Dans 3 cas seulement il a fallu pratiquer six frictions avec le salicylate de nicotine.

La pommade à l'eudermol à 1 p. 1000 a toujours été bien supportée, même par des enfants âgés de cinq ans, ce qui la distingue avantageusement du savon à la nicotine préconisé par M. le Dr Tänzer pour le traitement de la gale et qui, à cause de sa teneur considérable en nicotine, est susceptible de donner lieu à des phénomènes d'intoxication. De plus, M. Wolters a trouvé que le salicylate de nicotine présente sur les autres substances employées dans le traitement de la gale, telles que la naphtaline, le naphtol, le baume du Pérou, etc., l'avantage de ne pas irriter la peau, de ne jamais provoquer d'albuminurie et, enfin, d'être inodore et nullement salissant.

Eudoxine. — PRÉP. — Sel de bismuth du nosophène, c'est-à-dire le produit obtenu par l'action de l'oxyde de bismuth sur le tétraiodophénolphtaléine.

DESC. — Poudre brun rougeâtre, sans odeur ni saveur, insoluble dans l'eau.

PROP. THÉR. — L'eudoxine est dépourvue de toute action caustique et peut être administrée à l'intérieur, même dans les cas de troubles gastriques ou intestinaux ; employée même à la dose de $2^{gr},25$ par jour, elle ne provoque aucun effet secondaire fâcheux.

MODE D'EMPLOI. DOSES. — On l'administre en cachets de 0,25 centigr. de 3 à 9 par jour, ou en potion, à la dose de 0,3 à 0,5 grammes chez les adultes, dans le catarrhe intestinal et gastrique, à la dose de 0,1 à 0,2 chez les enfants de 5 à 10 ans, à 0,01 chez les nourrissons de 1 mois, 0,02 jusqu'à 2 mois et 0,04 jusqu'à 4 mois.

Eunol α et Eunol β. — PRÉP. — Ces deux combinaisons sont obtenues en faisant agir l'eucalyptol respectivement sur le naphtol α et sur le naphtol β. On les prépare en faisant dissoudre l'un ou l'autre des naphtols dans un poids égal d'eucalyptol. L'eunol α cristallise et peut être purifié par dissolution dans l'alcool.

PROP. THÉR. — Ils sont préconisés comme antiseptiques pour le traitement des plaies.

Euphorbia pilulifera L. — DESC. — Plante provenant de l'Inde, Antilles, la Réunion.

Comp. — Résine, chlorophylle, caoutchouc, tannin, acide volatil, mucilage 5,2 p. 100, sucre 1,2, albumine, cellulose 60,19 p. 100; oxalate de chaux.

Prop. phys. — Le principe actif est toxique pour les animaux à sang chaud. La dose toxique (Éloy) serait de 1 gramme de plante pour 1 kilo d'animal.

Prop. thér. — Introduit dans la thérapeutique française par M. le Dr Tison. Usité contre l'asthme, la bronchite et les autres affections des voies respiratoires, avec action légèrement narcotique. Substance très énergique, qu'il ne faut pas employer en décoction trop concentrée, de peur d'accidents.

Mode d'emploi. Doses. — Décoction, 30 grammes dans 2 litres d'eau à réduire à 1 litre; dose 60 grammes, 3 fois par jour. — Extrait fluide, de 10 à 30 gouttes.

Euphorine. Formule $C^9H^{11}AzO^2$. — Syn. — Phényluréthane, Ether carbanilique, Phénylcarbonate d'éthyle.

Desc. — Poudre cristalline blanche, d'une odeur aromatique, d'un goût un peu piquant rappelant celui du clou de girofle. Peu soluble dans l'alcool et assez soluble dans un mélange d'eau et d'alcool.

Prép. — 1° On l'obtient par l'action de l'éther chloroxycarbonique sur l'aniline (Willm);

2° Par l'action de l'alcool sur le cyanate de phényle.

Prop. thér. — M. le Dr L. Sansoni a trouvé que l'euphorine, employée à la dose de 1 gramme à 1^{gr},50 par jour, produit un abaissement considérable et prolongé de la température. La chute thermique est accompagnée de transpiration abondante, et l'élévation subséquente de la température amène le frisson. Parfois la température tombe au-dessous de la normale, mais ce collapsus thermique ne s'accompagne pas, au dire de M. Sansoni, de symptômes de collapsus cardiaque. Cependant, pour tâter la susceptibilité du malade, il conseille de commencer le traitement antithermique avec des doses d'euphorine ne dépassant pas 10 centigrammes. On peut dire d'une manière générale que, au point de vue de l'effet antithermique, 50 centigrammes d'euphorine équivalent à 1 gramme d'antipyrine.

Dans les affections rhumatismales, l'euphorine agit à la façon des salicylates et de l'antipyrine, sur lesquels elle ne paraît, d'ailleurs, présenter aucun avantage.

L'action analgésique de l'euphorine s'est montrée considérable dans l'orchite.

Appliquée sous forme de poudre sur les plaies et les ulcères, l'euphorine a donné, comme antiseptique, des résultats excellents. Cette même action favorable a été constatée dans les ophtalmies chroniques.

Le Dr Bergerio a essayé l'euphorine, en applications locales, dans 20 cas d'ulcérations du col, dont 4 étaient compliqués par l'éversion de la muqueuse : après cinq ou six applications, les lésions marchaient vers la guérison.

Employée en insufflations et en solution alcoolique (1 : 3), l'euphorine amena la guérison de quelques cas d'endométrite septique.

Pour avoir une notion bien nette de son action, l'auteur évita l'emploi de n'importe quel antiseptique et, pour les lavages du canal génital, ne se servit que de l'eau stérilisée.

MODE D'EMPLOI. DOSES.

Euphorine........................	5 grammes.
Traumaticine (solution de gutta-percha dans le chloroforme)........	20 —

On prescrit également les solutions suivantes :

Euphorine........................	5 grammes.
Huile d'amandes douces...........	100 —

ou bien :

Euphorine........................	5 grammes.
Alcool...........................	50 —

En solution alcoolique faible.

Cachets à la dose de 1 gramme à $1^{gr},50$ comme antipyrétique, et de $1^{gr},50$ à 2 grammes comme anti-rhumatismal.

Euquinine. $CO < {OC^2H^5 \atop OC^{20}H^{26}Az^2O}$

Syn. — Éthylcarbonate de quinine.

Prép. — On l'obtient en faisant agir sur la quinine du chlorocarbonate d'éthyle.

Desc. — Cristaux blancs insipides, peu solubles dans l'eau, mais facilement solubles dans l'alcool, l'éther et le chloroforme. Elle est de **réaction** basique et forme avec les acides des sels cristallisables.

Prop. thér. — D'après M. le professeur C. von Noorden, ce produit se distinguerait de la quinine sous deux rapports importants : d'une part, il serait presque complètement insipide, ce qui le rend précieux pour la pratique infantile; d'autre part, il n'occasionnerait pas les troubles dyspeptiques si souvent dus à la quinine et produirait moins de tintements d'oreille que les composés quiniques.

M. von Noorden a trouvé que dans le traitement de la coqueluche, de la fièvre hectique des tuberculeux, de la fièvre d'origine septique, de la pneumonie, de la dothiénentérie à la période des grandes oscillations thermiques et enfin des névralgies, 1 gramme de quinine pouvait être considéré comme l'équivalent de $1^{gr},50$ à 2 grammes d'euquinine. Il s'emploie aux mêmes usages et aux mêmes doses que le sulfate de quinine.

On peut se servir aussi de tannate d'euquinine, sel également insipide. Par contre, le chlorhydrate d'euquinine a mauvais goût et ne présente par conséquent aucun avantage sur les divers sels de quinine.

Mode d'emploi. Doses. — On administre l'euquinine aux adultes en cachets de 0.10 à 1 gramme et aux enfants dans du lait, de la soupe ou du cacao.

Europhène. — Syn. — Iodure d'isobutylorthocrésil. Crésoliodide.

Desc. — Poudre jaune à odeur safranée légère. Formule : $C^{44}H^{29}IoO^4$.

Prép. — On l'obtient en faisant agir l'iode sur l'isobutylorthocrésol, en solution alcaline. L'isobutylorthocrésol est obtenu en faisant agir l'alcool isobutylique sur l'orthocrésylol à une température élevée en présence du chlorure de zinc.

Prop. phys. — Insoluble dans l'eau et la glycérine; assez soluble dans l'alcool; très soluble dans l'éther, le chloroforme, le collodion et les huiles fixes. Très stable à l'air sec, l'europhène, au contact de l'humidité à la température ordinaire, libère, comme l'iodoforme, de petites quantités d'iode à l'état continu. Ce dégagement d'iode est beaucoup plus intense en présence d'un alcali. Il n'est pas toxique, on a pu en donner 3 grammes à des chiens sans inconvénient; il passe dans l'urine.

Prop. thér. — Remplace l'iodoforme. Employé avec succès pour le pansement des chancres mous ou indurés, des plaies scrofuleuses, ulcères variqueux, dermatoses humides, en poudre ou sous forme de pommade à 5 p. 100. Siebel et Lichoff l'ont administré aussi en injections hypodermiques à des syphilitiques atteints d'accidents secondaires; à cet effet, ils font usage d'une solution huileuse contenant :

Europhène.................................... 1 gr.
Huile d'olive................................ 100 gr.

et ils injectent chaque jour un demi ou 1 centimètre cube de solution.

Eichoff a encore appliqué l'europhène au traitement de l'ulcère variqueux, du lupus ulcéré ; ce médicament s'est montré sans efficacité contre l'eczéma, le psoriasis, le favus, etc.

En général, comme l'iodoforme et l'aristol, l'europhène ne paraît avoir d'action manifestement curative que dans les cas où il est appliqué sur des surfaces humides et sécrétantes.

Mode d'emploi. Doses. — 1° Poudre d'europhène pur (pour saupoudrer).

2° Europhène...............................	10 gr.
Acide borique porphyrisé..................	10 à 20 gr.
Pour saupoudrer.	

3° Huiles. Pommades :

Europhène	2 à 5 gr.
Huile d'olive...........................	10 gr.
Vaseline................................	ãã 45 gr.
Lanoline...............................	

(Siebel, Nolda.

Europhène..............................	5 à 15 gr.
Faire dissoudre dans huile d'olive au bain-marie à 60° C...............................	20 gr.
Vaseline ou lanoline q. s. p. f...........	100 gr.

(De Molènes.)

Europhène..............................	5 gr.
Huile d'olive..........................	95 gr.
(Au bain-marie à 60° C.)	

(Goldschmidt [Madère].)

4° Collodion. Traumaticine :

Europhène..............................	10 gr.
Huile de ricin.........................	10 gr.
Collodion q. s. p. f...................	100 gr.

(De Molènes.)

Exalgine $C^9H^{11}AzO$. — Syn. — Méthylacétaniline.

Desc. — Aiguilles ou larges tablettes blanches, suivant qu'elle a été obtenue par cristallisation ou qu'elle s'est prise en masse après distillation ; peu soluble dans l'eau froide, plus soluble dans l'eau chaude, très soluble dans l'eau légèrement alcoolisée. Elle fond à 101° (Beilstein).

Prop. phys. — Les effets physiologiques et toxiques de l'exalgine ressemblent à ceux de l'antipyrine, mais cependant l'exalgine paraît agir plus nettement sur la sensibilité et d'une façon moins active sur les centres thermogènes (Drs Dujardin-Beaumetz et Bardet).

Prop. thér. — On obtient des effets analgésiques, à la dose de 10 à 25 centigrammes qu'on peut renouveler de façon à ne pas dépasser 75 à 80 centigrammes dans les vingt-quatre heures. Cette action analgésique est très marquée et paraît supérieure à celle de l'antipyrine, et cela dans toutes les formes de névralgies, y compris les névralgies viscérales. Jusqu'à présent, on n'a pas eu à constater, dans son emploi, l'irritation gastro-intestinale, le rash et la cyanose notés dans l'usage de l'antipyrine ou de l'acétanilide, mais une seule fois un léger érythème.

L'exalgine s'élimine par les urines, modifie la sécrétion urinaire et agit comme les antithermiques du même groupe, dans la polyurie diabétique, en diminuant la quantité de sucre et la quantité journalière des urines.

En résumé, l'exalgine est un puissant analgésique, qui paraît supérieur, à ce point de vue particulier, à l'antipyrine ; elle est en outre beaucoup plus active puisqu'elle agit à doses moitié moindres. Si l'on compare ce produit aux autres antithermiques analgésiques tirés de la série aromatique, on constate que, comme ces derniers, l'exalgine est à la fois antiseptique, analgésique, mais que cette dernière propriété paraît dominer dans ses effets thérapeutiques. (Dr Bardet.)

MODE D'EMPLOI. DOSES. — Potion d'après le Dr Bardet :

Exalgine...................	2 gr,50
Acoolat de menthe...............	15 grammes.

Dissoudre et ajouter :

Sirop......................	30 grammes.
Eau.......................	105 —

Chaque cuillerée renferme 25 centigrammes de médicament; on donne de 1 à 3 cuillerées dans les vingt-quatre heures.

Sous forme alcoolisée :

Exalgine......................	4 grammes.
Rhum.......................	40 —
Eau distillée....................	110 —

Cachets médicamenteux à la dose de 25 centigrammes répétée deux ou trois fois dans les vingt-quatre heures.

Extraits fluides américains. — SYN. — Fluid-extract.

MODE DE PRÉP. — Plusieurs confrères nous ayant demandé le mode de préparation des extraits fluides des plantes récemment introduits dans la thérapeutique, nous croyons utile de le consigner ici :

Plante médicamenteuse............	100 grammes.
Glycérine pure à 30°..............	20 —
Alcool à 60°....................	Q. S.

Concasser finement la plante et l'humecter avec la glycérine étendue de son poids d'alcool à 60°.

La tasser ensuite aussi fortement que possible dans une allonge à déplacement et abandonner le produit à lui-même pendant 12 heures. Verser alors lentement à la surface 40 grammes d'alcool à 60° et prolonger le contact pendant 12 nouvelles heures.

Au bout de ce temps, laisser l'écoulement se faire lentement et continuer à lixivier avec l'alcool à 60° jusqu'à ce qu'on ait obtenu 80 grammes de colature qui sera mise en réserve.

A ce moment, changer de récipient et continuer la lixiviation avec de nouvel alcool à 60° jusqu'à épuisement.

Cette dernière colature est distillée ou évaporée au bain-marie jusqu'à consistance d'extrait mou. Redissoudre ce dernier dans Q. S. d'alcool à 60° pour avoir un poids total de 20 grammes et mélanger cette solution avec les 80 grammes de la première colature mise en réserve.

Laisser reposer pendant quelques jours, puis filtrer au papier.

Les extraits fluides ainsi obtenus représentent exactement poids pour poids la plante employée.

Extraits d'organes. — On désigne souvent sous ce nom diverses lymphes : ils sont connus sous les noms spéciaux de *Cardine, Cancroïne, Liquide capsulaire, Liquide cérébral, Liquide pancréatique, Liquide testiculaire, Liquide thyroïdien, Nucléine, Sérothérapie, Sérum artificiel, Suc pulmonaire* (1).

Fabiana imbricata Rz. et P. — Syn. — Pichi ou Pitché du Chili.

Desc. — Arbuste de la famille des Solanacées, tribu des Nicotianées, qui pousse abondamment sur les frontières du Chili et de l'Araucanie.

Comp. — M. Limousin a étudié le bois et l'écorce ; il y a constaté l'existence d'une assez forte proportion

____

(1) Voy. H. Gillet, *Formulaire des médications nouvelles.* Paris, 1896.

d'une substance résineuse, de deux glucosides, pas d'alcaloïde.

PROP. THÉR. — La décoction du bois prise en boisson est considérée dans l'Amérique du Sud comme très efficace contre les affections déterminant la sécrétion d'urines purulentes. Elle aurait la propriété de désagréger les calculs urinaires et de favoriser leur expulsion. On l'emploie contre les catarrhes de l'appareil urinaire. M. le D^r Le Menant des Chesnais a mis en évidence ses propriétés antiseptiques et sédatives dans le catarrhe aigu et chronique de la vessie.

On l'emploie encore dans la dyspepsie, l'hydropisie.

C'est aussi un stimulant du foie, employé contre la jaunisse et toutes les affections causées par une sécrétion insuffisante de la bile.

MODE D'EMPLOI. DOSES. — Extrait fluide, 8 grammes dans un verre d'eau, 3 fois par jour. — Décoction, 30 gr. p. 1000, à prendre par jour en 4 fois.

Ferripyrine $FeCl^6(C^{11}H^{12}Az^2O)^3$. — SYN. — Ferropyrine.

PRÉP. — M. Wechowsky a préparé ce corps de la façon suivante :

On dissout 5^{gr},6 d'antipyrine dans 10 centimètres cubes d'alcool en chauffant doucement et en y ajoutant 20 centimètres cubes d'éther. D'autre part, on mélange 7^{gr},2 de solution de perchlorure de fer avec 10 centimètres cubes d'alcool et verse en jet mince la majeure partie de cette mixture dans la solution d'antipyrine, en agitant sans cesse. La dernière partie de la solution de perchlorure de fer ne sera versée qu'avec précaution et goutte à goutte, tout le temps que chaque goutte versée ainsi produit encore un précipité.

Le précipité jaune rougeâtre ainsi obtenu est jeté sur un filtre ; on le laisse égoutter, on lave avec

20 centimètres cubes environ d'éther et on le sèche entre le papier buvard.

Desc. — Les quantités indiquées d'antipyrine et de perchlorure de fer fournissent 9^{gr},8 d'une poudre sèche, jaune-orange, se dissolvant dans 5 parties d'eau froide et seulement dans 9 parties d'eau bouillante. La solution aqueuse, chauffée, se trouble et laisse déposer des paillettes rouge-rubis fondant à 220-225 degrés centigrades, solubles dans l'alcool et le benzol et presque insolubles dans l'éther. Traitée par l'ammoniaque et les alcalis, la ferropyrine précipite de l'hydroxyde de fer. Ce sont les solutions faiblement acides qui sont les plus stables.

Prop. phys. — Ce serait un hémostatique et un astringent très puissant, qui présenterait sur le perchlorure de fer l'avantage de n'être pas caustique, et qui produirait sur le point des muqueuses où on l'applique une action anesthésique.

La solution de ferripyrine possède une saveur légèrement astringente; mais, même en solution très concentrée, elle est dépourvue de toute action caustique. Elle se mélange, sans se décomposer, avec l'acide chlorhydrique, la pepsine, le bromure de potassium et toutes les teintures ne contenant pas de tannin; le fer est précipité par les alcalis caustiques, les carbonates alcalins, l'iodure de potassium, quelques alcaloïdes et le tannin.

Prop. thér. — Les Drs Jurasz et Heddarich ont employé avec succès la ferripyrine pour combattre les hémorragies nasales d'origines diverses, en appliquant au niveau de la source de l'hémorragie de petits tampons d'ouate imbibée d'une solution de 18 à 20 p. 100. On peut aussi employer les insufflations de la poudre.

La solution aqueuse à 1 ou 1,5 p. 100 pourrait être

aussi employée en injections urétrales dans la blen-
norragie, ou pour combattre les hémorragies de l'es-
tomac, et, dans ce cas, on donnerait la ferripyrine à
la dose moyenne de 50 centigrammes associée au
sucre et à l'essence de menthe.

Le Dr W. Cubasch s'en est servi surtout en cas de
chlorose et d'anémie et, plus spécialement, dans les
cas accompagnés de céphalée, de migraine, de gas-
tralgies et d'autres névralgies semblables. En effet,
grâce à l'union de l'antipyrine avec le perchlorure de
fer (qui est, en solution très diluée, la préparation
de fer le plus facilement résorbée), on réussit à obte-
nir un composé qui, en outre de son pouvoir héma-
topoiétique, est en même temps doué de propriétés
antinévralgiques.

Mode d'emploi. Doses.

Ferropyrine .... 0^{gr},5
Sirop d'écorce d'oranges .... 20 grammes.
Eau distillée .... 120 —

Prendre, trois fois par jour, une cuillerée à soupe.

A-t-on affaire à des sujets qui se plaignent de trou-
bles dyspeptiques, on fera bien d'ajouter à la solution
une certaine quantité de pepsine qui s'y dissout très
bien (la solution reste limpide) :

Ferropyrine .... 0^{gr},6
Acide chlorhydrique dilué .... V gouttes.
Pepsine soluble .... 5 grammes.
Eau distillée .... 200 —

Prendre, après chaque repas, une cuillerée à soupe.

Ferro-Somatose (Fer 2 p. 100).

Prép. — Préparation de somatose et de fer en com-
binaison organique assimilable.

Prop. phys. — La dose de 5 à 10 grammes par
jour stimule l'appétit, élève la teneur du sang en

hémoglobine, augmente le poids du corps, améliore rapidement l'état général. Ne possède pas le goût spécifique du fer, n'a aucun effet sur les dents. Quelque peu laxative au début, mais sans conséquences fâcheuses d'aucune sorte. Toujours parfaitement tolérée.

MODE D'EMPLOI. — La prendre dissoute dans des liquides variés : lait, bouillon, thé, tisanes, café, etc. (éviter le vin).

PROP. THÉR. — Expérimentée par le Dr Roos, dans le service du professeur Thomas à Fribourg. Convient spécialement aux chlorotiques.

Fève des marais. — SYN. — *Vicia Faba* L.

DESC. — Plante de la famille des Légumineuses, qui croît dans toute l'Europe.

PROP. THÉR. — Les fleurs sèches ont été préconisées par M. le Dr Bouloumié contre les coliques néphrétiques et les douleurs de l'appareil urinaire, à la dose d'une pincée par tasse d'eau bouillante.

Les graines sont adoucissantes et résolutives et leur épisperme est astringent. On en fait une bouillie claire, préconisée contre les diarrhées légères.

Le Dr Raunn recommande les gousses de fèves comme un excellent diurétique dans les affections des reins et de la vessie.

MODE D'EMPLOI. -- On fait bouillir 200 à 250 grammes de gousses, dans 1 litre ou 1 litre et demi d'eau pendant trois ou quatre heures, on fait réduire jusqu'à la moitié, on passe, et l'on ajoute au liquide une petite quantité de bouillon ou d'extrait de viande. On prend en une seule fois.

Pour les fleurs, infusion de 5 grammes pour 1 litre d'eau.

Fluorure d'ammonium AzH⁴Fl. — PRÉP. — Saturer

de gaz ammoniac une solution d'acide fluorhydrique.

Desc. — Cristaux incolores, solubles dans l'eau.

Prop. thér. — Les antiseptiques dont on se sert couramment pour combattre les fermentations anormales du tube gastro-intestinal produisent souvent de l'irritation des voies digestives, surtout dans les cas d'hypersthénie gastrique ; de plus, ils entravent parfois l'action des ferments chimiques qui interviennent dans le processus de digestion. Or, il semble que le fluorure d'ammonium, substance qui, comme on le sait, est douée de propriétés éminemment antiseptiques, serait exempt de ces inconvénients. En effet, dans la thèse inaugurale de M. le D" E. Baudouin, nous trouvons la relation de 15 cas de dyspepsie flatulente dans lesquels le fluorure d'ammonium a été administré avec succès.

Mode d'emploi. Doses. — Solution :

Fluorure d'ammonium.............	1 gramme.
Eau distillée....................	300 grammes.

F. S. A. — A prendre : une cuillerée à bouche après chaque repas, ou une cuillerée à café si le malade ne fait que de petits repas.

Pilules :

Fluorure d'ammonium.............	3 grammes.
Chlorure de sodium.............	3 —
Gomme arabique.................	4 —
Eau...........................	V gouttes.

F. S. A. — Divisez en 60 pilules, à la dose de 1 pilule après chaque repas.

Fluorure de sodium. — Prép. — On obtient ce corps en saturant l'acide fluorhydrique par le carbonate de soude pur étendu d'eau, on filtre, on évapore à siccité dans un vase de platine.

Desc. — Corps blanc extrêmement soluble dans l'eau, beaucoup moins soluble dans l'alcool.

Prop. thér. — Le Dr Tuffier préconise le fluorure de sodium, qui jouit d'un pouvoir antiseptique puissant. Cet agent possède aussi la propriété de liquéfier la sécrétion de certaines cystites, sécrétion tellement épaisse et concrète qu'elle ne peut passer à travers la sonde. Aussi, dans le traitement des cystites glaireuses, M. Tuffier emploie avec succès les lavages de la vessie au moyen de solutions de fluorure de sodium dont le titre varie de 0,25 à 1 p. 100. Des solutions plus concentrées ne doivent pas être employées, car elles sont irritantes. Ces lavages sont répétés tous les deux jours seulement et jusqu'à ce que la sécrétion vésicale devienne assez fluide pour pouvoir être facilement extraite au moyen de la sonde. Ce résultat une fois atteint, on cesse l'usage du fluorure de sodium et on s'adresse, pour pratiquer les lavages de la vessie, à l'eau boriquée ou à d'autres solutions antiseptiques.

Formaldéhyde-caséine. — Prép. — M. E. Merck prépare ce produit analogue au glutol par condensation de l'aldéhyde formique et de la caséine.

Desc. — Poudre blanc jaunâtre ne présentant pas d'odeur ni de saveur appréciable. Soluble dans les acides étendus et précipitable par les alcools.

Prop. thér. — Antiseptique faible recommandé surtout pour les plaies purulentes granuleuses; il entrave la purulence et exerce sur les granulations une action astringente.

Mode d'emploi. — La formaldéhyde-caséine s'emploie sous forme de poudre, en tampons et gaze. Celle-ci est préparée en saupoudrant l'étoffe humide avec ce produit chaque fois avant l'emploi.

Formanilide C^7H^7AzO.

Préd. — On fait bouillir pendant 1 heure équivalents égaux d'acide formique et d'aniline, on distille, et le formanilide se sublime.

Desc. — Corps blanc cristallisé en lamelles; soluble dans l'eau bouillante, l'alcool, l'éther, la benzine et le chloroforme.

Prop. phys. — Le Dr Neumann a étudié sur luimême et sur un de ses collègues l'action anesthésique du formanilide (en solution à 20 p. 100) : instillé sur la langue, il provoque d'abord la sensation de morsure, puis survient de la pâleur et enfin de l'anesthésie. Par son pouvoir anesthésique, le formanilide, tout en étant inférieur à la cocaïne, l'emporte sur l'antipyrine. De plus, l'action anesthésique de la cocaïne cesse après 20 minutes, tandis que celle provoquée par le formanilide persiste pendant 1 à 1 heure 1/2.

On voit que dans ce cas l'action physiologique dépend de la constitution chimique. D'après sa constitution chimique toute seule, on pourrait déjà prédire l'efficacité du formanilide comme antipyrétique.

Prop. thér. — Le Dr Preisach l'a essayé sur 9 sujets en insufflations dans la gorge; 5 minutes après ces insufflations, on observa une anesthésie complète et les malades avalèrent sans douleur aucune. L'anesthésie est presque aussi intense que celle à la suite de badigeonnage avec la cocaïne, mais sa durée est beaucoup plus longue : en moyenne elle dure de 2-16 heures, dans la majorité des cas de 10-12 heures. En même temps que l'anesthésie de la muqueuse, on observa la perte de l'excitabilité réflexe. Comme phénomène secondaire fâcheux, on nota seulement une fois, pendant 1-2 secondes, l'accélération des battements cardiaques et la sensation de dépression.

Le Dr Meisels s'est servi du formanilide pour obtenir l'anesthésie de la muqueuse urétrale; en outre, il employa le formanilide en injections sous-cutanées (1 c. c. d'une solution à 3 p. 100) pendant quelques opérations : l'effet désiré fut obtenu très rapidement.

Le Dr Tauzk a prescrit le formanilide comme antipyrétique et antinévralgique : sous ces deux rapports, on peut le mettre à côté de l'antifébrine et de l'antipyrine ; parfois même il ne le cède en rien à la morphine.

Le professeur Bokai a attiré l'attention sur l'action vaso-motrice du formanilide, supérieure à celle de l'antipyrine. Grâce à cette action vaso-motrice sur les vaisseaux de la muqueuse qui devient pâle, on le prescrira avec avantage dans toutes les inflammations douloureuses, telles que celles des amygdales, de l'arrière-gorge, etc.

Formiate de lithine. — Prép. — On sature de l'acide formique en solution aqueuse par du carbonate de lithine.

Desc. — Poudre blanc jaunâtre, soluble dans l'eau.

Prop. thér. — Le formiate de lithine est préconisé par le Dr Hubner dans le traitement de la goutte et du rhumatisme. L'idée d'associer l'acide formique à la lithine a été suggérée à Hubner en considération de ce chef que l'acide formique est à la fois un antiseptique et un remède efficace contre le rhumatisme. Il y a quelques années déjà, un médecin étranger avait eu l'idée de traiter le rhumatisme articulaire par les piqûres d'abeilles et annonçait des succès. Or, les piqûres d'abeilles équivalent à des inoculations d'acide formique.

Formol $C^8H^2O^8$. — Syn. — Formaldéhyde. Aldéhyde formique. Formaline. Méthanal.

Prép. — Produit par l'oxydation des vapeurs alcooliques de l'esprit de bois (alcool méthylique) sous l'influence d'un fil de platine porté à l'incandescence.

M. Trillat a indiqué un procédé industriel de la préparation du formol consistant à faire passer des vapeurs d'alcool méthylique sur du coke ou du charbon de cornue porté au rouge dans un tube de cuivre. On obtient par cette méthode le formol à l'état de solution aqueuse, et mélangé avec de l'alcool méthylique et peut-être avec des traces d'acide formique. On chasse par distillation les produits alcooliques et éthérés; la solution de formol est ensuite concentrée à 40 p. 100.

PROP. THÉR. — Antiseptique puissant, qui empêche les fermentations et empêche l'urine de se putréfier. Il abaisse la température de 1 à 2 degrés.

D'après le Dr Berlioz, e formol serait plutôt un infertilisant des microbes qu'un microbicide.

M. le professeur von Winckel a pu se convaincre, par l'observation de 155 malades, que le formol est un bon médicament pour le traitement des vaginites et des endométrites catarrhales ou blennorragiques. Il a eu recours dans ces cas à des injections vaginales avec un liquide contenant une cuillerée à bouche d'une solution de formol à 10 p. 100 par litre d'eau, ainsi qu'aux cautérisations du col et de la muqueuse intra-utérine au moyen de la même solution de formol à 10 p. 100.

Franciscea uniflora Pohl. — SYN. — *Manaca.* Mercure végétal.

DESC. — Arbre de la famille des Scrofulariacées, qui croit aux Antilles et à la Réunion.

COMP. — Il contient un alcaloïde, la *manacine,* de formule $C^{14}H^{23}Az^4O^5$.

PROP. PHYS. — Toxique à doses élevées.

PROP. THÉR. — Le Dr Cauldwell a traité par l'extrait

fluide 35 cas de rhumatisme et n'a eu qu'à s'en louer, surtout dans les cas subaigus avec peu ou point d'élévation de la température. Les Drs Cauldwell et Gottheil emploient de préférence l'extrait fluide, à la dose de 35 centigrammes à 2 grammes par jour, surtout dans le rhumatisme chronique.

Aux États-Unis, on fait usage du manaca comme altérant et antirhumatismal.

C'est aussi un puissant antiseptique, antisyphilitique, purgatif, emménagogue et diurétique.

MODES D'EMPLOI. DOSES. — On emploie surtout la racine en poudre, à la dose de 60 centigrammes, trois ou quatre fois par jour. — Décoction de la racine (10 à 15 p. 100). — Extrait fluide, avec la racine, à la dose de 5 à 20 gouttes, trois fois par jour.

Gaïacolate de pipéridine $C^5H^{11}AzC^7H^8O^2$.

PRÉP. — Ce produit prend naissance en faisant agir la pipéridine sur du gaïacol en solution dans du benzol ou de l'essence de pétrole, c'est un nouveau produit synthétique.

DESC. — Il cristallise en aiguilles prismatiques ou en plaques fusibles à 79°-80°. Il est soluble dans l'eau. Les acides minéraux et les alcalis le décomposent en ses constituants. C'est une substance qui présente sur le gaïacol pur et le carbonate de gaïacol cet avantage, important au point de vue pratique, d'être soluble dans l'eau jusqu'à la proportion de 3,5 p. 100.

PROP. THÉR. — M. le Dr A. Chaplin, médecin de l'hôpital de la Cité pour les maladies de la poitrine, à Londres, ayant expérimenté le gaïacolate de pipéridine dans les cas de tuberculose pulmonaire, a constaté que, administré à la dose de 0^{gr},30 à 1^{gr},80, répétée trois fois par jour, ce médicament est bien supporté par l'estomac et qu'il exerce un effet favorable sur l'appétit et l'état général. Le gaïacolate de pipéridine ne provoque pas de renvois, fait probablement dû à ce que ce produit traverse la cavité gastrique sans subir de modification et ne se décompose que dans le milieu alcalin du tube intestinal.

MODE D'EMPLOI. DOSES. — Cachets médicamenteux contenant 0,25 de ce produit à la dose de 3 à 15 par jour.

Gaïacol benzoïque $C^{14}H^5O^3$. — SYN. — Benzosol. Benzoïlgaïacol, Benzoate de gaïacol.

DESC. — Cristaux incolores, fondant à 50°, sans odeur ni saveur. Il est soluble dans le chloroforme, l'éther et l'alcool bouillant, presque insoluble dans l'eau.

PRÉP. — Le gaïacol brut est transformé en sel de potasse et purifié par cristallisation dans l'alcool ; on le chauffe au bain-marie avec la quantité calculée de chlorure de benzoïle : il se forme du benzosol qui est purifié dans l'alcool.

PROP. THÉR. — M. Bongart, qui l'a découvert, l'a préconisé à la place du gaïacol, dont il n'a pas le goût désagréable ni la saveur caustique.

Employé aux mêmes usages que le gaïacol.

Le Dr Piatkowski a obtenu de bons résultats du gaïacol benzoïque dans 8 cas de diabète. Dans tous le sucre persistait, malgré le régime carné intensif. Sous l'influence du gaïacol benzoïque, la quantité d'urine, son poids spécifique et le sucre ont diminué (la disparition complète de sucre n'a pas été obtenue) ; le poids du corps a augmenté et l'état général s'est amélioré.

DOSES. — Mêmes doses que le gaïacol.

Gaïacol carboxylique (Acide) $C^{14}H^2O^4CH^4O^2HO^2$.

— Syn. — Gaïacol carbonique (acide). Duotal (carbone de gaïacol pur médicinal.

Desc. — Corps cristallisé, fusible à 148°, donnant avec le perchlorure de fer une coloration bleue.

Prép. — On sature à froid et sous pression du gaïacol isolé par de l'acide carbonique. On chauffe ensuite, toujours sous pression, à une température supérieure à 100°. Le produit est dissous dans l'eau, puis décomposé par de l'acide chlorhydrique.

Prop. thér. — Présenté comme ayant des propriétés antiseptiques et antipyrétiques.

Remplace avantageusement le gaïacol, puisqu'il est inodore, insipide, et insoluble dans l'eau. Pas d'effet irritant sur les muqueuses, à l'encontre du gaïacol et de la créosote. Recommandé chez les phtisiques, à la dose d'un demi-gramme en augmentant progressivement jusqu'à 6 grammes. Résultats rapides et remarquables.

Gaïacol éthyléné $CH^3O . C^6H^4O — C^2H^4 — O.C^6H. OCH^3$. — Syn. — Éther éthylénique de gaïacol.

Desc. — Aiguilles de couleur blanc jaunâtre, facilement solubles dans l'alcool chaud, difficilement solubles dans l'eau et fondant à 138°-139° C.

Prop. thér. — Identique de par ses propriétés thérapeutiques au gaïacol : le gaïacol éthyléné lui est supérieur en ce que, à la température ordinaire, il est cristallin et inodore ; quant aux autres dérivés du gaïacol, il l'emporte sur eux par l'énergie et la rapidité plus grande de son action et parce que, administré par la bouche, il est mieux supporté par l'estomac que le dérivé le plus digestif, à savoir le carbonate de gaïacol.

Mode d'emploi. — Le Dr F. von Oefele le prescrit

contre la tuberculose, en pilules ou en cachets, à la dose quotidienne de 1-2 grammes (en deux fois). Voici ses formules :

1° Gaïacol éthyléné................. 0^{gr},5

en cas de tuberculose compliquée de troubles digestifs, pour un cachet. En faire dix semblables. — Dose à prendre : 2 à 4 cachets par jour.

2° Gaïacol éthyléné .... 4 grammes.
Poudre de cannelle................. 2 —
Sirop de cannelle................... Q. S.

pour faire une masse pilulaire à diviser en 60 pilules. Dose à prendre toutes les deux heures : *une* pilule.

Gaïacyl. — PRÉP. — Faire dissoudre du gaïacol cristallisé dans son poids d'acide sulfurique pur; on laisse la réaction s'opérer pendant 48 heures à la température ordinaire; ajouter 7 fois son poids d'eau et porter à 80°, puis saturer avec du carbonate de chaux, ajouté petit à petit; filtrer et évaporer à siccité; on reprend par 4 fois son poids d'alcool à 90°, filtrer et évaporer.

DESC. — Poudre de nuance gris mauve, soluble dans l'alcool, l'eau distillée, insoluble dans les huiles fixes.

La solution aqueuse au 1/20e est rouge violet pâle et très stable. La solution au 1/10e dépose un peu au bout de quelques heures, mais le précipité se redissout facilement par une simple agitation.

Ces solutions aqueuses, de saveur d'abord astringente, puis légèrement sucrée, ne sont ni toxiques, ni caustiques, ni irritantes.

PROP. THÉR. — M. O'Followel a étudié (1) les pro-

______
(1) O. Followel, *Thèse inaugurale.*

priétés analgésiques de ce corps. Il s'est servi des deux solutions suivantes :

1° Gaïacyl .... 5 grammes.
  Eau distillée...................... 100 —
2° Gaïacyl .... 10 grammes.
  Eau distillée...................... 100 —

De la solution n° 1 au 1,20°, on injecte suivant les cas $0^{gr},50$, 1 gramme, $1^{gr},50$, soit, en réalité, $0^{gr},025$, $0^{gr},05$, $0^{gr},075$ de gaïacyl.

De la solution n° 2 au 1,10°, on injecte 1 gramme, soit, en réalité, $0^{gr},10$ de gaïacyl.

L'injection est faite en deux piqûres dans la région à insensibiliser; l'anesthésie est complète au bout de 5 à 6 minutes.

Les observations de M. O'Followel ne laissent aucun doute au sujet de la valeur de ce nouvel anesthésique local qui est identique à celle du gaïacol.

Gallacétophénone $CH^3COC^6H^2(OH)^3$. — Syn. — Trioxybenzol. Jaune d'alizarine. Trioxyacétophénone.

Prép. — Il dérive du pyrogallol en remplaçant $3HO$ par du méthylkétone.

Descr. — Poudre jaune, soluble dans l'eau chaude, l'alcool, l'éther et la glycérine. Sa solubilité dans l'eau froide est faible, mais elle peut être augmentée par l'adjonction d'acétate de soude.

Prop. thér. — Découvert et expérimenté par Nenckii, employé par le Dr von Ins avec succès dans le psoriasis. L'action se manifeste au bout de 12 heures. Il a l'avantage de ne pas salir le linge.

Mode d'emploi. Doses. — Pommade à 10 p. 100. Solution :

Gallacétophénone................. 4 grammes.
Acétate de soude................. 30 —
Eau chaude....................... 100 —
Mêlez. — Usage externe.

Gallanol $C^{13}H^{13}AzO^3$. — Syn. — Gallol. Gallanilide. Gallinol.

Prép. — M. Cazeneuve le prépare en chauffant l'acide gallotannique avec un excès d'aniline, pendant une heure environ vers 150°. La masse traitée par de l'eau acidifiée par l'acide chlorhydrique laisse déposer des cristaux que l'on purifie par des cristallisations successives dans l'alcool aqueux.

Desc.—Cristaux lamellaires d'une grande blancheur, qui perdent à 100° 2 molécules d'eau de cristallisation.

Le gallanol fond vers 205° en se colorant à peine et sans dégagement gazeux, ce qui le différencie du gallate d'aniline, lequel se décompose dès 110°; c'est l'anilide de l'acide gallique.

Il est peu soluble dans l'eau froide, très soluble dans l'eau bouillante.

Réactions. — La solution colore en bleu le perchlorure de fer. Il se dissout bien dans l'alcool à 93° et assez bien dans l'éther à 65°. Il est insoluble dans le chloroforme, le benzène, la ligroïne. Il se dissout mieux dans les alcalis en se colorant; mais l'altération n'est que partielle.

Prop. phys. — Le gallanol en excès arrête complètement la vie des microorganismes.

Utilisé en solution relativement faible (1 p. 1000 ou 2 p. 1000), sans arrêter toute la végétabilité des microorganismes, il anéantit néanmoins presque complètement leur pouvoir pathogène.

Ce corps n'est pas toxique. A la dose de 4 grammes chez le chien, de 2 grammes chez l'homme, il ne donne lieu à aucune réaction inflammatoire.

Il est peu soluble dans l'eau (1 gramme dans 1 litre); grâce à cette insolubilité, l'absorption peut être limitée.

Le gallanol est un agent réducteur de la peau; il

n'a déterminé ni rougeur, ni inflammation, ni pigmentation de la peau.

Prop. thér. — Le gallanol a été expérimenté par MM. Cazeneuve et Rollet dans le traitement de certaines affections de la peau. C'est un agent précieux pour les affections du cuir chevelu, de la face, du cou, car son action est plus rapide que celle des alcalins.

Ce corps a donné de très bons résultats dans l'eczéma chronique suintant, qu'il sèche en calmant très vite le prurit. Ce composé serait supérieur à l'acide chrysophanique et à l'acide pyrogallique dans le traitement du psoriasis et de l'eczéma de la face et du cuir chevelu ; il a l'avantage de ne pas tacher le linge.

Dans le traitement du psoriasis, l'action du gallanol est surtout sensible dans le cas de moyenne intensité.

Dans les cas de psoriasis anciens et rebelles, le gallanol agit peut-être moins vite que l'acide chrysophanique et surtout que l'iodochlorure de mercure, mais offre sur ces médicaments l'avantage de pouvoir être laissé entre les mains des malades sans avoir à redouter des accidents pour abus d'emploi.

Le gallanol paraît désigné comme un bon remède pour les mycoses vraies de la peau, le favus, les trichophyties, le prurigo, sur lesquelles son action antiparasitaire est manifeste.

L'effet en est surtout très rapide dans les applications au cou, à la tête et au cuir chevelu, les phénomènes réflexes par voie d'absorption cutanée n'étant pas à craindre.

Il ne faudrait pas s'effrayer d'une poussée souvent rapide, dont presque tous les malades, qui l'ont ressentie, ont retiré un grand avantage, comme accélération ultérieure de la guérison.

Mode d'emploi. — Poudre de gallanol pour saupoudrer, soit pure, soit mélangée de talc.

Pommade de gallanol à la vaseline, dans la proportion du trentième, du dixième, d'un quart.

L'application du gallanol peut se faire également par un badigeonnage :

Gallanol .... 10 grammes.
Alcool à 95°................... 50 —
Ammoniaque liquide .... 1 centimètre cube.

et par-dessus une application de traumaticine, qui a pour but d'empêcher l'action oxydante de l'air.

Gallicine $C^8H^8O^5$. — Syn. — Éther méthylique de l'acide gallique.

Prép. — On l'obtient en chauffant avec de l'acide chlorhydrique gazeux ou de l'acide sulfurique concentré une solution méthylalcoolique d'acide gallique ou de tannin.

Desc. — Cristallisée de l'alcool méthylique, la gallicine se présente sous forme de prismes rhombiques dépourvus d'eau de cristallisation ; la solution aqueuse chaude la laisse, au refroidissement, cristalliser en aiguilles blanches neigeuses présentant un feutrage fin. Le point de fusion de la gallicine est de 200 à 202 degrés centigrades ; la gallicine se dissout facilement dans l'eau chaude, les alcools éthylique et méthylique chauds et dans l'éther ; ces solutions sont incolores.

Prop. thér. — Par sa constitution, la gallicine rappelle la résorcine et le pyrogallol ; c'est sa non-toxicité qui la rend supérieure au pyrogallol. C'est la gallicine cristallisée de sa solution aqueuse qui sera préférée pour l'usage thérapeutique. Le Dr Mellinger a obtenu avec la gallicine de bons résultats dans le traitement de certaines conjonctivites, et il la recommande pour pulvérisations dans l'œil. Chez quelques malades il survient une sensation de brûlure disparaissant quelques minutes après l'application des compresses humides ; on peut la prévenir en instillant préalablement quelques gouttes d'une solution de cocaïne à 20 p. 100. On la prescrira à la dose de 1 gramme.

La gallicine s'est montrée très efficace dans la conjonctivite catarrhale avec tuméfaction chronique des paupières et sécrétion visqueuse et peu abondante se compliquant par l'eczéma des bords des paupières, contre les catarrhes séquelles des suppurations et des inflammations chroniques, dans le catarrhe folliculaire aigu et chronique, les conjonctivites consécutives à l'opération des cataractes, les conjonctivites phlycténulaires et la kératite superficielle.

Mode d'emploi. — On l'emploie sous forme de poudre qu'on applique sur l'œil avec un pinceau.

Gallobromol $C^7 H^4 Br^2 O^5$. — Syn. — Acide dibromogallique.

Prép. — On dissout 1 partie d'acide gallique dans 50 parties d'eau, et dans cette solution on verse petit à petit une solution de 5 parties de brome dans 150 parties d'eau. La solution filtrée est purifiée par addition d'un peu de carbonate de potasse et de bromure de potassium, décolorée au noir animal, filtrée, puis évaporée.

Desc. — Le gallobromol se présente sous l'aspect d'aiguilles blanches, très fines, très solubles dans l'alcool, dans l'éther et dans l'eau bouillante, et assez solubles dans l'eau froide pour qu'on puisse l'administrer en solution (100 c.c. d'eau à 10° C. dissolvent 12 grammes environ d'acide dibromogallique). (Cazeneuve.)

PROP. PHYS. — Le professeur Lépine a fait chez le chien quelques expériences sur la toxicité du gallobromol : à un chien de 11 kilogrammes, il a ingéré dans l'estomac 11 grammes de gallobromol. L'animal a vomi un quart d'heure plus tard une petite partie du gallobromol, ainsi qu'on a pu s'en assurer par la coloration rose qu'ont prise les matières vomies. L'animal est resté couché ; le cœur s'est accéléré ; puis, une demi-heure après, s'est beaucoup ralenti, en même temps que ses battements sont devenus très forts. Déjà la respiration s'était ralentie et était devenue très ample. La température s'est élevée de quelques dixièmes de degré ; puis l'animal a été pris de quelques convulsions des pattes ; les pupilles se sont dilatées ; il est devenu presque inerte et a succombé environ deux heures après l'ingestion du médicament. Comme il en a vomi une petite partie, on ne peut dire exactement quelle dose a amené la mort en deux heures. Elle a été en tous cas inférieure à 1 gramme par kilogramme d'animal.

PROP. THÉR. — Le professeur Lépine a eu d'excellents résultats dans le traitement de l'épilepsie, il a pu enrayer des attaques épileptiques. De même dans la chorée chronique, ce médicament a bien réussi.

En solution de 1/100, il arrête complètement la vitalité des microorganismes. Sa faible toxicité permet de l'utiliser à la dose de 1/100 sans crainte pour des lavages antiseptiques. C'est ce qui a amené MM. Cazeneuve et Rollet à utiliser le gallobromol pour le traitement de la blennorragie. Son action sur la douleur dans la blennorragie et les érections est remarquable, en raison de son pouvoir antiseptique et sédatif. Il s'administre par injections du canal de l'urètre ou lavages de la vessie.

Les lavages sans sonde de l'urètre total sont la méthode de choix dans le traitement de la blennorragie par ce produit. Le gallobromol est indiqué dans le traitement de l'urétrite blennorragique à toutes périodes. On peut l'employer à 20 et à 40 p. 1000 en lavages. En injections dans l'urètre antérieur, on peut faire usage de la solution au 1/10 à la période abortive.

Contenant la moitié de son poids de brome, il a une action très marquée sur la douleur et les érections. Les lavages avec le gallobromol sont indiqués dans les cas de cystite et d'épididymite. Quoique des injections par la méthode ordinaire soient bonnes à employer, il y a lieu, pour l'application, de donner la préférence aux lavages sans sondes.

MODE D'EMPLOI. DOSES. — Le gallobromol s'emploie en cachet de 0,50 à la dose de 1 à 8 par jour.

Gélante. — PRÉP. — On procède comme il suit :
On fait gonfler pendant un mois des morceaux de gomme adragante brute dans 20 fois leur poids d'eau, puis on les expose pendant une journée à l'action de la vapeur d'eau chaude en les remuant de temps à autre, et enfin on les passe dans une pièce de tarlatane. D'autre part, on ramollit une même quantité de gélatine dans de l'eau froide, on la soumet ensuite à l'action de la vapeur d'eau chaude sous pression ; on réunit les deux substances, gomme adragante et gélatine, et on soumet le mélange pendant deux jours à l'action de la vapeur d'eau chaude. On exprime encore une fois à travers la tarlatane ; enfin on ajoute 5 p. 100 de glycérine, un peu d'eau distillée de roses et 0,02 p. 100 de thymol, ce dernier pour empêcher le vernis de moisir.

PROP. THÉR. — D'après M. le Dr P. Unna, la *gélante* constituerait pour les usages dermatothérapiques un vernis supérieur aux diverses préparations analogues employées antérieurement.

Mode d'emploi. — Le liquide ainsi préparé, étendu sur la peau, se dessèche vite en se transformant en une couche lisse de vernis. On peut lui incorporer des quantités relativement considérables de substances médicamenteuses : jusqu'à 50 p. 100 d'ichtyol ; 40 p. 100 d'acide salicylique, de résorcine, de pyrogallol ; 5 p. 100 d'acide phénique ; 1 p. 100 de sublimé. Deux corps incompatibles entre eux dans les solutions aqueuses, tels, par exemple, que l'acide salicylique et l'oxyde de zinc, l'ichtyol et les divers sels, restent sans action l'un sur l'autre au sein du mélange de gomme adragante et de gélatine.

En outre, la gélante offre sur les autres vernis solubles dans l'eau l'avantage de sécher plus rapidement, d'exercer une action rafraîchissante plus prononcée, de permettre l'incorporation des corps gras et de pouvoir être appliquée à froid. Elle constitue une ressource précieuse en dermatothérapie, notamment pour le traitement de l'eczéma sec étendu et des placards disséminés de psoriasis, sur lesquels elle permet d'appliquer l'acide salicylique et la chrysarobine à haute dose.

Gélatine. — Sérum gélatiné.

Prop. thér. — L'action hémostatique de la gélatine a été utilisée dans le traitement des métrorragies, de l'épistaxis, des pertes sanguines provenant d'hémorroïdes internes. M. le Dr V. Poliakov, de Moscou, vient d'observer un cas d'ulcère de l'estomac dans lequel il a réussi à enrayer les vomissements du sang au moyen de la gélatine.

Il s'agissait d'une femme, âgée de vingt-deux ans, qui depuis deux ans souffrait de cardialgie avec pyrosis et présentait des hématémèses très abondantes remontant à quatre mois et se reproduisant presque chaque jour. La diète absolue jointe à l'immobilité dans le lit, ainsi que l'administration de sous-nitrate de bismuth à hautes doses, n'eurent aucune influence sur ces hémorragies, et la patiente tomba bientôt dans un état de faiblesse extrême. Le cœur était dilaté, le pouls misérable, et on voyait survenir des syncopes alarmantes. Dans ces conditions, l'auteur prescrivit une solution de gélatine à 10 p. 100 que la malade devait ingérer à la dose de 200 centimètres cubes, répétée trois fois par jour. Dès le lendemain, il n'y eut plus de vomissements sanglants, et au cours des quatre semaines pendant lesquelles l'usage de la gélatine fut continué, on ne nota que deux ou trois hématémèses peu abondantes et qui s'arrêtaient aussitôt qu'on administrait la solution gélatinée.

C'est en 1896, à la suite des études de MM. Dastre et Floresco, que l'attention des médecins fut éveillée par l'intérêt que présente au point de vue thérapeutique certaines propriétés de la gélatine.

Cette substance exerce, en effet, sur la coagulation du sang, une action remarquable sans offrir les inconvénients trop connus des coagulants comme le perchlorure de fer, ou des vaso-constricteurs tels que l'ergot et ses dérivés. Ceux-ci, en effet, outre leur toxicité, ont le défaut de diminuer le calibre des vaisseaux, qui, lorsqu'ils reprennent leur diamètre normal, laissent au caillot la facilité de se détacher.

Les solutions de gélatine sont employées, suivant les cas, par voie hypodermique ou externe ; localement, elles semblent donner de bons résultats dans les hémorragies ; dans ce cas, elles sont appliquées tièdes ; M. Carnot appose simplement au niveau de la surface saignante une lanière de gaze stérilisée imbibée de sérum.

En injections vaginales ou nasales ou en lavements, il peut rendre de réels services et a été employé avec succès.

M. Lancereaux préconise contre l'anévrysme de l'aorte un sérum gélatiné dans lequel la quantité de gélatine est réduite à 2 p. 100; il injecte ce sérum hypodermiquement à la dose de 100 à 150 centimètres cubes, tous les huit ou dix jours ; le durcissement de la poche anévrysmale se produit après une douzaine d'injections. M. Huchard prétend que cette médication ne serait pas inoffensive et conseille de n'agir qu'avec prudence en n'injectant de 50 centimètres cubes d'une solution faible à 1 p. 100 de gélatine au maximum, et de ne faire qu'une injection tous les huit jours.

D'un autre côté, les recherches de MM. Camus et Gley, qui ont prouvé que la gélatine n'est pas dialysable et par suite non absorbable, portent M. Laborde à considérer les injections de gélatine comme de nul effet, à moins toutefois de faire l'injection dans la poche elle-même. M. Siredey a traité avec succès plusieurs cas de métrorragies graves et un cas d'épistaxis rebelle par l'application de tampons de sérum gélatiné.

MODE D'EMPLOI. DOSES. — Les proportions de gélatine diffèrent suivant le but proposé, hypodermie, ou production d'un caillot-tampon, remplaçant l'ouate avec avantage.

Dans le premier cas, la proportion ne doit pas dépasser 2 p. 100 ; on se contente même en général, de 1 gramme ou 1^{gr},50 p. 100. A cette concentration, le sérum reste liquide à la température ordinaire.

Dans le second cas, la proportion minima sera de 5 p. 100; elle devra parfois être dépassée, car le sérum à 5 p. 100 se liquéfie à la température de 18°-20° centigrades qui, dans bien des circonstances, est trop basse.

La nécessité d'aseptiser parfaitement le sérum gélatiné est rigoureuse, étant données sa destination et surtout son extrème altérabilité qui en fait un excellent bouillon de culture.

Nous conseillons le mode opératoire suivant :

Gélatine blanche extra............. Q. V.
Chlorure de sodium.... .... 5 grammes.
Carbonate de soude pur........... 2 —
Eau distillée.................... Q. S. p. 1 000 gr.

ou bien encore la formule suivante qui est fréquemment employée pour usage externe :

Gélatine blanche extra............. 10 grammes.
Chlorure de sodium............... 10 —
Eau distillée.................... 500 —

La préparation de ces sérums est très facile : on coupe la gélatine en menus fragments que l'on place dans un vase avec les autres substances et on fait dissoudre en agitant à une chaleur modérée ; la dissolution opérée, on filtre sur un entonnoir à filtration chaude garni d'un papier Chardin à gros grains préalablement lavé à l'eau distillée chaude, et on reçoit le liquide filtré dans des flacons flambés ou stérilisés à la chaleur humide. On passe ensuite ces flacons convenablement remplis et bouchés avec un tampon d'ouate, à l'autoclave, pendant environ trois quarts d'heure, à la température de 100°, c'est-à-dire robinet ouvert ; cette précaution est indispensable, car on ne doit jamais dépasser 105° ; une température supérieure affaiblirait et pourrait même annihiler les propriétés gélifiantes de la gélatine.

Sur la question de la stérilisation de la gélatine, on consultera avec profit la technique relative à la préparation des gélatines nutritives.

A défaut d'autoclave, la stérilisation peut encore

être faite par chauffage discontinu au bain-marie, mais ce chauffage devra être surveillé avec soin afin d'éviter l'altération de la gélatine.

Glutol. — Syn. — Formaldéhyde gélatine. Gélatine à la formaldéhyde.

Prép. — Schleich a donné le nom de *Glutol* à une préparation séchée et pulvérisée obtenue par lui en faisant agir l'aldéhyde formique sur la gélatine.

Cette poudre jouit de propriétés antiseptiques et peut, à ce titre, servir au pansement des plaies.

Prop. thér. — Schleich a fait connaître les propriétés antiseptiques de cette préparation dans le traitement des plaies ; au contact des cellules vivantes elle se décompose graduellement avec dégagement de vapeurs de formol qui, se trouvant à l'état naissant, déterminent l'asepsie complète de la plaie.

Cette préparation appliquée directement sur les plaies tarit bientôt la suppuration et détermine une cicatrisation rapide. Dans les plaies de mauvaise nature et dans les ulcères atoniques, Schleich l'humecte de temps en temps avec quelques gouttes du **mélange** suivant :

Pepsine.............................   2 grammes.
Acide chlorhydrique.............   0gr,30
Eau distillée .... 100 grammes.

Glycérophosphate de chaux. — Syn. — Phosphoglycérate de chaux. Glycérinophosphate de chaux.

Historique. — Découvert par Pelouze en 1846, en faisant agir l'acide phosphorique anhydre ou vitreux sur la glycérine, l'acide phosphoglycérique a été obtenu à peu près en même temps par Gobley, en partant de la lécithine de l'œuf qu'il décomposait par les acides. Puis, Lehman observa sa présence dans la matière nerveuse malade ; enfin, Tudichum et Kingzett l'ont préparé en faisant bouillir la képhaline ($C^{42}H^{79}AzPhO^{13}$) avec de l'eau de baryte.

Prép.

Acide phosphorique liquide à 60 p. 100.... 3^{kil},000
Glycérine pure à 28°.........................   3 ,600

Maintenir à une température de 100 à 110° pendant six jours consécutifs, en agitant trois à quatre fois par jour.

La masse commence à se colorer au bout du deuxième jour et à émettre des vapeurs. Le cinquième jour, elle est de couleur brune et cesse de fumer. Le septième jour, le mélange est mis à refroidir; la masse devient alors visqueuse et transparente.

Après refroidissement complet, on sature l'acidité par un lait de carbonate de chaux, préparé en délayant 500 grammes de carbonate de chaux précipité dans 2 kilogrammes d'eau. Le mélange obtenu, on laisse déposer deux ou trois heures, puis on ajoute à nouveau, et peu à peu, du lait de carbonate de chaux de composition identique à la précédente, jusqu'à ce que la plus grande partie de l'acidité soit saturée. (Il faut deux jours environ pour arriver à ce point.)

Au bout de ce temps, on filtre, et la liqueur filtrée est amenée à exacte neutralité avec un lait de chaux éteinte; on filtre au papier, puis on précipite avec de l'alcool à 90°.

Le précipité formé se dépose très rapidement; on décante au bout d'une heure environ; on fait égoutter le précipité et on l'essore complètement.

On le redissout dans l'eau froide, on filtre et on évapore à très basse température.

Le sel ainsi obtenu est une poudre blanche, légèrement cristalline, soluble dans 15 parties d'eau froide, presque insoluble dans l'eau bouillante, insoluble dans l'alcool, et donnant à peine par le molybdate d'ammoniaque la réaction de l'acide phosphorique.

Prop. phys. — Le Dr A. Robin a constaté que le glycérophosphate de chaux, en injection sous-cutanée à la dose de 0,25, augmente le résidu total de l'urine, l'urée (de 23,5 à 31,73), le coefficient d'oxydation azotée (de 80,7 p. 100 à 84 p. 100), les chlorures, les sulfates, le coefficient d'oxydation du soufre (de 7 à 90 p. 100), la chaux, la magnésie et la potasse. Il ne semble pas avoir une influence très marquée sur l'acide urique et ne fait varier que dans des proportions insignifiantes le phosphore incomplètement oxydé, qu'il tend plutôt à abaisser.

Il exerce donc sur la nutrition de tous les organes une puissante accélération, et cette accélération prend sa source dans une stimulation particulière de l'appareil nerveux. Son action sur cet appareil est antagoniste de celle de l'antipyrine. Comme le Dr A. Robin l'a démontré en 1887, l'antipyrine est le médicament de l'excitabilité nerveuse exagérée, tandis que les glycérophosphates sont les médicaments de la dépression nerveuse.

En injections sous-cutanées, ils produisent des effets au moins aussi énergiques que le liquide testiculaire qui n'agit vraisemblablement qu'en vertu du phosphore organique qu'il contient. Il pourrait donc y avoir avantage à les employer à la place de ce liquide, puisque l'on substituerait ainsi un produit défini, dosable, à une préparation incertaine, variable et éminemment altérable.

Prop. thér. — Le Dr A. Robin a été conduit à étudier la valeur thérapeutique des glycérophosphates par les constatations qu'il a faites dans la composition des urines des neurasthéniques. Elles renferment, en effet, des quantités relativement considérables de phosphore incomplètement oxydé, qui s'y trouve surtout sous la forme d'acide phosphoglycérique.

En admettant qu'il vaudrait mieux introduire dans l'organisme le phosphore sous forme d'une combinaison organique aussi rapprochée que possible de celle qu'il a dans le système nerveux, le Dr Robin employa les glycérophosphates de chaux, de potasse et de soude, soit seuls, soit associés, par la voie stomacale ou sous-cutanée.

Les résultats ont paru favorables dans plusieurs cas de sciatique, de tic douloureux de la face, de maladie d'Addison. Chez les ataxiques, les résultats obtenus avec l'injection sous-cutanée de glycérophosphate de chaux, à la dose quotidienne de 20 centigrammes, ont été moins bons. Chez un seul, on a constaté la diminution des douleurs et plus d'assurance dans la marche.

Le glycérophosphate de chaux réussit contre les dépressions nerveuses, les convalescences, les asthénies nerveuses, la chlorose, l'albuminurie, la phosphaturie, l'ataxie, l'hypersthénie gastrique, la sciatique aiguë, le tic douloureux de la face.

Mode d'emploi. Doses. — Sirop ou solution de glycérophosphate de chaux à la dose de 0^{gr},50 à 1 gramme de substance active. Injection hypodermique. Solution aqueuse, saturée, stérilisée et renfermée dans des tubes scellés à la lampe pour injections hypodermiques (glycérophosphate de chaux, 0^{gr},06 par centimètre cube ; glycérophosphate de soude, 0^{gr},20).

Glycérophosphate de lithine $C^3H^7O^3 - PHO < {{OLI} \atop {OLI}}$

Desc. — Poudre cristalline, blanche, soluble dans l'eau.

Prop. thér. — Son usage est indiqué dans tous

les cas où l'on donne les sels de lithine et où l'on recherche les effets tonifiants de l'acide glycérophosphorique.

Modes d'emploi. Doses.

Glycérophosphate...................... 0,50

Divisez en 10 cachets à la dose de un à deux par jour à prendre dans une eau chargée d'acide carbonique.

Solution à 50 p. 100 à la dose de 1 gramme à 2 grammes par jour.

Glycérophosphates de quinine.
Sel basique $C^3H^7O^6P$, $[C^{20}H^{24}Az^2O^2]$ ^{2} $+ 7H^2O$.
Sel neutre $C^3H^9PO^6,C^{20}H^{24}Az^2O^2+10H^2O^2$.
Prép. — Le glycérophosphate de quinine se prépare par plusieurs méthodes différentes : 1° En neutralisant une solution titrée d'acide glycérophosphorique par une quantité équivalente de quinine (Moncour); 2° en pratiquant la double décomposition de deux solutions, l'une de sel de quinine, l'autre de glycérophosphate de chaux, solutions employées toutes deux en proportions équivalentes (Moncour); 3° dans 500 centimètres cubes d'éther, on fait dissoudre $75^{gr},6$ de quinine cristallisée. On ajoute à cette solution $17^{gr},2$ d'acide phosphorique pur dissous dans 60 grammes d'alcool à 96°. Il se forme un abondant précipité blanc, qui est le glycérophosphate de quinine, que l'on recueille sur un filtre et qu'on lave avec 40 grammes d'éther (Falières).

Desc. — Poudre cristalline très blanche, légère, inaltérable à l'air, insoluble dans l'éther, une partie se dissout de 353 parties d'eau à 15°, 26 parties d'alcool et 28 parties de glycérine.

Prop. thér. — Le glycérophosphate de quinine réunit les propriétés de la quinine à celles de l'acide glycérophosphorique, dont les sels sont connus comme toniques nerveux par excellence. Son emploi est indiqué dans tous les cas où il s'agit de combattre des attaques de malaria, en présence d'une nutrition très insuffisante. Son usage se recommande, en outre, principalement contre les névralgies et dans la convalescence des maladies fébriles graves.

Mode d'emploi. Doses. — La forme pilulaire est celle qui convient le mieux à l'administration de ce médicament.

> Glycérophosphate de quinine.   3 grammes.
> Sucre de lait...............   1ᵍʳ,5
> Sirop de gomme...........   Q. S. pour faire 30 pilules.
> Prendre 3 fois par jour 1-3 pilules.

Cachets médicamenteux de 0ᵍʳ,10 à 0ᵍʳ,50.

Gossypium herbaceum L. — Syn. — Cotonnier.

Desc. — Plante de la famille des Malvacées, qui croît aux Antilles, Sénégal, la Réunion, Indo-Chine et Inde.

Part. empl. — La racine.

Prop. thér. — Son action équivaut à celle du seigle ergoté. L'extrait provoque même des contractions utérines plus sûrement que l'ergot. On en fait usage dans l'aménorrhée, la dysménorrhée.

Le Dʳ Narkevitsch confirme les propriétés hémostatiques de l'extrait fluide de l'écorce de la racine de *Gossypium herbaceum*. Il a indiqué ce médicament à Poteïenko, qui l'a employé d'abord contre les métrorragies avec succès. Il administrait à l'intérieur vingt à trente gouttes de l'extrait fluide de *Gossypium herbaceum*, trois ou quatre fois par jour pendant quatre, cinq, dix jours au plus. L'effet se produisait parfois après un ou deux jours de ce traitement, même dans les cas où les autres médicaments ont échoué.

Depuis 1890 jusqu'à 1893, Poteïenko a employé le *Gossypium herbaceum* dans 59 cas, dont 30 cas de métrorragies pour cause d'affection des organes génitaux ou *post partum*, 21 cas d'hémoptysie, 6 cas d'épistaxis, 1 cas d'hémorragie rectale. L'arrêt de l'écoulement sanguin s'est produit dans 52 cas. Poteïenko n'a jamais observé de troubles digestifs; au contraire, souvent l'appétit s'améliorait.

Les conclusions sont que : 1° le *Gossypium* est un médicament non dangereux, et qui a une bonne action hémostatique ; il produit plutôt un effet salutaire que nuisible sur la digestion ; 2° on peut l'employer avec succès dans les métrorragies au cours de la grossesse ; 3° son action est due probablement à la diminution de l'hypérémie des muqueuses ; 4° la dose maximum est de trente gouttes.

Le Dr Narkevitsch lui-même a employé le *Gossypium herbaceum* depuis 1888 sous forme d'infusion fraîche (15 p. 100) qui agit plus sûrement que l'extrait fluide. On en donne une cuillerée à bouche toutes les heures ou toutes les demi-heures. Il l'a employé aussi bien en gynécologie qu'en obstétrique, chaque fois où il y avait l'inertie utérine ou après une intervention obstétricale. Dans un cas où l'administration du médicament *per os* n'a pu se faire, à cause des nausées et des vomissements préexistants, l'auteur a fait deux lavements avec 90 grammes de l'infusion mentionnée. Les métrorragies se sont arrêtées. Les injections intra-utérines chaudes ont échoué dans le cas cité.

Mode d'emploi. Doses. — Extrait fluide :

Écorce de racine de cotonnier...............	100
Glycérine....................................	35
Alcool à 94°.................................	Q. S.

Pour faire 100 grammes d'extrait fluide ; à la dose de 4 à 15 grammes par jour. — Infusion, 10 grammes d'écorce, 2 fois par jour. — Décoction, 120 grammes pour 1200 grammes d'eau, à la dose de 60 grammes toutes les demi-heures.

Grindelia robusta Nut. — DESC. — Plante de la famille des Composées, qui croît dans le sud des États-Unis.

PART. EMPL. — La plante entière.

COMP. — La résine serait la partie active.

PROP. THÉR. — Utilisée contre la coqueluche, l'asthme avec spasmes, les affections des bronches. Efficace pour atténuer la fréquence et la violence des accès. Spécifique pour guérir l'irritation causée par le suc du *Rhus Toxicodendron*, et l'irritation des maladies de peau. MM. C. Paul et Huchard l'ont employée avec succès dans l'emphysème.

Les tuberculeux des premières périodes, fatigués par une toux sèche et opiniâtre, voient leurs symptômes se calmer rapidement; en même temps, les forces et l'appétit augmentent. Les malades accusent, avec espoir, un relèvement notable des forces et un sommeil réparateur. Dans les laryngites catarrhales ou autres enrouements et aphonies, les cordes vocales reprennent facilement, sous l'action de la *Grindelia*, leur vigueur accoutumée, et la parole éteinte reparaît aisée et sonore.

Dans l'emphysème, la respiration redevient plus large et plus facile, l'expectoration se faisant plus régulièrement. C'est une thérapeutique eupnéique rationnelle, la plus capable d'engendrer les réactions modificatrices favorables à la cicatrisation complète des lésions épithéliales de l'arbre aérien. Elle calme l'irritation réflexe névro-bronchique, décongestionne les poumons, excite l'atonie des fibres lisses, augmente l'énergie des leucocytes, pour rendre ces cellules victorieuses des bacilles.

Dans les hypertrophies simples, dérivant de palpitations anciennes, ou liées à une activité exagérée de l'organe circulatoire, et surtout dans l'augmentation de capacité des cavités cardiaques, avec amincissement de leurs parois (dilatation, coïncidant fréquemment avec les bronchites), l'emploi de la *Grindelia robusta*, pour rétablir l'équilibre circulatoire, se trouve indiqué. Elle offre tous les avantages de la digitale sans aucun de ses inconvénients. Elle réprime l'excès de tension sanguine et chasse bien loin toute menace congestive, dans les palpitations liées à l'hypertrophie de croissance, à l'emphysème, à l'asthme et à la tuberculose commençante.

MODE D'EMPLOI. DOSES. — Extrait fluide, préparé avec les feuilles et les sommités fleuries :

```
Grindelia en poudre nº 30...................   100
Alcool à 94º................................   Q. S.
Eau distillée...............................   Q. S.
```

Pour faire extrait fluide 100 grammes.

On mêle 3 parties d'alcool avec 1 partie d'eau distillée, et ce mélange sert à préparer l'extrait fluide, d'après le procédé habituel. L'extrait fluide doit être donné dans de l'eau sucrée ou du lait, en remuant le breuvage pour empêcher la résine d'adhérer au verre, à la dose de 2 à 4 grammes, toutes les trois ou quatre heures. — Teinture 1/5, de 30 à 40 gouttes :

```
Teinture de Grindelia robusta......   30 grammes.
   —      de Convallaria maialis....   10    —
   —      de scille.................    5    —
```

à la dose de 15 gouttes trois fois par jour, employée par le Dr Huchard contre la néphrite.

Guaco. — SYN. — *Mikania Guaco* H. B. *Eupatorium saturæfolium* Lam.

DESC. — Plante grimpante, de la famille des Composées, qui croît dans l'Amérique du Sud, à la Guyane et à la Martinique.

Comp. — Contient une substance résinoïde amère, la *guacine*.

Part. empl. — La plante entière.

Prop. thér. — Employée contre la morsure des serpents, les fièvres intermittentes, les rhumatismes, la goutte, la rage, la syphilis et le choléra.

Mode d'emploi. Doses. — Suc frais, comme alexitère sur la plaie. — Extrait fluide, de 1 gramme à 3 grammes. — Infusé, 20 grammes pour 1 000. — Teinture de 1/6, de 2 à 4 grammes. — Teinture alcoolique et éthérée, pour l'usage externe.

Guaïaquine $C^6H^4O^2CH^8HSO^3.C^{20}H^{24}Az^2O^2$.

Prép. — Obtenue en faisant agir l'une sur l'autre des quantités équivalentes d'acide guaïacol sulfonique et de quinine.

Desc. — Poudre jaunâtre, à saveur acide et amère, facilement soluble dans l'eau, l'alcool et les acides dilués.

Prop. thér. — Elle serait supérieure au gaïacol en ce qu'elle ne posséderait pas son odeur et ses propriétés caustiques.

Mode d'emploi. Doses. — On l'emploie en cachets médicamenteux à la dose de $0^{gr},25$ de 1 à 4 par jour.

Guéthol $C^6H^4 < \begin{matrix} OC^2H^5. \\ OH. \end{matrix}$

Syn. — Éther monéthylique de la pyrocatéchine.

Prép. — Dérivé du gaïacol dans lequel le groupe méthyl (OCH^3) est remplacé par un groupe éthy' (OC^2H^3).

Desc. — Liquide huileux, cristallisable à basse température, soluble dans l'alcool, l'éther et le chloroorme, insoluble dans l'eau et la glycérine.

Prop. thér. — Le guéthol possède les mêmes propriétés que le gaïacol. M. von Mering dit que son action analgésique est plus marquée et on peut, pour calmer les douleurs, avoir recours au guéthol en badigeonnages. On l'emploie à l'intérieur contre la tuberculose.

Mode d'emploi. Doses. — *Usage externe.* — Pommade.

Guéthol..........................	5 grammes
Vaseline..........................	30 —

en applications calmantes.

Usage interne. — Voie hypodermique. On peut injecter sous la peau une émulsion de guéthol au dixième dans la glycérine. Voie buccale. Vin :

Guéthol...................	10 grammes.
Alcool...................	160 —
Vin de Malaga...............	Q. S. pour 1000 c.c.

Prendre 2 à 3 fois par jour 1 cuillerée à bouche de ce vin. Capsules gélatineuses contenant 10 centigrammes de guéthol à la dose de 2 à 3 capsules 3 fois par jour.

Guéthol (Sels de). — Prép. — M. Merck prépare plusieurs sels de guéthol.

1° Le benzoate de guéthol :

$$C^6H^4 \left\langle \begin{array}{l} OC^2H^5 \\ OCO.C^6H^5 \end{array} \right.$$

se présente en cristaux incolores, facilement solubles dans l'alcool et dans l'éther, et fondant à 31° ;

2° Le butyrate de guéthol :

$$C^6H^4 \left\langle \begin{array}{l} OC^2H^5 \\ OCOC^3H^7 \end{array} \right.$$

liquide incolore, soluble dans l'éther et dans l'alcool, et bouillant vers 260°

3° Le phosphate de guéthol :

$$\left(C^6H^4 <^{\,OC^2H^5}_{\,O} \right)^3 \equiv PO$$

en cristaux incolores, fondant à 131°-132°, insolubles dans l'alcool ;

4° Le salicylate de guéthol ;

$$C^6H^4 <^{\,OC^2H^5}_{\,OCOC^6H^4OH}$$

en cristaux incolores, solubles dans l'alcool et dans l'éther, et fondant vers 40°-41° ;

5° Le valérianate de guéthol :

$$C^6H^4 <^{\,OC^2H^5}_{\,OCOC^4H^9}$$

liquide incolore, soluble dans l'alcool, dans l'éther, dans le chloroforme, etc., dont le point d'ébullition est de 262°.

Prop. thér. — Le Dr de Buck a obtenu de nombreux résultats cliniques avec le guéthol ; les sels ont une action antituberculeuse et antinévralgique aussi nette que celles des éthers du gaïacol.

Hamamelis virginiana Lam. — Syn. — *Witch Hazel*. Noisetier de Sorcière.

Desc. — Arbre de la famille des Saxifragacées-Hamamélidées, qui croît aux États-Unis.

Part. empl. — Les feuilles et l'écorce fraîches.

Comp. — Contient de l'*hamaméline*, produit résineux mélangé à un alcaloïde.

Prop. thér. — Tonique, astringent contre les hémorroïdes et les hémorragies. Action décongestive, sédative, régularisant la circulation en agissant sur le système vaso-moteur, dilatateur et constricteur ; ce qui explique son action hémostatique dans les stases sanguines, dans les dilatations variqueuses profondes ou superficielles. ·

PROP. TOX. — Doit être donné avec prudence. Des troubles de la circulation ont été observés dans plusieurs cas où la dose de 20 gouttes par jour avait été dépassée.

MODE D'EMPLOI. DOSES. — Extrait fluide, préparé avec les feuilles ou l'écorce :

Hamamelis en poudre n° 40.............   100 ·
Alcool à 94°............................ ⎫
Eau distillée.......................... ⎭ ãã Q. S.

Mêlez une partie d'alcool avec deux parties d'eau distillée, et préparez avec ce mélange 100 grammes d'extrait fluide, dont on donnera de 4 à 8 gouttes, 3 fois par jour. — Décoction, 80 grammes pour 500 grammes, un verre par jour. — Extrait mou, 1 gramme pour 350 grammes d'eau, 10 gouttes toutes les deux heures. — Teinture de feuilles 1/5, pour usage interne, de 5 à 20 gouttes par jour. — Teinture d'écorces 1/20, pure ou coupée d'eau, pour usage externe en compresses.

Hémogallol. — PRÉP. — On traite le sang des animaux par l'acide pyrogallique, et on lave le produit obtenu de façon à enlever toute trace excédente de pyrogallol (E. Merck).

DESC. — Poudre rouge brun, sans saveur, et assimilable avec une facilité extraordinaire.

PROP. THÉR. — Le Dr Kobert a expérimenté ce produit et a obtenu une assimilation rapide ; il pénètre en totalité dans le système vasculaire, il diffère des autres préparations martiales dont il faut quelquefois le centuple pour combattre l'anémie. Le Dr Kobert fait remarquer que dans un médicament ferrugineux ce n'est pas la quantité de métal qu'il contient que l'on doit prendre en considération ; le

point capital à observer c'est si le fer se trouve dans
un état facilement assimilable ou non. L'hémogallol
ne nuit en rien à l'appareil digestif, son traitement
peut être de longue durée et il contribue puissam-
ment à rappeler l'appétit perdu, de sorte qu'il a
pour résultat non seulement une rapide augmenta-
tion des globules du sang, mais aussi une améliora-
tion de l'état nutritif dont la promptitude est de
toute nécessité. Ce remède étend son action sur les
maladies résultant de la pauvreté du sang en ferro-
albumine rouge, telles que excitation nerveuse,
maux de tête névralgiques, dyspepsie et insomnies.

MODE D'EMPLOI. DOSES. — M. E. Merck préconise
des cachets de 0,25 d'hémogallol trois fois par jour peu
de temps avant les repas. — Pastilles de chocolat
contenant 25 centigrammes d'hémogallol.

Hémol. — PRÉP. — Le professeur Kobert, en agitant
le sang neutre ou neutralisé d'animaux à sang chaud
avec de l'eau et du zinc en poudre, a observé un pré-
cipité qui est une combinaison de l'hémoglobine
et du zinc qu'il appela *zincoparahémoglobine*. On
sépare le zinc par précipitation au moyen du sulfure
d'ammonium et finalement on déplace l'hémol par
l'acide chlorhydrique.

DESC. — Poudre brune, sans saveur, contenant sou-
vent encore un peu de zinc, ce qui ne nuit pas à son
action thérapeutique.

PROP. THÉR. — Le professeur Kobert a observé que
l'hémol se dissolvait rapidement dans l'intestin. Il
l'a employé contre la chlorose et les ulcérations
saignantes de l'intestin, qui étaient vite cicatrisées.

L'hémol est toléré facilement même par l'estomac
si irritable des chlorotiques, il est rapidement assimilé
par ces malades. L'hémol est plus que tout autre
médicament martial transformé en matières colo-

rantes du sang, même chez les individus les plus affaiblis. On le retrouve dans les urines au taux de 22,6 p. 100 de la dose administrée, tandis que l'hémoglobine ne donne que 17 p. 100 et l'hématine 10 p. 100 de leur dose.

Mode d'emploi. Doses. — Cachets médicamenteux contenant 10 centigrammes ou 50 centigrammes administrés trois fois par jour. — Pastilles de chocolat ou tablettes comprimées dont chacune contient 50 centigrammes d'hémol, que l'on prescrit à la dose de 3 à 6 par jour (E. Merck).

Héroïne. — Prép. — Éther diacétique de la morphine.

Desc. — Poudre blanche, cristalline, fusible à 171-172° se dissolvant très lentement dans l'eau, mais facilement dans l'alcool.

Prép. thér. — L'héroïne a sur la morphine deux avantages principaux : elle ne cause pas de constipation, et s'emploie à des doses beaucoup moindres. La pression sanguine n'est aucunement influencée par l'héroïne ; par conséquent elle peut être employée sans crainte de troubles secondaires, si légers soient-ils, chez les personnes dont le cœur et le système artériel sont affaiblis et qui ne peuvent tolérer la morphine. Le besoin d'oxygène est réduit de beaucoup par l'héroïne, sans qu'il y ait à appréhender de ce fait aucun effet secondaire désagréable, à l'encontre de ce qui se produit avec la morphine ; aussi l'héroïne peut-elle être administrée de préférence à cette dernière substance aux phtisiques, de même que dans les cas d'asthmes et affections bronchiques, etc.

L'héroïne n'est pas plus toxique que la codéine malgré son efficacité plus prononcée, comme de nombreuses expériences sur des lapins l'ont clairement établi. La codéine est toxique à 0gr,1 par kilogramme d'animal (lapin), alors qu'il faut administrer un peu plus de 0^{gr},1 d'héroïne par kilogramme pour tuer l'animal. Or puisque — toujours chez le lapin — la dose efficace d'héroïne est de 0^{gr},001 seulement, alors qu'elle est de 0^{gr},01 pour la codéine, il s'ensuit que la marge entre la dose efficace et toxique est dix fois plus grande pour l'héroïne que pour la codéine.

L'héroïne a la propriété d'abaisser la température dans une plus large mesure que la morphine, comme l'a démontré Lépine, sans provoquer les crampes qu'on observe souvent après l'usage de la codéine, lorsqu'elle est donnée à hautes doses : on peut donc l'employer de préférence pour combattre les sueurs des phtisiques.

L'héroïne, à la dose de 0^{gr},005, trois fois ou au plus quatre fois par jour, a été employée avec les meilleurs résultats dans plus de 50 cas de bronchites, pharyngites, laryngites, catarrhes pulmonaires des phtisiques et asthmes bronchiques. Dans les deux dernières affections, la dose peut être élevée jusqu'à 0^{gr},01.

L'action calmante de l'héroïne se fait sentir presque immédiatement, au plus tard dans la demi-heure qui suit l'ingestion. Le meilleur mode d'administration est sous forme de poudre mélangée à du sucre. Comme elle n'est pas soluble dans l'eau, on peut la faire dissoudre dans du cognac ou encore dans de l'eau additionnée d'acide acétique, ce qui permet de la prescrire par gouttes.

Hoang-nan. — Syn. — *Strychnos Gautheriana.*

Desc. — Plante de la famille des Solanacées, qui croît au Tonkin.

Comp. — Contient strychnine, brucine et igasurine.

Prop. phys. — Possède les propriétés physiologiques de la strychnine, ajoutées à celles de la curarine (exagération des mouvements réflexes, crampe, léger trismus).

Prop. thér. — Réputée comme écorce précieuse contre la rage, la lèpre et le venin des serpents.

M. le Dr Barthélemy (de Nantes) a essayé ce médicament et, sur un certain nombre de cas de rage, a obtenu la guérison : les premiers stades de la maladie suivaient leur cours, mais l'hydrophobie était évitée ainsi que la mort.

Mode d'emploi. Doses. — Poudre, à la dose de 75 centigrammes. — Extrait hydro-alcoolique, à la dose de 30 centigrammes dans les vingt-quatre heures.

Homocréosol. — Prép. — M. le Dr A. Richaud a retiré l'*homocréosol*, de la créosote où il se trouve associé au créosol et au gaïacol.

C'est un corps qui est à la fois phénol et éther de phénol et qui dérive du gaïacol par substitution d'un atome d'hydrogène par un radical C^2H^5.

Desc. — Liquide à peu près incolore, dégageant une odeur de girofle, soluble dans l'eau en proportion de à 5 p. 100°, très soluble dans l'éther et dans l'huile 100 grammes de glycérine anhydre en dissolvent environ 2 grammes. Parmi les diverses réactions que donne cette substance, la plus sensible est celle qui se produit en présence de l'acide nitreux. En ajoutant à une solution d'homocréosol une goutte d'acide sulfurique, puis une ou deux gouttes d'une solution de nitrite de soude à 5 p. 100, on obtient une coloration jaune si la solution d'homocréosol est très étendue, ou orangée lorsque la solution est plus concentrée. Cette réaction permet de déceler l'homocréosol dans l'urine et même d'en effectuer le dosage.

Prép. thér. — M. Richaud a trouvé que l'homo-

créosol, tout en étant beaucoup moins toxique que
le créosol et le gaïacol, est cependant susceptible de
stériliser complètement une poudre organique, pré-
parée par la dessiccation dans le vide du sang et de la
pulpe de différents organes d'un animal ayant suc-
combé rapidement à une infection par le vibrion
septique : il suffit, pour obtenir la stérilisation de
cette poudre, de l'additionner de 3,5 p. 100° d'homo-
créosol.

Enfin M. Richaud a pu se convaincre, par des
expériences instituées sur une jeune fille tubercu-
leuse du service de M. le professeur Debove, que les
badigeonnages faits avec l'homocréosol ne sont
nullement caustiques et qu'ils exercent une action
antithermique comparable à celle des applications de
gaïacol.

Hydrargyro-iodate d'hémol. — Prép. — Ce nou-
veau composé mercurique contient 12,35 p. 100 de
mercure métallique, 28,68 p. 100 d'iode et 58,97
p. 100 d'hémol (Dr Kobert).

Prop. thér. — Le professeur Kobert n'a jamais
observé, à la suite de l'emploi de l'hydrargyro-iodate
d'hémol, ni diarrhées profuses, ni selles teintées de
sang, ni enfin coliques intenses.

Chez quelques malades qui faisaient peu attention
à la propreté de la bouche, il est survenu du ptya-
lisme ; chez deux autres, on nota de la tuméfaction
des gencives qui, du reste, céda aux badigeonnages
avec de la teinture d'iode ; mais jamais on n'a eu
affaire à ces gingivites si intenses rencontrées souvent
à la suite de l'administration d'autres préparations
mercurielles.

De plus, comme, outre l'iode et le mercure, l'hy-
drargyro-iodate d'hémol contient encore du fer facile-
ment assimilable, cette préparation est surtout in-

diquée pour le traitement de la syphilis chez des sujets où celle-ci se complique d'anémie, de troubles de la nutrition et de scrofulose.

MODE D'EMPLOI. DOSES. — Pilules de 0,005 à la dose de 1 à 2 par jour.

Hydrargyrol. — SYN. — Paraphénylthionate de mercure.

PRÉP.—On maintient du phénol cristallisé en présence de l'acide sulfurique pendant 8 jours, on neutralise par du carbonate de baryte : on filtre et on incorpore de l'oxyde mercurique récemment préparé, on filtre au bout de 24 heures et on dessèche le produit à l'étuve.

DESC. — Écailles rouge brun, réaction neutre, densité 1,850; il renferme 53 p. 100 de mercure; soluble dans l'eau et la glycérine, insoluble dans l'alcool.

PROP. THÉR. — Après essais multiples, M. Gautrelet lui a reconnu les avantages suivants, qui en font le meilleur des antiseptiques mercuriques : stabilité parfaite, très grande solubilité dans l'eau, absence de causticité, non-coagulation des albumines, précipitation des toxines, défaut d'attaque des métaux, toxicité relativement très réduite.

Hydrastis canadensis L. — SYN. — Racine jaune. Racine orange.

DESC. — Plante de la famille des Renonculacées, qui croît dans l'Amérique du Nord.

PROP. PHYS. — A la suite de l'administration de l'*Hydrastis canadensis* ou de son alcaloïde l'*hydrastine*, les battements du cœur sont ralentis; après de fortes doses, survient parfois de l'arythmie; le ralentissement qui suit une dose moyenne cesse, si les nerfs vagues sont coupés; il n'en est pas de même de l'arythmie et du ralentissement qui succèdent à des doses fortes.

PROP. THÉR. — A une action manifeste sur les troubles fonctionnels de l'appareil utéro-ovarien et sur les anomalies de la menstruation. — On l'emploie comme tonique et antipériodique, véritable succédané du quinquina dans les fièvres intermittentes. Il est laxatif, cholagogue, et est employé contre les affections chroniques des muqueuses et les hémorroïdes. Il est altérant et antiseptique.

Le Dr Palmer, ayant remarqué l'action favorable de l'application locale de l'extrait d'hydrastis sur l'inflammation des muqueuses, a prescrit des inhalations du même extrait dans des cas de bronchite simple et aussi dans la phtisie. Les résultats sont satisfaisants. Dans le premier mois, les sueurs nocturnes disparaissent, la toux et l'expectoration diminuent notablement, l'appétit se relève, la digestion s'accomplit avec plus d'énergie, les forces des malades s'accroissent. L'*Hydrastis* est applicable à toutes les périodes de la phtisie.

Le Dr Fedarow recommande l'*Hydrastis canadensis* comme remède contre les vomissements de la grossesse. — Dans quatre cas successifs de vomissements dits incoercibles de la grossesse, le Dr P. Fedarow (de Kharkow) a obtenu un succès rapide et complet par l'administration de l'extrait fluide d'*Hydrastis canadensis* à la dose de 20 gouttes répétée quatre fois par jour. Le médicament agirait en abaissant la pression sanguine, en décongestionnant l'utérus et en calmant l'hyperexcitabilité des centres vaso-moteurs du tube gastro-intestinal.

MODE D'EMPLOI. DOSES. — Le rhizome et les radicelles servent à la préparation d'un extrait fluide et d'une teinture.

Hydrastis en poudre n° 60.................... 100
Alcool à 94°............................... Q. S.
Eau distillée.............................. Q. S.

Pour faire 100 grammes d'extrait fluide, à la dose de 1 à 4 grammes, 2 à 3 fois par jour. — Racines pulvérisées, 2 à 8 grammes.

Teinture d'*Hydrastis canadensis*............. 15
— de *Viburnum prunifolium*.......... 15

Dix gouttes toutes les 2 heures contre la **dysménorrhée** (Dᵣ Huchard).

Le Dʳ Palmer se sert ordinairement de la solution suivante pour les inhalations :

Extrait fluide d'*Hydrasis canadensis*... 1 partie.
Solution saturée de chlorure de sodium. 3 parties.

Hydrastine de 10 à 30 centigrammes par jour. Hydrastinine en injections sous-cutanées.

Chlorhydrate d'hydrastinine........... 1 gramme.
Eau distillée...................... 10 grammes.

De 1/2 à 1 seringue Pravaz.

Hymenodictyon excelsum Wall. — DESC. — Plante de la famille des Rubiacées, tribu des Cinchonées, qui croît dans l'Inde.

COMP. — Elle contient, d'après Waylor, de l'hyménodictine, de l'æsculine, de l'æsculétine.

PART. EMPL. — L'écorce.

PROP. THÉR. — Elle est astringente et amère. Ce serait un tonique et un fébrifuge.

Hypnal. — SYN. — Chloral-antipyrine. Trichloracétyl-diméthylphénylpyrazolone.

PRÉP. — On obtient ce corps en mélangeant le chloral hydraté et l'antipyrine ; on obtient une huile, qui ne tarde pas à se prendre en cristaux, qu'on essore et qu'on purifie par des cristallisations dans l'eau.

DESC. — M. Reuter a fait connaître la combinaison de 1 molécule d'antipyrine et 1 molécule de chloral anhydre; ce corps ne donne pas la réaction rouge avec le perchlorure de fer. MM. Béhal et Choay ont obtenu les combinaisons de 1 molécule d'antipyrine pour 1 molécule de chloral hydraté et de 1 molécule d'antipyrine pour 2 molécules de chloral hydraté. Ces deux corps donnent la coloration rouge par le perchlorure de fer.

PROP. THÉR. — Le composé de Reuter est inactif thérapeutiquement, tandis que ceux de MM. Béhal et Choay ont de l'action. On devra donc au préalable faire l'essai au perchlorure de fer. M. le Dr Bardet préconise l'hypnal contre l'insomnie due à la douleur et à la toux. On peut l'administrer facilement à des enfants, car il n'a pas de goût.

DOSE. — 1 gramme.

Hypnone $C^6H^5 - CO - CH^3$. — SYN. — Acétophénone. Phénylméthyl-acétone.

DESC. — Liquide incolore, mobile, très réfringent, bouillant à 198°. Il appartient à la série aromatique. Il est volatil et son odeur, très tenace et très persistante, rappelle à la fois celle de l'essence d'amandes amères et celle de l'eau de laurier-cerise. N'est pas directement inflammable, mais active la combustion des corps qui en sont imprégnés. Vers +4 ou 5 degrés, il devient solide et se prend en masse sous forme de cristaux enchevêtrés. Très soluble dans l'alcool, l'éther et particulièrement l'huile d'amandes douces, ce qui a donné l'idée de le mettre en capsules, après l'avoir dissous dans ce véhicule.

PRÉP. — Obtenu par Friedel en faisant réagir le chlorure de benzoyle sur le zinc méthyle ou en distillant un mélange de benzoate et d'acétate de calcium.

PROP. PHYS. — Chez les cobayes, en injection sous-cutanée, à l'état pur, et à la dose de 50 centigrammes à 1 gramme, il amène une somnolence à forme comateuse, suivie de la mort de l'animal, cinq à six heures après l'injection (Dujardin-Beaumetz).

Prop. thér. — Le Dr Dujardin-Beaumetz a, le premier, constaté ses propriétés hypnotiques, qui avaient échappé à Popoff et Nencki.

Mode d'emploi. Doses. — La dose varie de 4 à 16 gouttes, soit de 10 centigrammes à 40 centigrammes, et cette dose provoque toujours de quatre à six heures d'un sommeil réparateur.

Dans ses premiers essais, le Dr Dujardin-Beaumetz a d'abord administré l'hypnone étendu d'alcool, d'éther ou de glycérine dans des capsules Lehuby.

Étant données les petites doses auxquelles doit s'administrer ce médicament et la précision nécessaire à son dosage, Limousin préfère l'emploi des capsules gélatineuses, ainsi formulées :

Hypnone........................ 4 gouttes ou 10 centigr.
Huile d'amandes douces......... Q. S. pour une capsule.

On évite ainsi l'ingestion d'une certaine quantité d'alcool à 90° ou d'éther proportionnellement élevée, si on considère que l'hypnone s'administre à la dose de quelques gouttes seulement.

L'huile d'amandes douces possède la propriété d'atténuer dans une forte mesure l'odeur pénétrante de l'hypnone.

Hypnone........................ VIII gouttes.
Glycérine...................... 2 grammes.
Looch blanc.................... 40   —

à prendre en une fois (Dr Constantin Paul).

Ichtalbine. — Prép. — On mélange une solution aqueuse d'ichtyol à une solution aqueuse d'albumine, on obtient un précipité qui est lavé à l'alcool et à l'eau et séché.

Desc. — Poudre fine, brun grisâtre, qui n'a plus

ni l'odeur ni la saveur de l'ichtyol, dont elle contient 40 p. 100.

Prop. thér. — Le Dr H. Vieth avait remarqué les inconvénients de l'emploi de l'ichtyol à l'intérieur ; son odeur désagréable et les renvois qu'il provoque font que le malade se résout difficilement à en faire un usage répété. Grâce à cette nouvelle combinaison, le Dr Vieth a évité ces inconvénients, car l'ichtalbine traverse l'estomac sans se décomposer et ce n'est que dans l'intestin qu'il y a mise en liberté de l'ichtyol.

Mode d'emploi. Doses. — Cachets médicamenteux contenant 0^{gr},50 d'ichtalbine à la dose de 2 à 6 par jour avant les repas.

Ichtyol. — Desc. — Ce sel a l'apparence du goudron ; il possède une réaction faiblement alcaline et la consistance de la vaseline. Il est soluble dans l'eau, ainsi que dans un mélange d'alcool et d'éther ; il est miscible en toutes proportions aux graisses et aux huiles. On prépare également un sel ammoniacal.

Prép. — La matière qui sert à le préparer est le produit de la distillation de roches bitumineuses du Tyrol, dans lesquelles on trouve des poissons fossiles. On traite cette matière, qui renferme déjà du soufre, par l'acide sulfurique concentré, et on neutralise ensuite avec le carbonate de soude.

Comp. — D'après les analyses de Baumann et Schotten, le sel de soude desséché sur l'acide sulfurique possède la composition centésimale suivante :

Carbone.. 55,05
Hydrogène... 6,06
Soufre.. 15,27
Sodium... 7,78
Oxygène 15,83

Sa formule brute serait donc $C^{56}H^{36}S^6Na^4O^{12}$. C'est

le sel d'un composé sulfoné, analogue, par exemple,
aux acides benzinosulfuriques. Le soufre qu'il ren-
ferme en fortes proportions vient en partie du produit
primitif et en partie de l'acide sulfurique. La sulfo-
nisation rend l'huile sulfurée soluble dans l'eau, ce qui
fait de l'ichtyol un composé très différent des combi-
naisons organiques sulfurées utilisées jusqu'à présent.

Prop. thér. — Introduit dans la thérapeutique par
Unna, l'ichtyol est très utilisé en Allemagne.

Unna l'a employé contre les maladies de peau,
les rhumatismes et le psoriasis. Mais c'est surtout
comme anti-eczémateux qu'il est recommandé. Il offre
l'avantage de ne pas occasionner de dermatite, qui
serait inévitable si on faisait usage d'une pommade
renfermant 10 p. 100 de soufre.

Zugler le considère comme un médicament d'épar-
gne, réussissant dans les cas de catarrhe de la vessie,
d'écoulements chroniques, de néphrite et de diabète.

Le Dr Félix (de Bruxelles) vante les bons effets
du traitement de l'anthrax par la médication sui-
vante. Il applique, trois fois par jour, sur la
tumeur, une couche épaisse de cette pommade :

      Ichtyol........................   3 grammes.
      Cérat camphré..................   15   —

Le Dr Kœster s'est servi avec succès d'injections de
solution aqueuse de sulfo-ichtyolate d'ammonium
à 1 p. 100 dans trois cas de blennorragie urétrale
chez l'homme, ainsi que dans un cas de cystite blen-
norragique chez la femme. Dès le deuxième jour,
la douleur à la miction disparut et la guérison défi-
nitive fut obtenue au bout de huit à vingt jours.

D'après le Dr Freund, chez la femme, la cystite
blennorragique fut combattue et guérie par des in-
jections intravésicales.

Les Drs Rietmann et Schonauer disent que ce traitement est indiqué dans les affections inflammatoires des organes génitaux des femmes : la métrite, la péri-paramétrite, l'ovarite, la salpingite ; l'effet calmant et les propriétés résolutives des préparations d'ichtyol sont remarquables. Des exsudats considérables de pelvi-péritonite ne laissent, après dix à quatorze jours de traitement, que de petits noyaux que le massage et les bains font totalement disparaître. La durée du traitement est de dix à dix-huit jours.

MODE D'EMPLOI. — A l'extérieur en pommade, mélangé à de la vaseline ou à de la lanoline. — Solution aqueuse, solution éthéro-alcoolique à la dose de 0,5 à 1 p. 100 (écorchures chez les enfants) jusqu'à 50 p. 100. — Usage interne, on emploie les sels de soude ou d'ammoniaque, qui sont des produits plus purs que l'ichtyol. — Pilules de 10 centigrammes (1 à 4 pilules, 3 fois par jour). — Capsules. — Solution aqueuse.

Ichtyol......................	5 à 50 grammes.
Alcool à 90°.................	50 —
Éther.......................	50 —

en frictions, d'après la formule du Dr Brocq.

Iodamylum. — SYN. — Iodure d'amidon insoluble.

PRÉP. — On malaxe 2 parties d'amidon avec 1 partie de teinture d'iode et on abandonne le tout à la dessiccation pendant plusieurs heures.

DESC. — Poudre bleu foncé, très hygroscopique, quoique insoluble dans l'eau, présentant une odeur faible d'iode et une saveur douce ; on doit le conserver à l'abri de la lumière et de l'humidité.

M. C. Majewski (1) le proposa comme médicament d'une grande puissance antiseptique pour le traitement des plaies. M. R. Trzebicky (2) s'était déjà servi

(1) *Wien. med. Presse*, 1896, n° 19.
(2) *Przeglad lekarski*, 1895, n° 44, et *Therap. Wochenschr.*, 1895, n° 40.

de l'empois iodé pour le même usage et en avait obtenu des résultats favorables. Ce médicament paraît indiqué comme succédané de l'iodoforme dans le traitement des plaies purulentes négligées, dans les phlegmons, les abcès vénériens, les caries, le panaris et les lésions produites par la chaussure chez les soldats. Il possède des avantages marqués sur l'iodoforme : il est plus actif, a un pouvoir absorbant plus considérable, est moins irritant, revient meilleur marché, ne possède pas d'odeur et n'est pas toxique. L'iodure d'amidon ne convient pas cependant pour les pansements qui doivent rester longtemps en place sans être renouvelés, car dans ces cas ce médicament dégage une odeur âcre, désagréable, que l'on ne retrouve pas dans le pansement iodoformé. M. Trzebicky trouve l'usage de l'iodure d'amidon avantageux dans tous les cas où il s'agit de favoriser la granulation normale d'une façon durable, comme par exemple dans les grandes solutions de continuité, comme celles qui résultent de l'ablation de foyers tuberculeux des os et des ganglions. Le tamponnement des fistules tuberculeuses au moyen de gaze imprégnée d'iodure d'amidon fut dans la plupart des cas couronné de succès, car l'on obtint la cicatrisation de ces fistules vis-à-vis desquelles les autres médicaments restèrent inactifs.

Mode d'emploi. — Gaze à l'iodamylum que l'on obtient en triturant 1 partie d'iodure d'amidon avec 4 parties d'alcool ; on en humecte la gaze hydrophile stérilisée, 75 grammes de ce liquide pour 1 mètre carré ; on laisse sécher.

Pommade.

Iodamylum......................	5 grammes.
Lanoline	5 —

Mélangez.

Iodéthylformine $C^3H^6Az^2$, C^2H^5I. — PRÉP. — Obtenue en faisant agir l'iodure d'éthyle sur une solution alcoolique étendue de formine (Trillat).

DESC. -- Longues aiguilles incolores. Cet iodure est soluble à l'infini dans l'eau, la solution a à peine de saveur. Il est peu soluble dans l'alcool, insoluble dans l'éther et le chloroforme. Le carbonate de soude dégage du formol, et il se fait de l'iodure de sodium et un peu de carbonate d'ammoniaque. Avec les acides concentrés, il y a dégagement de vapeurs de formol. Cette réaction doit se faire dans l'économie et, en plus, il doit se dégager un peu d'alcool.

PROP. PHYS. — L'iodéthylformine a été ingérée à des animaux (lapins, chiens) à la dose de 0^{gr},50 à 1 gramme par kilogramme, sans provoquer d'accidents. A la dose de 2 grammes par jour, elle a pu être administrée impunément à des lapins, pendant plus d'une semaine, sans provoquer de troubles visibles. L'élimination se fait par l'urine à l'état d'iodure alcalin.

PROP. THÉR. -- Le Dr Bardet a entrepris une série d'expériences pour remplacer les iodures alcalins par l'iodéthylformine, et pensé éviter, par ce produit, les accidents d'iodisme déterminés par l'iodure de potassium en particulier.

Iodipin. — PRÉP. — L'iodipin est une combinaison organique d'iode avec l'huile de sésame.

DESC. — Dans cette combinaison, l'iode forme avec les acides gras de l'huile une graine iodée liquide qui est absorbée et se dédouble ensuite en partie. La plus grande quantité de l'iode est éliminée sous forme d'iodure alcalin, tandis que la plus petite part de cette graisse iodée qui n'est pas décomposée va se déposer comme les autres corps gras dans les muscles, le foie, la moelle des os, le tissu conjonctif sous-cutané. L'intérêt de la combinaison est de permettre à l'iode d'être plus longtemps retenu par l'organisme, en se combinant avec les albumines.

Prép. thér. — Le Dr Winternitz a préparé l'iodipin, et le Dr Klingmuller l'a expérimenté en injection sous-cutanées dans le service de Neisser. Il résulte de ces essais thérapeutiques que l'iodipin en injection est absolument inoffensif même à hautes doses. On est arrivé progressivement à injecter par jour 20 centimètres cubes d'iodipin renfermant 10 p. 100 d'iode, ce qui représente 2 grammes d'iode, par jour. Klingmuller, arrivé à 10 grammes d'iode, considère le traitement comme terminé. A cette dose on n'observe aucun trouble, ce qui s'explique par la lente absorption du dépôt d'iode dans les tissus. L'élimination de l'iode ainsi introduit se fait par les reins et par les glandes salivaires. Par les reins, on a constaté que l'élimination dure plusieurs semaines, environ un mois après la dernière injection. Avec toutes les autres préparations, l'élimination de l'iode, sauf pour l'iodoforme, est complète au bout de cinq jours. Toutefois, avec l'iodipin l'élimination ne commence que du deuxième au cinquième jour de l'injection. Si l'on tient à une action rapide, il faudra donc donner en même temps une autre préparation iodée pendant les premiers jours.

La méthode des injections sous-cutanées d'iodipin est commode et indolore ; les injections se font dans la région fessière. En injectant lentement en une seule fois 20 centimètres cubes de liquide, celui-ci se répand à 5 ou 7 centimètres autour de la piqûre. La tuméfaction produite est sensible seulement à la pression, mais non spontanément, et cette sensibilité se perd peu à peu au bout de quelques heures et plus rapidement encore si l'on pratique un léger massage. Jamais il ne se produit de réaction inflammatoire.

9.

L'iodipin a la même action que l'iode sur les pro-
duits de la syphilis tertiaire, mais il ne provoque
.jamais d'iodisme ; le fait est d'autant plus remar-
quable que la préparation a été employée chez des
sujets qui avaient eu antérieurement de l'iodisme.

En résumé, l'iodipin possède l'action spécifique de
l'iode sur la syphilis tertiaire ; l'organisme reste plus
longtemps sous l'action de l'iode qu'avec les autres
préparations usitées. L'injection sous-cutanée offre
cet avantage que tout l'iode est utilisé par l'orga-
nisme, ce qui a lieu d'une façon régulière et lente. Le
dosage de la préparation est très facile, de même que
le traitement est commode chez les sujets qui ne
peuvent absorber de l'iode.

Iodocaséine. — Syn. — Caséoïodine.

Prép. — On chauffe en agitant, à la température
du bain-marie, un mélange intime formé de 80 gram-
mes de caséine et de 20 grammes d'iode. On obtient
une poudre brune homogène, que l'on traite par de
l'éther, privé d'alcool, dans un appareil Soxhlet. Il
reste une poudre jaune renfermant 17,8 p. 100 d'iode.
C'est la periodecaséine (A. Liebrecht).

100 grammes de cette periodecaséine sont chauffés
au bain-marie pendant 2 heures avec 2 litres d'acide
sulfurique étendu (10 p. 100). La periodecaséine se
transforme en une poudre d'un brun rouge que l'on
sépare par filtration. On dissout dans un alcali
étendu, on précipite par un acide et on fait bouillir
le précipité avec de l'alcool à 70°. Par refroidissement,
il se sépare des flocons blancs, que l'on purifie par
un nouveau traitement au moyen d'alcool à 70°. On
sèche par l'alcool, l'éther, etc., et on obtient la
caséoïodine sous forme de poudre blanche.

Desc. — Elle renferme environ 8,7 p. 100 d'iode.
Elle est soluble à chaud dans l'alcool étendu et inso-

luble dans les dissolvants ordinaires. Elle est soluble dans les alcalis étendus ; les acides la reprécipitent non altérée de ses solutions. Elle donne la réaction du biuret. L'iode y est combiné d'une manière stable comme dans l'iodothyrine de Baumann. Un peu de poudre, chauffée dans un tube à essai sec avec de l'acide sulfurique concentré, dégage des vapeurs d'iode.

PROP. THÉR. — L'iodocaséine jouit de propriétés thérapeutiques analogues et même supérieures à celles de l'iodothyrine.

Iodoforme vasogène. — PRÉP. — Le vasogène, qui est une substance huileuse, un hydrate de carbone fortement imprégné d'oxygène, en d'autres termes de la vaseline oxygénée, dissout l'iodoforme : la solution d'iodoforme dans le vasogène, c'est l'iodoformovasogène.

DESC. — Il se présente sous forme d'une substance brune huileuse, à odeur de bitume, de réaction alcaline et du poids spécifique de 0,891. Il se saponifie mélangé qu'il est avec des liquides aqueux, tels que, par exemple, le sang, le pus, les sécrétions des plaies, avec lesquels il forme des émulsions.

PROP. THÉR. — Ce qui distingue l'iodoforme vasogène de la glycérine iodoformée employée pour le traitement de la tuberculose chirurgicale, c'est qu'il est une solution d'iodoforme, et non une émulsion. En effet, l'inconvénient que présente l'émulsion d'iodoforme, c'est que rapidement l'iodoforme tombe au fond, d'où il suit que les parties supérieures de l'abcès ne viennent pas en contact avec lui et que, grâce à la distribution inégale de l'iodoforme dans l'intérieur de l'abcès, la guérison en est ralentie.

On l'emploie de préférence à l'éther iodoformé.

Iodoformine $C^3H^6Az^2I^2$. — PRÉP. — L'iodoformine,

ou dérivé iodé de la méthylène-diamine-méthane, se prépare de la façon suivante (Trillat) :

Si l'on traite le formol par l'ammoniaque, on obtient une base très intéressante, la méthylène-diamine-méthane ou, plus simplement, formine, qui jouit de la propriété de fournir par substitution des corps très mobiles et de fixer ainsi soit de l'iode ou du brome libres, soit des éthers iodés et bromés.

On traite une solution de formine par une dissolution alcoolique d'iode ou aqueuse iodo-iodurée, il se forme un précipité brun jaunâtre cristallisé qu'on recueille.

Desc. — Poudre cristalline à reflets rougeâtres, qui contient 80 p. 100 d'iode. Chauffée à 100 degrés elle se décompose brusquement en donnant des vapeurs d'iode. Elle est insoluble dans l'eau, dans l'alcool froid, dans l'éther, dans le chloroforme et la benzine. L'acétone la dissout bien, l'alcool bouillant en dissout un peu. Traitée par l'eau bouillante, elle se décompose en iode et en formol. Les alcalis faibles, à la température de 40 degrés, régénèrent lentement les deux composantes.

Prop. thér. — D'après la composition et les réactions, il était à supposer que l'iodoformine représentait un succédané plus riche en antiseptiques que l'aristol et l'iodoforme. C'est ce que l'expérience a démontré ; d'après les essais du Dr Bardet et ceux encore inédits de M. Reynier, on peut conclure que l'iodoformine employée en nature sur des chancres, des ulcérations et des plaies de mauvaise nature, produit une action antiseptique remarquable ; elle jouit surtout de la propriété d'exciter la vitalité des tissus. Ces faits concordent d'ailleurs avec les faits rapportés au Congrès de Rome, par des confrères allemands, qui ont montré que le formol exerce sur les tissus une sorte de dissociation. Il n'y a donc pas

de doute, pour le Dr Bardet, que, l'iodoformine met·
tant en liberté du formol, il se produit à la surface une
action stimulante énergique qui hâte la cicatrisation.

Iodoformogène. — Prép. — Composé d'albumine
et d'iodoforme. L'iodoforme y est combiné de telle
manière que les agents qui dissolvent l'iodoforme ne
le séparent que peu à peu.

Desc. — Poudre jaune clair, insoluble dans l'eau,
stérilisable à 100°. Présente sur l'iodoforme l'avan-
tage de ne pas avoir d'odeur et de peser trois fois
moins.

Prop. thér. — Le Dr Kromayer (de Hall) a préco-
nisé ce produit à cause de ce fait qu'il n'a pas d'odeur.
Il présente tous les avantages de l'iodoforme, même
dans la propriété d'agir directement sur le processus
vital des éléments histologiques.

L'iodoformogène possède la propriété essentielle
de stimuler la formation de granulations saines et de
provoquer une rapide épidermisation. Enfin l'iodofor-
mogène étant une poudre fine qui ne s'agglomère
pas, possède l'avantage de pouvoir être introduite
facilement et en quantité très faible dans toutes les
anfractuosités, les excavations, les sillons de plaies,
de sorte que, même avec peu de substance, on recou-
vre largement toute la surface des plaies. Les parti-
cules fines et sèches pénètrent bien plus intimement
les tissus humides que ne peut le faire l'iodoforme.

Mode d'emploi. Doses. — Poudre pour saupoudrer
les plaies. — *Usage interne :* Pilules contenant 2 à
3 centigrammes d'iodoformogène.

Iodogallicine $C^8H^8BiIO^6$.
Prép. — On l'obtient en faisant agir l'oxyiodure de
bismuth sur l'éther méthylgallique ou gallicine.
Desc. — Poudre légère, amorphe, gris foncé, inso-

luble dans les dissolvants ordinaires et se dédoublant
en ses composants par les acides, les alcalis et l'eau.
L'iodogallicine est supérieure à l'iodoforme ; elle con-
tient 23,6 p. 100 d'iode et 34,4 p. 100 de bismuth.

PROP. THÉR. — Antiseptique. On l'emploie en sau-
poudrant les plaies avec le produit ou en mélangeant
à la glycérine et faisant avec ce mélange des badi-
geonnages.

Iodol. C^8HI^4Az. — SYN. — Tétra-iodure de pyr-
rol.

DESC. —Poudre amorphe, brune, inodore ; renferme
80 p. 100 d'iode ; se décompose à 140 ou 150°.

PRÉP. — On l'obtient en faisant dissoudre le pyrrol,
qui provient de l'huile animale de Dippel, en recueil-
lant ce qui passe vers 130° dans de l'eau alcaline, et
on ajoute une solution d'iode dans de l'iodure de
potassium ; il se forme un précipité, qu'on lave à l'al-
cool.

PROP. BACT. — Antiseptique puissant.

PROP. THÉR. — Anesthésique local.

MODE D'EMPLOI. DOSES. — A l'intérieur, 10 centi-
grammes par jour. — A l'extérieur, poudre comme
topique. — Solution dans l'alcool, l'éther ou les
huiles.

Iodure de rubidium. — PRÉP. — On mélange une
solution d'iodure de baryum à une solution de sulfate
de rubidium, on filtre et on évapore la liqueur filtrée
à siccité.

DESC. — Se présente sous forme de cristaux blancs,
inodores, d'une saveur moins âcre que l'iodure de
potassium, plus solubles dans l'eau que ce dernier.

PROP. THÉR. —Le Dr Vogt dit que l'iodure de rubi-
dium présente de grands avantages : le goût en est
peu accentué, et les malades l'acceptent bien plus

facilement que les iodures ordinaires. Il a traité un malade atteint d'artério-sclérose : celui-ci ne supporte que ce seul iodure, et arrive à en prendre pendant quinze jours de suite sans inconvénients. Un autre malade de sa clientèle n'a vu apparaître les premiers symptômes de pharyngite et quelques pustules d'acné qu'au bout de six jours de traitement, tandis qu'en prenant de l'iodure de potassium les effets ci-dessus mentionnés se manifestaient déjà au deuxième jour de traitement. Une autre malade, atteinte de céphalée spécifique récidivante, n'a jamais pu prendre d'iodures alcalins, même en suppositoires, sans se plaindre, dès le second jour, de nausées, de faiblesse et de pharyngite intense. Ces phénomènes ne se sont montrés, avec l'iodure de rubidium, qu'au bout de cinq jours de traitement, et cela d'une façon fort atténuée. Il eut ainsi la satisfaction de pouvoir juguler la céphalée en quatre jours, et ne fut, en conséquence, obligé de suspendre la médication qu'après avoir obtenu l'effet désiré. Pareil résultat n'a jamais pu être atteint avec les iodures alcalins, quels que soient les artifices de thérapeutique auxquels le Dr Vogt ait eu recours. Il a dû s'adresser en fin de compte aux analgésiques, qui ne produisaient, cela va sans dire, aucun effet sur la cause même des céphalées. Les crises, dans ces conditions, duraient une quinzaine de jours environ, et reparaissaient tous les deux mois.

Ses essais avec l'iodure de rubidium sont récents, il ne peut donc savoir si la céphalée elle-même se modifiera par la suite, mais il a l'intention, à l'approche du moment supposé de la prochaine crise, de reprendre l'iodure de rubidium pour chercher à s'opposer au retour de la céphalée.

M. E. Erdmann (de Halle) préconise comme succédané de l'iodure de potassium, l'iodure de rubidium. L'iodure de rubidium ne produit pas les effets secon-

daires de l'iodure de potassium, effets attribuables à
ce métal. Il est bien supporté par l'estomac, même
quand on en fait un usage prolongé ; il ne trouble
pas l'appétit. Son emploi est indiqué surtout chez les
personnes qui ont une tendance à l'asthénie cardia-
que. Les phénomènes d'iodisme et l'acné iodique sont
moins à craindre qu'avec l'iodure de potassium.

Contre la syphilis, Leistikoff a proposé de rem-
placer dans certains cas l'iodure de potassium par
l'iodure de rubidium. Il pense que ce sel se supporte
mieux que l'iodure de potassium, qu'il détermine
moins fréquemment que lui les accidents d'iodisme.
Son goût serait également moins désagréable.

Enfin le Dr Briquet, qui l'a aussi fréquemment ex-
périmenté, dit qu'il s'est toujours montré l'égal de
l'iodure de potassium comme activité; d'un goût
beaucoup moins désagréable, il provoque moins fré-
quemment de l'iodisme. Il est regrettable que sa
rareté et son prix élevé empêchent, pour le moment,
d'en généraliser l'usage.

Doses. — Il s'emploie aux mêmes doses que l'iodure
de potassium.

Iridine. — Desc. — Résinoïde extrait du rhizome
de l'iris versicolore, originaire de l'Amérique du
Nord. Il ne faut pas le confondre avec le glucoside
qui porte le même nom, et que MM. Laire et Tiemann
ont extrait du rhizome de l'iris de Florence
(E. Merck).

L'iridine de l'iris versicolore se présente sous
forme d'une poudre brunâtre, soluble dans l'alcool,
employée depuis longtemps avec faveur en Amérique
comme cholagogue cathartique, émétique et diuré-
tique, et surtout appréciée dans les tuméfactions du
foie et les troubles intestinaux.

Prop. thér. — Récemment, l'iridine a été vantée

par les médecins anglais comme un stimulant de la sécrétion biliaire : MM. William Bain, Mayo Robson et Rutherford.

Ce médicament n'augmente pas seulement la quantité de la bile sécrétée, mais aussi les parties solides de cette sécrétion, fait que M. W. Bain considère comme une preuve de son action stimulante.

D'après M. Rutherford, l'action de l'iridine se manifeste le mieux lorsquon l'administre avec de la bile de bœuf.

MODE D'EMPLOI. — DOSE. — PILULES :

Iridine....................... ⎞
Bile de bœuf purifiée et desséchée. ⎠ āā 5 grammes.
Mucilage de gomme arabique, pour
    masse pilulaire............... Q. S.

En faire pilules n° 100.

Saupoudrer de poudre de cannelle.

Dose : 4 pilules, le soir en se couchant.

Le lendemain matin, prendre un purgatif salin.

Itrol. — SYN. — Citrate d'argent.

DESC. — Poudre blanche, très difficilement **scluble** dans l'eau, 1 p. 3500.

PROP. THÉR. — L'itrol est exempt de tout inconvénient : aussi présente-t-il une excellente poudre antiseptique pour pansements. C'est une substance finement pulvérulente, bien supéricure à l'iodoforme, à cause de l'absence de toute odeur. Elle se conserve longtemps dans des verres colorés. Grâce à son peu de solubilité (1 p. 3800), elle séjourne longtemps dans les sécrétions des plaies, ce qui garantit une action bactéricide et entravante de longue durée. L'itrol se comporte envers les schizomycètes d'une manière identique à celle que manifeste l'actol. Il n'irrite nullement les tissus de l'organisme animal et peut être prescrit pour l'usage externe en n'importe quelle quantité sans que le malade en souffre d'aucune façon. De plus, comme l'itrol ne doit être insufflé qu'en couche mince, et à longs intervalles, son emploi est relativement bon marché.

Mode d'emploi et doses. — *Poudre.* — A insuffler, une seule fois ou à des intervalles de plusieurs jours, à l'état pur, sur les plaies, les granulations ou les muqueuses.

Pommade. — Trituré, dans le rapport de 1 à 50-100, avec l'axonge benzoïnée, la vaseline ou la lanoline, on s'en servira pour le traitement des plaies et des affections cutanées.

Solutions aqueuses. — En solution à 1 p. 4000-5000 pour la désinfection des mains, des instruments, de la peau et des plaies, ainsi que des cavités du corps; en solution à 1 p. 5000-10000 pour gargarismes, compresses, bains, etc. On aura soin de préparer ces solutions chaque fois avant de s'en servir; dans ce but, on mettra dans un litre d'eau une pincée d'itrol, on agitera jusqu'à obtention de la solution désirée.

Kola. — Syn. — *Sterculia acuminata* Pal. Beauv.

Desc. — Arbre de la famille des Malvacées, qui croît dans l'Afrique centrale, Gabon, Côte d'Or, acclimaté aux Antilles.

Part. empl. — La graine, ou *noix de kola.*

Comp. chim. — Sous le nom de *kolanine*, Knebel désigne le glucoside contenu dans la noix de kola et qui se dédouble facilement en rouge de kola, glucose et caféine; il suppose que ce dédoublement a déjà lieu en partie dans la noix de kola. Traitée par le chloroacétyle, la kolanine donne naissance à un dérivé acétylé du rouge de kola dont l'analyse assigne au rouge de kola la formule : $C^{14}H^{13}(OH)^5$.

Cette substance est peu stable et, vu ses rapports avec le tannin, il est probable que c'est dans elle qu'il faut voir la source du tannin de la noix de kola. On sait que, d'après les relations des voyageurs africains, la saveur de la noix de kola fraîche, amère d'abord, devient ensuite sucrée ; cet arrière-goût sucré est sans doute dû à la décomposition partielle de la kolanine par la salive.

PROP. THÉR. — C'est un aliment d'épargne, comme le café et le thé, employé par les nègres d'Afrique, comme masticatoire tonique, de même que la coca par les Indiens du Pérou.

Étudiée au point de vue thérapeutique par MM. Dujardin-Beaumetz, Huchard et Monnet. Elle agit sur le cœur comme tonique puissant, elle régularise le pouls, mais c'est un faible diurétique. Elle est aussi un anti-diarrhéique, et un puissant stimulant nerveux, usité dans les fatigues et l'indigestion.

Le chirurgien C.-U. Hamilton a remarqué qu'en mâchant 1^{gr},50 à 3 grammes de graines de kola, on obtenait souvent la cessation du mal de mer au bout de quarante minutes environ. La dépression et le vertige disparaissent ; le cœur reprend ses mouvements réguliers et normaux. Cependant cette action semble appartenir seulement aux semences récentes.

MODE D'EMPLOI. DOSES. — Sirop. — Infusion théiforme. — Vin, de 60 à 100 grammes par jour. — Élixir, 4 cuillerées par jour. — Poudre, de 50 à 1^{gr},50. — Extrait fluide, de 10 à 30 gouttes. — Extrait mou, de 15 à 50 centigrammes. — Teinture à 1/5, 10 grammes.

Lactique (Acide). — PROP. THÉR. — Agent destructif des tissus pathogéniques, il détruit les granulations fongueuses et les transforme en une bouillie noirâtre. Cette observation suggéra à Mosetig l'idée d'étudier son action sur les néoplasies et sur le lupus vulgaire. Des applications répétées amenèrent la guérison et la cicatrisation complète ; tout le tissu pathologique avec ses vaisseaux était détruit, mais les îlots de tissu sain restaient intacts.

Mode d'emploi. — Liquide et concentré, il est appliqué sous forme de badigeonnages fréquents. Pour empêcher son action sur les parties voisines, il faut recouvrir le pourtour de la plaie d'un emplâtre agglutinatif ou bien l'enduire de graisse.

Employé en potion contre la diarrhée verte microbienne des enfants, en administrant dans la journée, par cuillerée à café, 2 grammes d'acide lactique dans 100 grammes d'eau distillée.

Doses. — Usage interne : de 15 à 20 gouttes dans une cuillerée d'eau.

Lactol. — Syn. — Lacto-naphtol. Lactate de naphtol.

Prép. — Ce corps, préparé par M. Coëz, préparateur de chimie à la Faculté de médecine, est analogue au benzo-naphtol ; c'est l'éther lactique du naphtol.

Prop. phys. — Il se décompose dans les organes digestifs en acide lactique et naphtol et peut trouver son emploi dans la thérapeutique.

Le lactol est insipide. M. Coez en a absorbé un gramme pendant plusieurs jours de suite, sans en éprouver le moindre inconvénient.

A propos du dédoublement possible dans l'intestin, M. Lambling pense que puisque les alcalis n'agissent pas pour le produire, il faut admettre que le sucre pancréatique saponifie cet éther non par son alcali, mais par son ferment et qu'il y a lieu de faire dans ce sens quelques recherches de laboratoire.

Prop. thér. — M. Lemoine pense qu'il y a lieu d'essayer le médicament dans la diarrhée des tuberculeux, contre laquelle l'acide lactique agit bien alors que le benzo-naphtol ne donne rien.

Mode d'emploi. Doses. — On l'emploie à la dose de 0,25 ou 0,50 centigr., en cachets de 0^{gr},50 à la dose de 1 à 4 par jour, ou en suspension dans un liquide sucré.

Lactophénine. — Syn. — Lactylphénétidine. Éther lactique de la paraphénétidine.

Desc. — C'est une poudre blanche, insipide et soluble dans 330 parties d'eau.

Prép. — La lactophénine diffère de la phénacétine par la substitution de l'acide lactique à l'acide acétique.

Prop. phys. — L'action de ce médicament est double : à faible dose, il est analgésique et a donné de bons résultats dans le traitement des névralgies ; à forte dose, il est, de plus, hypnotique.

L'avantage de la lactophénine est d'être bien tolérée par les malades qui ne supportent pas l'antipyrine. Chez quelques sujets, un peu de sueur, quelques étourdissements se sont produits après son administration.

La lactophénine a été bien supportée et n'a jamais causé de collapsus ou de cyanoses. Elle a produit un abaissement considérable et persistant de la température fébrile.

Cet effet antithermique, ne survenant et ne se dissipant que graduellement, ne s'accompagne pas de transpiration abondante et n'est pas non plus suivi de frissons.

Dans les cas traités par la lactophénine, l'urine présente la réaction du para-amidophénol.

Prop. thér. — En France, le Dr Landowsky a employé la lactophénine dans le service du Dr Proust, et ses expériences ont montré que la lactophénine possède, outre des propriétés antinévralgiques analogues à celles de l'antipyrine, une action hypnotique réelle.

Cette substance a été administrée, en Allemagne, dans le rhumatisme articulaire, l'influenza, la scarlatine, la septicémie et quelques autres maladies infectieuses.

Von Jaksch (de Prague) a obtenu d'excellents résultats, dans dix-huit cas de fièvre typhoïde, en prescrivant des cachets de 50 centigrammes à 1 gramme.

C'est donc un bon antithermique, mais von Jaksch la recommande surtout comme calmant dans les fièvres typhoïdes. Il a vu, en effet, qu'aucun autre agent thérapeutique n'exerce, chez les typhiques, une action sédative aussi puissante.

Elle a été encore administrée dans 33 cas de maladies diverses comme la polyarthritis, l'influenza, la scarlatine et la sepsis. Là aussi il ne s'est produit, sur plus de mille observations particulières, aucun effet accessoire nuisible et même désagréable au malade.

Le Dr Jacquet l'a employée dans 42 cas (pneumonie, influenza, érysipèle, fièvre typhoïde, tuberculose aiguë avec fièvre), et il a obtenu bon succès grâce à son action antithermique et calmante.

Le Dr Strauss a expérimenté ce médicament sur 45 malades, et a trouvé son emploi favorable dans la sciatique, la névralgie, le delirium tremens, et il en déduit que la lactophénine est un antithermique et un analgésique actif et se distinguant des autres par ce fait qu'elle n'a donné lieu à aucun effet accessoire nuisible.

MODE D'EMPLOI. DOSES. — La dose thérapeutique ordinaire est de 0^{gr},60, répétée trois fois dans les vingt-quatre heures ; la dose maxima, de 1 gramme, répétée également trois fois, qu'on administre en cachets.

Lanoline. — Syn. — Lanaïne. *Adeps lanæ.*

Desc. — Chimiquement, c'est un éther cholestéri-que, provenant des substances kératinisées.

Prép. — On l'extrait du suint de mouton, qui en contient beaucoup, par saponification. On la re-trouve en forte proportion dans le sabot du cheval et dans la peau de l'aï ou paresseux.

Prop. thér. — Cette substance a reçu une appli-cation thérapeutique nouvelle, par suite de la pro-priété qu'elle a d'absorber l'eau et de l'assimila-tion très grande des pommades à base de lanoline. Étant neutre, ne rancissant pas et ayant la consis-tance de l'axonge, elle peut servir de véhicule aux pommades. Elle absorbe le double de son poids de glycérine et une fois son poids d'eau. Elle peut servir donc à incorporer à une pommade une solution de sel, d'extrait, d'alcaloïde, d'antiseptique soluble, etc.; de plus, les pommades se conserveront long-temps.

La lanoline possède aussi la propriété d'éteindre le mercure et de pouvoir former directement les pom-mades mercurielles.

Lantana brasiliensis Link. — Syn. — *Yerba sa-grada.*

Desc. — Plante de la famille des Verbénacées, qui croît au Brésil et aux Antilles.

Comp. — Elle contient de la *lantanine*, alcaloïde découvert par Buiza et Neyreta (de Lima).

Prop. thér. — L'alcaloïde agit sur la circulation, et abaisse la température. Les estomacs faibles le supportent bien. Deux grammes, administrés immé-diatement après l'accès, guérissent les fièvres inter-mittentes, quand la quinine reste sans effet.

Mode d'emploi. Doses. — 1 ou 2 grammes en pilules de 10 centigrammes, toutes les 24 heures. — La teinture est tellement amère qu'il serait peu pratique de la prescrire.

Largine. — Syn. — Albuminate d'argent.

Prép. — On fait agir une solution ammoniacale de sulfate d'argent sur une solution de nucléo-albumine dans l'alcool dilué.

Desc. — Poudre blanc grisâtre, contenant 11,1 p. 100 d'argent soluble dans l'eau et la glycérine, insoluble dans l'alcool, l'éther, le sulfure de carbone.

Prop. thér. — La largine n'exerce sur les muqueuses aucune action irritante. Sa solution aqueuse, qui est alcaline, transparente et jaune, n'est pas précipitée par les chlorures ni l'albumine. A cause de ces avantages, le Dr Pezzoli l'a employée contre la blennorragie en injections urétrales.

Mode d'emploi. Doses. — Injections avec une solution de 0^{gr},5 à 1^{gr},5 p. 100.

Lorétine. — Syn. — Acide métaiodorthoxyquinolinasulfonique.

Prép. — La lorétine est un dérivé de la quinoline, découvert par le professeur Schinzinger, de Fribourg.

Desc. — Poudre cristalline jaune, inodore, peu soluble dans l'eau, l'alcool, l'éther et les huiles.

Prop. thér. — M. Schinzinger emploie la lorétine dans toutes les interventions opératoires qu'il a l'occasion de pratiquer. Pendant l'opération, il absterge la plaie au moyen de petites compresses de gaze sèche stérilisée. La plaie une fois suturée, il la recouvre de coton aseptique imprégné de collodion lorétiné. Pour les plaies cavitaires, il insuffle de la poudre de lorétine, ou bien il les tamponne avec de la gaze lorétinée. Dans les trajets fistuleux, il introduit des crayons de lorétine.

La guérison des plaies sous le pansement lorétiné

se fait aseptiquement. Il n'y a d'ordinaire ni fièvre, ni suppuration. La lorétine n'est pas toxique; elle n'irrite pas la peau et ne produit jamais d'érythème ni d'eczéma. Elle amène même rapidement la guérison des eczémas les plus invétérés. Elle exerce une action très favorable sur le lupus. C'est ainsi que M. Schinzinger a guéri plusieurs cas de cette affection au moyen de cautérisations énergiques avec le crayon de nitrate d'argent, suivies d'applications de collodion lorétiné. Il a obtenu aussi d'excellents résultats dans le traitement des furoncles et des phlegmons étendus de la main et de l'avant-bras.

Enfin, la lorétine s'est montrée singulièrement efficace contre un cas d'érysipèle bulleux de la jambe.

Modes d'emploi. Doses. — On s'en sert pour préparer une tarlatane lorétinée qu'on obtient en plongeant dans une solution de chlorure de calcium de la gaze imbibée préalablement d'une solution sodique de lorétine. La lorétine calcique insoluble qui se forme dans ces conditions se dépose sous la forme d'une poudre rouge impalpable dans les mailles du tissu. Cette tarlatane lorétinée sert au tamponnement des plaies.

On l'emploie pure ou mélangée à la magnésie calcinée pour saupoudrer les plaies ou les trajets fistuleux. La solution à 2 p. 100 et 5 p. 100 peut remplacer l'eau phéniquée.

Lycétol. — Syn. — Tartrate de diméthylpipérazine.

Prop. phys. — Ce produit possède, comme la pipérazine, la propriété de dissoudre l'acide urique; c'est le dissolvant de l'acide urique le plus énergique. Sa saveur acidule est agréable et sa conservation indéfinie.

Prop. thér. — Son emploi, sans inconvénients pour l'organisme général, est suivi d'une diurèse considérable, d'une diminution de la densité de l'urine et de la disparition des symptômes goutteux. Essayé et, prôné par Toilenaere et V. Hamonic dans la goutte et toutes manifestations de la diathèse urique. Dans le diabète, l'associer à l'arséniate de soude.

Doses. — 2 à 3 grammes par jour, avec 1/2 bouteille de Vittel ou Contrexéville. Mais le meilleur mode de prescription est le lycétol effervescent (Vicario).

Lysidine $C^4H^8Az^2$. — Syn. — Éthylène-éthényldiamine. Méthylglyoxalidine.

Prép. — C'est une substance identique à l'éthylène-éthényldiamide de A.-W. Hofmann. M. le professeur Ladenburg a trouvé un procédé permettant de l'obtenir facilement par la distillation sèche de l'acétate de soude et du chlorhydrate d'éthylène-diamine.

Desc. — La lysidine est un corps cristallin, hygroscopique, fusible à 105°, entrant en ébullition à 198°, de couleur blanc rosé, dégageant une odeur de souris ; elle se dissout facilement dans l'eau et présente une réaction fortement alcaline.

Essai. — La solution de lysidine donne, avec le bichlorure de mercure, un précipité blanc ; avec l'iode un précipité brun. Ces deux précipités sont solubles dans un excès de lysidine. Le perchlorure de fer donne, avec la lysidine, un précipité brun soluble dans un excès précipitant.

Un gramme de lysidine exige 5 c.c. d'acide chlorhydrique normal pour faire disparaître la couleur rouge de la phénolphtaléine ajoutée comme indicateur. Avec la teinture de tournesol, 5cc,7 du même acide sont nécessaires pour produire la saturation.

Prop. phys. — C'est un dissolvant de l'acide urique. La lysidine n'est pas toxique, elle est bien supportée et ne détermine pas de troubles digestifs ni d'albuminurie.

Prop. thér. — On l'administre en dissolution dans de l'eau gazeuse glacée contre les accès de goutte, aux doses progressivement croissantes de 1 à 5 grammes par vingt-quatre heures.

Elle a été employée par le Dr Gerhart, dans le traitement de la goutte et de la diathèse urique en général. On commence par faire prendre 1 gramme par jour. D'après cet auteur, les résultats ont été des plus satisfaisants.

Le Dr Grawitz l'a employée dans la goutte aiguë et morbide et a trouvé une amélioration très notable, et il a observé que l'usage prolongé de ce médicament ne présentait aucun phénomène désagréable.

Mode d'emploi. Doses. — Solution de 1 à 5 grammes de lysidine dans 500 grammes d'eau chargée d'acide carbonique, à prendre en 4 ou 5 fois dans la journée.

Malacine. — Syn. — Malakine. Salicylparaphénétidine.

Prép. — Ce corps résulte de la combinaison de l'aldéhyde salicylique avec la paraphénétidine.

Desc. — Petites aiguilles soyeuses, jaune clair, insolubles dans l'eau, l'alcool chaud, de saveur remarquablement douce, d'où le nom qui lui a été donné.

Prop. phys. — Le suc gastrique décompose la malacine en aldéhyde salicylique et en phénacétine.

Les expériences faites sur les lapins ont montré qu'ils supportaient sans inconvénients des doses de 2 grammes.

Elle possède une action sur le rhumatisme articulaire aigu.

Sans avoir les inconvénients de l'acide salicylique, la céphalalgie, les vertiges, les bourdonnements d'oreilles, les sueurs profuses, etc., elle a, en outre, une action antipyrétique un peu moins énergique que celle de l'antipyrine et de la phénacétine.

On peut donc l'employer dans certaines affections fébriles comme la fièvre des phtisiques. Un gramme de malacine abaisse, en une heure et demie ou deux, la température de 0°,7 à 1°,5.

De plus, elle agirait comme analgésique contre la céphalée de la chloro-anémie; mais ici encore son *action est moindre que celle de l'antipyrine.*

Prop. thér. — La malacine est un médicament d'un effet sûr dans le rhumatisme articulaire aigu. Elle présente, dans cette maladie, l'avantage d'être exempte de toute action désagréable. Pour cette raison, elle est indiquée chez les malades trop sensibles aux préparations salicylées (femmes, enfants), ou ayant à l'égard de celles-ci une idiosyncrasie particulière.

Il résulte des expériences faites par M. Jacquet (de Bâle) qu'elle produit un abaissement de température : mais, contrairement à l'antipyrine et à l'acétanilide, dont l'effet est prompt et énergique, la malacine agit lentement et graduellement. C'est surtout dans les derniers stades de la fièvre typhoïde, à une époque où les malades sont déjà notablement affaiblis, et particulièrement dans toutes les fièvres tuberculeuses, que la malacine a produit les meilleurs effets. Après l'administration de 1 gramme, on observe ordinairement un abaissement de température de 0°,7 à 1°,5 se manifestant une heure et demie à deux heures après l'absorption et durant environ quatre à six heures. En renouvelant la dose, l'effet va en augmentant.

Mode d'emploi. Doses. — M. Jacquet administrait à ses malades la malacine en cachets de 1 gramme, dont il faisait prendre de 4 à 6 par jour; 4 grammes de malacine seraient à peu près l'équivalent de 2 grammes d'acide salicylique. Les enfants et les adultes qui ne peuvent pas avaler de cachets prennent facilement la malacine incorporée dans la marmelade de pommes ou dans des confitures.

Malarine. — Prép. — La malarine est le citrate du produit de condensation de l'acétophénone et de la phénétidine.

Desc. — Poudre blanc jaunâtre, volumineuse, insoluble dans l'eau, soluble dans les alcalins.

Prop. thér. — Le Dr Schwarz a expérimenté cette' nouvelle substance, et est arrivé à ces conclusions, qu'elle est un des antipyrétiques les plus puissants que nous ayons.

Ce médicament est sans danger et on peut aller jusqu'à la dose de 2 grammes sans craindre l'albuminurie.

Mode d'emploi. Doses. — Cachets de 0gr,20, à la dose de 2 à 10 par jour.

Mangifera indica L. — Syn. — Mango. Manguier.
Desc. — Arbre de la famille des Anacardiacées, qui croît aux Antilles, Guyane, la Réunion, Indo-Chine, Madagascar, Tahiti.

Part. empl. — Le fruit et l'écorce, dont on prépare des extraits fluides.

Prop. thér. — Propriétés astringentes efficaces. On l'emploie contre les fièvres, la métrorragie, la leucorrhée, la gale et les affections cutanées. Le suc résineux est antidysentérique.

Mode d'emploi. Doses. — Extrait fluide 10 grammes, eau 120 grammes, en gargarisme. — A l'intérieur, une cuillerée à café toutes les deux heures.

Maté. — Syn. — Yerba Matte. *Ilex paraguayensis* St.-Hil.
Desc. — Plante de la famille des Ilicinées.
Comp. — L'analyse a été faite par M. D. Parodi, qui

a trouvé : acide cafétannique 30 grammes, caféine ou plutôt matéine 7 grammes pour 1000, résine, graisse, essence.

PROP. THÉR. — Médicament d'épargne de premier ordre, employé comme fortifiant et reconstituant, et qui jouit de propriétés fébrifuges. Il est un tonique du cœur.

MODE D'EMPLOI. DOSES. — En infusion théiforme, à la dose de 30 grammes par litre d'eau.

Méconarcéine. — SYN. — Méconate de narcéine. Combinaison de narcéine et d'acide méconique proposée par M. le Dr Laborde.

PRÉP. — On mélange par trituration l'acide méconique et la narcéine à équivalents égaux. Cette poudre, mise en dissolution, donne de suite la méconarcéine. Il serait normalement plus facile de combiner l'acide méconique (acide de l'opium) avec les alcalis de l'opium, plutôt que de choisir un autre acide. En Angleterre, d'ailleurs, on se sert du sel méconate de morphine pour injections sous-cutanées.

DESC. — Poudre blanche, fusible à 110°, soluble dans l'eau bouillante et dans l'alcool faible, peu soluble dans l'alcool fort.

L'acide méconique étant un acide bibasique, il se forme en réalité deux sels, l'un, le *monoméconate*, cristallisé en aiguilles jaunes, et le *biméconate*, cristallisé en aiguilles blanches.

PROP. THÉR. — Sédatif, calmant, hypnotique; employé dans les névralgies et les rhumes.

MODE D'EMPLOI. DOSES. — En solutions hypodermiques stérilisées. — En pilules, de 6 milligrammes à 25 milligrammes.

Menthol. — DESC. — Partie concrète de l'essence de menthe produite par la *Mentha piperita*. — D'après le Dr Beckmann, contrairement à l'opinion des chimistes qui ont étudié l'essence de menthe du Japon, la partie liquide, séparée du menthol, ne serait ni du *menthène* ($C^{10}H^{16}$), ni un isomère du menthol ($C^{10}H^{20}O$). Ce liquide, dont la composition peut être représentée par la formule $C^{10}H^{18}O$, est isomère avec le *menthone*, composé obtenu par MM. Morrigan et Atkinson, par oxydation du menthol.

Prop. phys. — Pour être absorbé par la peau, le menthol doit être parfaitement pur et fondre à 91°.

Prop. bact. — C'est un des meilleurs antiseptiques connus.

Prop. thér. — Antinévralgique puissant, agissant d'une façon à peu près infaillible dans la migraine, les névralgies, la sciatique, les douleurs de dents ; convient également contre l'asthme humide et les catarrhes des voies respiratoires. — Il s'emploie en outre contre les affections cutanées, les dartres, l'herpès, etc. — Il possède des propriétés antivomitives.

Le Dr Lemnon Mainwright déclare qu'un mélange de menthol et de carbonate d'ammoniaque donné à respirer dans la fièvre de foin a guéri beaucoup de malades.

D'après les Drs Dubreuil et Archambault, le menthol en solution alcoolique à 10 p. 100 fait cesser la démangeaison et l'éruption souvent dans les affections prurigineuses (eczéma, lichen, gale, urticaire, prurit nerveux, prurit de la vulve et de l'anus).

Le Dr Wolff cite deux cas de diphtérie, qu'il a guéris par des applications locales de menthol.

Le Dr Galezowski a préconisé le menthol comme antinévralgique sous forme de pommade. Il formule :

Menthol..................................	1^{gr},50
Cocaïne	0^{gr},50
Hydrate de chloral........................	0^{gr},30
Vaseline.................................	10 grammes.

En onction sur la partie douloureuse.

MODE D'EMPLOI. — Applications locales, à l'aide de *crayons de menthol*.

Inhalations, par la bouche et le nez, de vapeurs dégagées par des cristaux de menthol.

Mercure (Asparaginate de). — SYN. — Aspartate de mercure.

PRÉP. — On le prépare en dissolvant 10 grammes d'asparagine dans de l'eau chaude et ajoutant peu à peu de l'oxyde jaune de mercure jusqu'à refus. On filtre la solution refroidie. On en prélève un volume exact, dans lequel on dose le mercure par précipitation avec l'hydrogène sulfuré. On étend ensuite cette solution avec quantité suffisante d'eau distillée jusqu'à la concentration désirée (1 à 2 p. 100 de mercure). Par l'addition d'eau, ou après quelque temps, la solution peut se troubler. Le trouble disparaît par addition d'asparagine pulvérisée. La solution d'asparaginate de mercure constitue un liquide clair, incolore, inodore, de saveur saline métallique, un peu caustique. Elle se conserve bien (Wolf et Ludwig).

PROP. PHYS. — Ce qui distingue surtout l'asparaginate de mercure de toutes les autres préparations mercurielles usitées pour injections sous-cutanées, c'est son rapide passage dans la circulation, ce qui rend possible d'agir promptement sur le processus morbide. Son élimination par les reins s'effectue de même en très peu de temps ; vingt-quatre heures après la première injection de 0^{gr},01 d'asparagine hydrargyrique, on décèle déjà dans l'urine 0^{gr},0008-0^{gr},0013 de mercure.

PROP. THÉR. — Le Dr Neumann a employé la solution aqueuse d'asparagine hydrargyrique (à 1-2 p. 100) pour injections sous-cutanées dans 37 cas de syphilis.

Les injections ne sont pas douloureuses et sont bien tolérées par les malades. Pas de phénomènes secondaires fàcheux. Les injections sont répétées ordinairement tous les jours. Sous l'influence de ce traitement, le poids du corps augmente, les exanthèmes pâlissent dès le treizième ou le quatorzième jour et disparaissent après trois à quatre semaines.

MODE D'EMPLOI. DOSES. — En injections sous-cutanées. La dose par injection est de 0^{gr},01 d'asparaginate de mercure pour un centimètre cube d'eau.

Mercure (Succinimide de). Formule (C^{4}H^{4}O^{2}Az)^{2}Hg.

DESC. — Aiguilles longues, soyeuses, incolores, très solubles dans l'eau, assez solubles dans l'alcool.

PRÉP. — On obtient d'abord la succinimide en faisant réagir le gaz ammoniac sur l'anhydrique mercurique, ou en distillant rapidement du succinate d'ammoniaque. La succinimide se combine en solution concentrée et chaude avec l'oxyde de mercure, et laisse déposer par refroidissement de la succinimide mercurique.

PROP. THÉR. — Antisyphilitique, recommandé pour les injections hypodermiques, comme ne précipitant pas l'albumine.

M. le Dr Louis Jullien a employé ce sel pour le traitement de la syphilis, dans trente-huit cas, onze fois sous forme de pilules et vingt-sept fois en injections.

Les pilules contenaient 2 à 3 centigrammes de succinimide mercurique préparée par M. Bocquillon-Limousin, les malades en prenaient 2 par jour ; elles n'ont jamais déterminé de stomatite.

Pour les injections hypodermiques, M. le Dr Louis Jullien se sert d'une solution contenant 20 centigrammes de ce sel pour 100 grammes d'eau distillée bouillie, correspondant à 2 milligrammes par centimètre cube. La dose quotidienne est 1, 2 et 2 milligrammes et demi, dose qu'il ne faut pas dépasser. Le lieu de prédilection pour les injections est dans la profondeur des muscles de la région fessière. Le nombre des injections nécessaires varie avec les sujets, il peut être de 22, 25, 32 et même 45.

Mode d'emploi. Doses. — Solution hypodermique :

Succinimide mercurique............... 1gr,30
Eau distillée...................... 1000 grammes.

A la dose de 1 seringue Pravaz. Pour atténuer a cuisson, ajouter 1 centigramme de cocaïne par seringue.

Microcidine. — Desc. — Poudre blanche, très soluble dans l'eau, insipide, inodore.

Prép. — On l'obtient en ajoutant à du naphtol-β en fusion la moitié de son poids de soude.

Comp. — Ce corps est composé pour les trois quarts de naphtol sodique et un quart de composés naphtoliques.

Prop. bact. — D'après le Dr Berlioz, de Grenoble, Il est antiseptique, supérieur à l'acide phénique et l'acide borique.

Prop. thér. — Berlioz emploie ce corps pour le pansement des plaies, en solutions à 5 p. 1 000. Il n'est pas caustique ni toxique.

Moringa pterygosperma Gaertn. — Syn. — Ben ailé.

Desc. — Plante de la famille des Capparidacées, qui croît au Sénégal, à la Réunion, aux Antilles et aux Indes.

Part. empl. — La racine.

Prop. thér. — Les racines fraîches sont rubéfiantes. La teinture alcoolique préparée de la racine séchée au soleil fut essayée par Henry Sachan comme diurétique, à la dose de 10 gouttes jusqu'à 3gr,75 toutes les trois heures. Les résultats obtenus pendant deux années sont encourageants. L'ascite et l'anasarque de cause rénale, aussi bien que cardiaque ou malarique, disparaissent rapidement. L'effet diurétique de la teinture se manifeste le jour même de l'institution du traitement et persiste même quelque temps après la cessation du remède ; sous ce rapport, le *Moringa* est supérieur à la digitale et à la nitroglycérine. **Pas de phénomènes secondaires fâcheux ; la teinture** n'est pas caustique.

En plus de son action diurétique, le *Moringa* relèverait aussi l'appétit.

Muirapuama. — Syn. — Moyrapuama. Murapuama.

Desc. — Cette plante, qui croît au Brésil, **a été** d'abord décrite par Almeida Pinto et attribuée à une Acanthacée. Son origine botanique a été déterminée scientifiquement par M. Carl Hartwich (de Zurich), qui l'attribue **au** *Liriosma ovata* Miers, **de** la famille des Olacacées.

Comp. — D'après Pekolt, cette drogue **contient** une huile essentielle, du phlobaphene, du tannin, **une** résine amorphe qui présente les réactions des alcaloïdes, et un corps cristallisé qui réduit **la** liqueur de Fehling.

Prop. thér. — M. C. Rebourgeon a fait l'étude pharmacologique du *Moyrapuama*, qui est appelé **à** rendre service, par son pouvoir excito-réparateur, tonique et aphrodisiaque. Les travaux du professeur Goll (de Zurich) avaient déjà démontré l'action stimulante encéphalo-médullaire du *Moyrapuama* ; les expériences physiologiques et thérapeutiques faites par Rebourgeon, avec les principes actifs, qu'il a isolés de cette plante, sont venues confirmer l'efficacité de ce produit dans le traitement des maladies du système nerveux.

Administré sous forme d'un extrait contenant une quantité dosée du glucoside qui en est le principe spécifique, ce médicament donne des résultats certains dans les asthénies gastro-intestinales et circulatoires, dans l'atonie de l'ovulation et dans l'impuissance des forces génitales. Le Dr Monin a obtenu deux succès rapides dans des cas d'anaphrodisie neurasthénique et post-grippale.

Dans l'ataxie locomotrice, les névralgies anciennes, le rhumatisme chronique et les paralysies partielles, le *Moyrapuama* donne des résultats durables.

Mode d'emploi. Doses. — Extrait fluide préparé à la méthode américaine à la dose de 10 à 20 gouttes avant chaque repas.

Myrtol. — Desc. — Huile essentielle, retirée de la distillation en présence de l'eau des feuilles du *Myrtus communis* L., de la famille des Myrtacées, originaire de l'Afrique.

Essence jaune foncé, d'odeur agréable, dont la partie principale, le myrtol, distille entre 170° et 175°.

Prop. thér. — Usitée contre les bronchites chroniques, la blennorragie et la vaginite ; mieux tolérée que les balsamiques. — Sédative et antiputride, elle stimule la digestion et augmente l'appétit.

Mode d'emploi. Doses. — Capsules gélatineuses, à la dose de 1 gramme.

Nandhiroba. — Syn. — Coucourou.
Desc. — Produit par le *Fevillea cordifolia* L., plante de la famille des Cucurbitacées-Nandhirobées, qui croît au Brésil, Antilles, Guyane.

Part. empl. — Les semences.

Comp. — Les semences contiennent huile fixe, résine, principe amer, mucilage, sucre [Fougère (d'Haïti)].

Prop. thér. — Purgatif, fébrifuge, vermifuge et même vomitif.

C'est une des plantes rendant le plus de services dans la matière médicale américaine.

R. Brown dit que les semences neutralisent le venin des serpents. On les emploie intérieurement et extérieurement dans ce cas.

Elles sont aussi le contrepoison des substances toxiques végétales, surtout du mancenillier. On s'en sert comme antidote dans l'empoisonnement par les spigélies, le manioc. M. Draprej en a obtenu de bons résultats dans des empoisonnements par la noix vomique, le *Rhus toxicodendron* et la ciguë. En raison de leurs propriétés éminemment purgatives, elles peuvent en effet rendre service dans les empoisonnements, à la condition d'être administrées à temps.

Mode d'emploi. Doses. — On prépare avec les semences une émulsion donnée sous forme de looch.

Naphtalane. — Desc. — Huile épaisse de couleur noir verdâtre, neutre, exempte de paraffine, fusible à 70°, de densité 0,960, pouvant s'émulsionner avec l'eau avec l'aide de la gomme.

D'après les dernières communications de MM. Rohleder, Thümler, W. Riehm et Rosenbaum, la naphtalane est un médicament qui a les mêmes propriétés réductrices que l'ichtyol ou le soufre et peut être employé dans les mêmes affections que ces deux médicaments. Son emploi est surtout indiqué dans les processus gangreneux, dans le bouton de Biskra, l'épididymite et la prostatite chroniques, la congélation des extrémités et surtout dans les cas d'eczéma aigu et chronique, ainsi que dans le rhumatisme articulaire aigu et chronique.

La naphtalane est généralement appliquée directement sur les plaies ; on peut aussi l'employer en solutions huileuses à 2 p. 100 (employer l'huile d'olive chaude) ou sous forme de suppositoires à 25 p. 100 au beurre de cacao, qui se sont montrés utiles dans la prostatite. Dans l'épididymite, on recouvre le scrotum d'une épaisse couche de naphtalane sur laquelle on applique une couche d'ouate, de la gaze et une feuille de gutta-percha, et par-dessus le tout un suspensoir.

Naphtolate de bismuth β. — Syn. — Orphol. [Bismuth naphtolé.

Prép. — Le naphtol combiné au bismuth est un médicament synthétique des plus précieux : en se combinant au bismuth, le naphtol, tout en conservant ses propriétés antiseptiques, perd ses propriétés toxiques.

Prop. phys. — Le naphtolate de bismuth β se décompose dans l'estomac en ses deux constituants, dont le naphtol est éliminé avec l'urine et par l'intestin, tandis que le bismuth, sous forme de sulfure, est rejeté de l'organisme avec les selles. Ce composé est doué de propriétés bactéricides très accusées.

Prop. thér. — Le Dr Engel l'a employé, à la dose quotidienne de 1 à 2 grammes, dans le choléra asiatique. Il est en général indiqué contre les diarrhées douloureuses, surtout contre les gastro-entérites des enfants, en un mot dans tous les cas où il s'agit de fermentations intestinales anormales causées par des microorganismes pathogènes.

Cette préparation est le meilleur antiseptique intestinal, et il se montre simultanément comme antiseptique et comme astringent. On peut l'administrer longtemps, sans danger, aux adultes aussi bien qu'aux enfants.

Mode d'emploi. Doses. — *Usage interne.* — Cachets de 0,50 à la dose de 1 à 10 par jour. Lavage de l'estomac ou de l'intestin avec eau bouillie 1000 grammes, orphol 5 grammes.

Usage externe. — Poudre d'orphol pour saupoudrer les plaies. Pommade : vaseline, 20 grammes ; orphol, 2 grammes.

Neurodine. $C^{11}H^{18}AzO^{4}$.

SYN. — Acétylparaoxyphényluréthane.

PRÉP. — On l'obtient en acétylant le paraoxyphényluréthane, en le chauffant avec l'anhydride acétique (Merck).

DESC. — Ce composé forme des cristaux incolores, inodores, fondant à 87 degrés, peu solubles dans l'eau (1 dans 1400 d'eau à 15 degrés), solubles dans 140 d'eau bouillante.

A la dose de 50 centigrammes, la neurodine abaisse la température de 2°,5 à 3 degrés. Elle baisse graduellement, atteint son point le plus bas trois ou quatre heures après l'ingestion et remonte ensuite légèrement. Cette chute s'accompagne souvent d'une abondante perspiration, et parfois l'élévation ultérieure coïncide avec la cyanose ou les vomissements. On n'a jamais observé de symptômes de collapsus.

PROP. THÉR. — D'après von Mering, les expériences sur les animaux ayant montré l'innocuité à doses quotidiennes de 2 à 3 grammes, la neurodine fut employée chez l'homme dans vingt-quatre cas d'affections fébriles (fièvre typhoïde, pneumonie, pleurésie, érysipèle, scarlatine) et trente cas d'affections névralgiques (migraines, tumeur cérébrale, troubles rhumatismaux, névralgie du trijumeau, sciatique, ataxie locomotrice).

Les observations faites par le Dr von Mering lui font recommander la neurodine comme un anti-névralgique prompt et efficace, qui, à la dose de

1 gramme à 1^{gr},50, serait un succédané de la phé-
nacétine dans le traitement de la migraine et des
différentes névralgies. Les douleurs disparaissent une
demi-heure après l'absorption de ce médicament.

Ce serait également un antipyrétique; la dose de
0^{gr},50 suffit pour faire baisser la température de
2 à 3 degrés. Mais cet effet est si rapide, qu'il produit
quelquefois différents accidents: cyanose, transpira-
tion, etc.

MODE D'EMPLOI. DOSES. — Ce médicament ne doit pas
être employé comme antipyrétique, mais seulement
comme antinévralgique à la dose de 1 gramme en
cachets. Cette dose pourrait être, dans certains cas,
portée jusqu'à 4 et même 6 grammes.

Nirvanine HCl(C²H⁵). — PRÉP. — La nirvanine est
l'éther méthylique de l'acide diétylglycocolepara-
amidooxybenzoïque qui est une variété d'orthoforme.

DESC. — Prismes blancs, fusibles à 185°, solubles
dans l'eau.

Sa solution aqueuse se colore en violet par le per-
chlorure de fer.

PROP. PHYS. — Le Dr A. Joanin a étudié la valeur
pharmacodynamique de la nirvanine sur les ani-
maux, il a comparé le pouvoir toxique comparative-
ment à la cocaïne. Le pouvoir toxique de la cocaïne
étant de 0,08 par kilo d'animal, celui de la nirvanine
est de 0,70. L'équivalent de toxicité de la cocaïne étant
1, celui de la nirvanine est de 8,75.

PROP. THÉR. — Elle a été employée comme anesthé-
sique sous forme d'injections sous-cutanées à la
place de la cocaïne; elle serait beaucoup moins toxique
que cette dernière et déterminerait une insensibilité
qui pourrait se prolonger pendant plusieurs heures.

MODE D'EMPLOI. DOSES. — Injections aqueuses sous-
cutanées à la dose de 0^{gr},05 et à 0^{gr},50 cent.

Nitrite de soude. — Prép. — On sature une solution de carbonate de soude par du gaz acide nitreux ou on calcine imparfaitement de l'azotate de soude. On dissout dans l'alcool le résidu, on filtre et on évapore l'alcool.

Desc. — Cristaux blancs, déliquescents, très solubles dans l'alcool et dans l'eau.

Prop. thér. — Le professeur Darkschevitch s'est basé sur les résultats satisfaisants obtenus par Petrone dans le traitement de la syphilis par des injections hypodermiques d'azotite de soude. Il a constaté que l'action de ce médicament dans le tabès est aussi favorable que celle du mercure. Sous son influence, les douleurs fulgurantes, l'ataxie et la faiblesse des membres inférieurs diminuent ; parfois aussi on note un amendement des troubles sphinctériens et surtout des troubles vésicaux ; enfin la situation générale est également améliorée et le poids du corps augmente.

L'examen du fond de l'œil chez les tabétiques soumis au traitement par le nitrite de soude a démontré que cette substance n'exerce pas sur le nerf optique la même action défavorable que le mercure ; bien au contraire, dans certains cas d'atrophie notable des papilles, où il était, pour cette raison, impossible d'administrer du mercure, le nitrite de soude a amené une ampliation des artères des papilles et une amélioration de l'acuité visuelle.

L'auteur croit que l'action favorable est surtout due à l'influence du nitrite de soude sur le virus syphilitique.

Mode d'emploi. Doses. — Injections hypodermiques quotidiennes d'une solution aqueuse d'azotite de soude, dont la concentration allait progressivement de 1 p. 100 à 6 p. 100 ; on injectait tous les jours 1 c.c. de la solution. Il a été fait en tout, à chaque malade, 80 injections.

Nosophène $C^{20}H^8I^4O^4$. — Syn. — Tétraiodophénol-phthaléine.

Le sel de soude a été appelé *antinosine* et le sel de bismuth *endoxine*.

Prép. — Ce corps a été obtenu par MM. A. Classen et W. Loeb en faisant agir l'iode sur les solutions de phénolphtaléine.

Desc. — C'est une poudre faiblement jaunâtre, inodore, insoluble dans l'eau et les acides, difficilement soluble dans l'alcool, l'éther et le chloroforme. Fond à 235° en dégageant de l'iode. Il donne des sels stables, solubles quand ce sont des sels alcalins ou alcalino-terreux. Les sels préparés avec les autres métaux sont insolubles dans l'eau.

Le nosophène contient 60 p. 100 d'iode combiné intimement.

Prop. phys. — Cette substance traverse l'organisme sans décomposition, aussi bien employée en usage interne qu'en usage externe. Elle est dépourvue de toute irritation locale et n'est pas toxique. Un chien a reçu pendant 8 jours jusqu'à 300 grammes de ce produit sans qu'il soit survenu aucun phénomène secondaire fâcheux. Dans deux expériences sur l'homme, le Dr Seifert a administré 25 et 50 centigrammes de ce médicament sans provoquer de phénomènes d'irritation du côté de l'estomac ni de l'intestin.

Le nosophène est non toxique et dépourvu de toute action irritante locale. Le Dr Seifert le recommande pour ses propriétés bactéricides et dessiccantes. Il s'est servi du nosophène pour insufflations dans le traitement des affections de la muqueuse nasale (rhinite avec sécrétion profuse et rhinite aiguë) et pour saupoudrer les chancres mous et en cas de balano-posthite.

Pour prévenir, dans ces derniers cas, la formation

des croûtes, ce qui aurait pour résultat la rétention
des sécrétions, on aura soin de ne le saupoudrer
qu'en couche très mince. Après avoir nettoyé l'ulcère
à l'aide du perchlorure de fer, on saupoudrera le
nosophène et l'on recouvrira le tout d'une couche
mince d'ouate.

On peut aussi se servir des insufflations de noso-
phène pour le traitement consécutif aux cautérisa
tions par l'acide chromique et l'acide trichloracétique ;
de la sorte, on s'oppose efficacement à la formation
des exsudats fibrineux.

MODE D'EMPLOI. — Poudre de nosophène employée
en insufflations ou en l'étalant en fines couches avec
un pinceau.

Nutrose. — SYN. — Caséinate de soude.

DESC. — On désigne ainsi une préparation nutri-
tive renfermant 13,8 p. 100 d'azote. C'est un com-
posé neutre à base de caséine et d'alcali.

PRÉP. — On l'obtient en mélangeant de la caséine
sèche avec une proportion calculée d'hydrate sodi-
que ; on fait bouillir le mélange avec de l'alcool
à 94° et on sèche.

PROP. THÉR. — La nutrose est une poudre facile-
ment digestible, soluble dans le lait chaud, dans
l'eau et dans le bouillon, que l'on peut administrer
à la dose de 30 à 60 grammes par jour.

M. Bornstein, à la suite d'une série d'essais phy-
siologiques institués sur lui-même, a pu reconnaître
que la nutrose présente de grands avantages sur la
peptone de viande : en effet, cette préparation a un
goût agréable, elle est résorbée par l'intestin et n'est
pas irritante, tandis que la peptone, dont le goût est
répugnant, n'est pas même aussi bien résorbée que la
viande de boucherie et irrite à la longue la muqueuse
du tube digestif.

Il ressort enfin des expériences que la nutrose présente une valeur nutritive égale à celle de la peptone.

Oléates. Oléates d'alcaloïdes. — PRÉP. — Combinaison de l'alcaloïde pur et de l'acide oléique facilement absorbable par la peau.

Oléate d'aconitine :

Aconitine amorphe..............	2 grammes.
Acide oléique pur...............	98 —

Usage externe. — Application en frictions contre les névralgies.

Oléate d'atropine :

Atropine......................	2 grammes.
Acide oléique.................	98 —

Usage externe. — Frictions externes très actives.

Oléate de cocaïne :

Cocaïne.......................	1 partie.
Acide oléique.................	3 parties.

Usage externe. — Onctions calmantes.

Oléate de morphine :

Morphine pure.................	2 grammes.
Acide oléique pur.............	98 —

Usage externe. — Onctions calmantes.

Oléate de quinine :

Quinine pure..................	1 partie.
Acide oléique.................	3 parties.

On emploie l'oléate de quinine en usage externe en frictions à la dose de 0^{gr},40 d'oléate, qui est facilement absorbable par la peau et agit comme fébrifuge. On ajoute, pour l'usage interne, 1^{gr},20 d'oléate de quinine à 900 grammes d'émulsion d'huile de foie de morue. A prendre par cuillerées à bouche comme antipériodique et reconstituant.

Oléate de vératrine :

Vératrine...................... 2 grammes.
Acide oléique pur............... 98 —

Dissolvez.

Usage externe. — Usité contre les névralgies.

Oléate de mercure. — Ce sel est préparé d'après le procédé suivant : on mélange 25 p. 100 d'oxyde jaune de mercure dans un mortier de porcelaine avec 25 p. 100 d'alcool, puis, l'on ajoute 75 p. 100 d'acide oléique. Le tout est trituré jusqu'à ce qu'il soit devenu assez épais pour ne plus pouvoir permettre le dépôt des parties les plus lourdes. On laisse reposer 24 heures, puis l'on chauffe à 60° au plus et l'on triture ce dernier tant que son poids comporte encore 100 p. La masse obtenue est légèrement transparente, de couleur blanc jaune, et de consistance de pommade ; l'odeur rappelle fortement celle de l'acide oléique. Elle se dissout en petite quantité dans l'alcool et dans l'éther, mais plus facilement dans la benzine et parfaitement dans les huiles grasses.

Oléate de soude. — Syn. — Eunatrol.

Prép. — Combinaison de la soude et de l'acide oléique.

Desc. — Poudre blanche, soluble dans l'eau, d'odeur non désagréable.

Prop. thér. — Cette substance est employée comme cholagogue.

Mode d'emploi. Doses. — — On le fait absorber par l'estomac à la dose de 2 à 5 grammes par jour, on l'injecte par voie sous-cutanée à la dose de 1 à 2 grammes.

Oléate de zinc. — Prép. — On fait une solution

avec savon amygdalin, 500 grammes, et eau tiède, 3 litres, puis une autre solution avec sulfate de zinc, 200 grammes, eau distillée, 500 grammes. On mélange les deux solutions, on recueille le précipité sur un filtre, on le lave à l'eau distillée, on dessèche et on pulvérise.

PROP. THÉR. — L'oléate de zinc est employé contre les eczémas étendus, la transpiration profuse, l'hyperhydrose et l'osmhydrose.

MODE D'EMPLOI. — Poudre composée d'oléate de zinc.

Oléate de zinc....................	30 grammes.
Kaolin...........................	30 —
Thymol...........................	0,50

Mêlez, appliquez en saupoudrant la peau.
Pommade d'oléate de zinc :

Oléate de zinc....................	30 grammes.
Vaseline.........................	30 —

Mêlez.
Onguent à l'oléate de zinc :

Oléate de zinc....................	30 grammes.
Paraffine........................	30 —

Mêlez.

Orexine (Tannate d'). — PRÉP. — Tannate de phenyldihydrochinazoline obtenu en prenant pour matière première la formaniline.

DESC. — Substance pulvérulente, d'un blanc jaunâtre, insipide et inodore ; insoluble dans l'eau, faiblement soluble dans les acides dilués, plus fortement dans l'acide chlorhydrique. Ce médicament ne doit pas être prescrit avec les préparations ferrugineuses.

PROP. THÉR. — Le Dr Kolb a employé ce médicament dans 40 cas d'inappétence avec toutes les causes variées d'anorexie, et 34 malades furent guéris. M. Kolb faisait prendre 0^{gr},25 avant chaque repa d'orexine en cachets et prescrivait de boire en même temps quelques gorgées d'eau pure.

Il a aussi son usage dans la thérapeutique infantile où on l'administre comme excitant de l'appétit à la dose de 20 centigrammes deux fois par jour, deux heures avant le dîner et avant le souper.

Mode d'emploi. Doses. — Le tannate d'orexine peut être pris avec de l'eau ou du sucre, ou dans des cachets, tablettes chocolatées et dosées à 25 centigrammes. Pilules de 10 centigrammes, de 1 à 5 par jour.

Orthoforme. — Prép. — On combine l'alcool méthylique à l'acide amidoxybenzoïque de façon à avoir l'éther méthylique de cet acide.

Desc. — Poudre cristalline blanche, inodore, insipide, peu et lentement soluble dans l'eau, qui n'en dissout que la quantité strictement nécessaire pour faire une solution dont on fait usage.

Prop. thér. — Appliqué sur les muqueuses en poudre ou en pommade, l'orthoforme y provoque, au bout de quelques minutes, une anesthésie lentement progressive. Il est facile de s'en convaincre en étalant ce médicament d'une manière uniforme sur la langue ou sur la conjonctive oculaire. Cette même action analgésique se manifeste aussi sur les plaies et ulcères douloureux, mais elle ne se produit pas à travers la peau ou une muqueuse épaissie et indurée. L'orthoforme se montre inactif partout où il n'existe pas de solution de continuité du tégument, comme dans les brûlures au premier degré, par exemple, les plaies réunies par suture, etc.

Par contre, l'action analgésique de l'orthoforme est des plus nettes dans les brûlures au troisième degré, dans toutes les plaies douloureuses (cancers ulcères variqueux de la jambe), les fissures des lèvres, du sein et de l'anus, les excoriations, les ulcérations de la langue, du larynx, etc.

Administré à l'intérieur, l'orthoforme constitue un bon moyen pour calmer les douleurs de l'ulcère rond et du cancer de l'estomac, mais il ne peut servir à combattre les sensations pénibles liées au catarrhe chronique de l'estomac ou à la dilatation de cet organe, la muqueuse gastrique étant intacte dans ces cas.

L'orthoforme, en se combinant avec l'acide chlorhydrique, forme un sel soluble. Ce chlorhydrate d'orthoforme ne convient cependant pas pour l'analgésie de la conjonctive et des muqueuses nasale, buccale et pharyngo-laryngée ; il ne peut non plus être employé en injections sous-cutanées, car, par suite de la réaction acide de ses solutions, il irrite fortement les tissus. Néanmoins, on peut l'utiliser à l'intérieur (ulcère et cancer de l'estomac), ainsi qu'en injections intra-urétrales dans les cas de blennorragie.

Mode d'emploi. Doses. — A l'intérieur, on peut administrer l'orthoforme et son chlorhydrate à la dose de 0,50 à 1 gramme par jour.

Orthophosphate d'argent. — Prép. — L'acide orthophosphorique étant un acide tribasique, donne naissance à trois sels différents, notamment un sel normal, un sel monacide et un sel biacide. L'ortophosphate d'argent monacide est insoluble dans l'eau. Si ce sel est dissous, à la température du bain-marie, avec une quantité égale (par poids) d'acide phosphorique du poids spécifique 1,3 évaporé antérieurement au bain-marie, jusqu'à consistance sirupeuse, il se forme, au refroidissement, une masse vitreuse de phosphate biacide qui se ramollit à la température du bain-marie, ce qui permet d'en préparer des solutions convenables.

On prépare la solution en ajoutant, en agitant continuellement, goutte à goutte, le sel fondu à l'eau très faiblement acidulée par l'acide phosphorique. On peut de la sorte obtenir des solutions aqueuses à plusieurs grammes pour 100 de sel : ces solutions contiennent le phosphate d'argent biacide avec un léger excès d'acide phosphorique libre.

DESC.—Ces solutions sont absolument limpides, possèdent une saveur légèrement acide et sont très stables. Mises en contact avec des solutions d'albumine, elles se comportent, envers cette dernière, absolument de la même façon que le fait l'acide phosphorique, c'est-à-dire que, loin de précipiter l'albumine, elles se montrent capables, si elles sont en excès, de redissoudre l'albumine précipitée par d'autres acides.

PROP. THÉR. — On sait que dans ces derniers temps un grand nombre de sels d'argent furent essayés dans le traitement de la blennorragie. Th. Spietschka (*Pragmed. Wechonschrift*, d'après *Nouveaux remèdes*) recommande dans ce but les sels d'acide phosphorique. En effet, ce dernier acide est bien supporté par l'organisme; ses solutions, même concentrées n'irritent point les tissus, et, ce qui le différencie, à son avantage, de tous les autres acides minéraux, c'est qu'il est doué d'une propriété particulière bien importante, à savoir que non seulement il ne précipite pas l'albumine, mais, au contraire, il redissout l'albumine déjà précipitée.

Les recherches entreprises par l'auteur, pour étudier l'action de ce sel sur les gonocoques, ont démontré que, même en solution très diluée (par exemple à 1 p. 10 000), l'orthophosphate d'argent biacide est doué de propriétés gonococcides très accentuées.

Après s'être préalablement assuré de ce fait, il

appliqua ce sel au traitement de plus de 10 cas de blennorragie. Il commença par le prescrire en irrigations, mais il ne tarda pas à avoir recours à des injections. Les injections répétées une, deux fois par jour, étaient faites chaque fois avec trois à quatre seringues de liquide que le malade gardait dans l'urètre pendant deux à trois minutes.

Si l'on a affaire à une blennorragie à l'état aigu, les injections seront faites, tout d'abord, avec une solution à 0,25-0,50, p. 1 000, que l'on élèvera, aussi rapidement que possible, jusqu'à prescrire une solution à 0,25-0,33, même 0,50 p. 100.

Dans la plupart des cas de blennorragie aiguë, il suffisait de quatre à six jours (sept à huit injections ou irrigations en moyenne) pour voir les gonocoques disparaître de l'urine.

Le traitement par ce sel a fourni aussi des résultats favorables inespérés dans plusieurs cas de blennorragie chronique. Il va sans dire que, en cas d'infiltration chronique de la muqueuse urétrale ou de rétrécissement de l'urètre, il est de toute nécessité, outre l'emploi de l'orthophosphate d'argent biacide, de ne pas négliger le traitement mécanique concomitant.

A côté des cas où ce traitement a fourni des guérisons qu'on peut qualifier d'étonnantes, il s'en est rencontré d'autres, aussi bien de blennorragie aiguë que chronique, qui sont restés rebelles à l'action du sel d'argent. Quoi qu'il en soit de ce fait, l'auteur recommande l'orthophosphate d'argent biacide comme un remède antiblennorragique pouvant être rangé comme très efficace à côté d'autres déjà connus.

Oxoles. — Syn. — Camphoroxol, Menthoxol, Naphthoxol.

Prop. — Ces nouveaux produits médicamenteux

sont simplement des mélanges d'une solution de peroxyde d'hydrogène à 3 p. 100 avec 32 à 38 p. 100 d'alcool, mélange dans lequel se trouve dissout, selon la désignation, 1 p. 100 de menthol, 1 p. 100 de camphre ou 2 p. 100 de naphtol (E. Merck).

Prop. thér. — Les oxoles sont, d'après une communication de M. Wagner, les antiseptiques qui correspondent à toutes les exigences qu'on est en droit d'attendre de ces médicaments. Les résultats cliniques jusqu'à présent obtenus invitent à recommander les oxoles, car ils agissent favorablement sur les plaies purulentes, ils empêchent le processus de décomposition et amènent la guérison après l'intervention chirurgicale appropriée. Ils excitent la formation des granules sans trop irriter les tissus. Le manuel de ce traitement consiste à imbiber d'une solution aqueuse à 10 p. 100 d'oxole un bourbonnet de gaze, à le placer sur la surface de la plaie ou, s'il y a lieu, dans la cavité de la plaie, et à la recouvrir d'un pansement stérilisé ; fréquemment les plaies furent nettoyées et légèrement lavées au moyen du désinfectant.

Les oxoles sont absolument inoffensifs et méritent, par leur propriété désodorisante qui les rend précieux pour le malade et le médecin, d'être expérimentés dans la pratique privée et hospitalière.

Oxycamphre. — Prép. — L'oxycamphre est du camphre ordinaire dans lequel un atome de H est remplacé par HO.

Desc. — Substance blanche amorphe, soluble à 2 p. 100 dans l'eau froide.

Prop. thér. — D'après le Dr Henitz, ce médicament abaisse l'excitabilité du centre respiratoire ; c'est un antidyspnéique dont l'action peut être comparée à celle de la morphine.

Mode d'emploi. Doses. — Cachets de 0gr,50 que l'on prend à la dose de 2 le matin et 2 le soir ; pour Henitz, on peut aller jusqu'à 2 et 3 grammes par jour.

Panbotano. — Syn. — *Calliandra Houstoni* Benth., *Feuillea Houstoni* L'Her., *Anneslea Houstoni* Swet.

Desc. — Petit arbuste de la famille des Légumineuses-Schwartziées, qui pousse dans les terres chaudes du Mexique, au Sénégal et au Gabon.

Comp. — M. Nicolas de Arellano et le Dr Moralès au Mexique et M. Villejean en France ont fait l'analyse de la plante ; ils ont trouvé du tannin, des matières grasses, une résine soluble. M. Bocquillon a isolé un glucoside, que M. Altamirano (de Mexico) a obtenu en quantité suffisante pour en faire l'étude et qu'il a appelé *Calliandrine*. M. le professeur Gab. Pouchet a isolé un alcaloïde et une résine active.

Prop. thér. — C'est un amer de premier ordre et il est employé contre les fièvres. Au Mexique, les Drs Moralès et Labato ont obtenu de bons résultats dans les fièvres paludéennes si communes dans ce pays. En France, M. le Dr Valude (de Vierzon) a obtenu des succès contre les fièvres de toute nature (fièvres paludéennes, fièvre typhoïde, grippe, tuberculose).

Le Dr Crespin (d'Alger) prescrit le *Panbotano* en décoction à la dose de 80 grammes pour les adultes et de 40 grammes pour les enfants, en administrant en même temps de l'acide carbonique, de l'opium, pour éviter les nausées ; sur 20 cas de fièvres intermittentes quotidiennes, il obtint 20 succès.

Le Dr Dinan (1) considère l'action efficace du *Pan-*

____

(1) Dinan, *Thèse inaugurale.*

botano comme très rapide ; il empêche les rechutes et peut être employé comme préventif du paludisme.

Le Dr A. Roussel (de la Nouvelle-Orléans) a eu des résultats satisfaisants dans 8 cas typiques de malaria.

MODE D'EMPLOI. DOSES. — Teinture. — Décoction. Le Dr Valude préconise la décoction avec 70 grammes d'écorce, à prendre en une fois. — Élixir.

Paraforme $C^3H^6O^6$. — SYN. — Trioxyméthylène. Triformol. Aldéhyde formique polymérisé.

PRÉP. — Le paraforme serait, d'après le Dr Aronson, un polymère du formaldéhyde ; on l'obtient en chauffant la solution aqueuse de formaldéhyde (formaline, formol) : le formaldéhyde se transforme alors en un polymère qui est le paraforme.

DESC. — C'est une substance blanche, cristalline, insoluble dans l'eau.

PROP. THÉR. — Le Dr Aronson préconise le paraforme comme antiseptique intestinal. De tous les antiseptiques comparés avec le paraforme, tels que naphtol-β, iodoforme, salol, dermatol et benzonaphtol, ce n'est que le premier qui, par son pouvoir d'arrêter complètement le développement des bactéries, peut être mis en parallèle avec le paraforme, et encore celui-ci agirait-il sur le bacille de la fièvre typhoïde avec plus d'énergie que ne le fait le naphtol-β. C'est ainsi qu'une solution de paraforme à 1 p. 5000 l'influencerait aussi efficacement qu'une solution de naphtol-β à 1 p. 3000. De même aussi 0^{gr},05 de paraforme stérilisèrent 200 grammes d'urine, tandis que le même but n'était atteint que par 0^{gr},15 de naphtol-β. L'administration de 5 grammes de paraforme ne fut suivie de phénomènes secondaires fâcheux d'aucune nature ; de par son action physiologique, il ressemble au calomel. Donné à la dose de

3 à 5 grammes, le paraforme est un bon purgatif, tandis qu'à des doses moins élevées il provoquerait plutôt la constipation. On peut aussi l'employer comme antiseptique pour les pansements.

Le Dr Miquel préconise les vapeurs de paraforme pour désinfecter les appartements.

A cet effet, il prépare la pâte suivante :

    Paraforme cristallisé...............) ãã
    Chlorure de calcium...............)

Eau Q. S. pour faire une pâte, qu'on étend sur des bandelettes qu'on suspend dans la pièce à désinfecter.

MODE D'EMPLOI. DOSES. — Solution aqueuse 1/1000, cachets de 0^{gr},10 à la dose de 2 à 10 par jour. Poudre pour saupoudrer les plaies.

Permanganate de chaux. — SYN. — Monol. Acerdol.

PRÉP. — On obtient cette substance par fusion de bioxyde de manganèse et de chaux ; on lessive à l'eau distillée, on filtre sur de l'amiante, on évapore et on fait cristalliser.

PROP. THÉR. — D'après M. Ch. Levassort, les solutions aqueuses chaudes à 0,3-0,5 p. 100 de permanganate de chaux sont recommandables pour la stérilisation des mains de l'opérateur, l'asepsie de la peau et du champ opératoire. Dans le courant de l'intervention chirurgicale, l'on peut se servir de solutions plus étendues, à 0,1 p. 100. Les instruments ne sont pas attaqués par ces solutions, si on ne les laisse à leur contact que pendant le temps nécessaire à l'opération et si l'on a soin ensuite de bien les essuyer. Dans la pratique gynécologique, on emploie contre les processus infectieux des injections vaginales ou intra-utérines qui contiennent 0,15-0,3 p. 1000 de cette préparation. En général, les solutions de 0,04 p. 1000 sont déjà suffisantes ; pour le lavage de l'urètre, on se sert de solutions à 0,2 p. 1000. Pour le traitement de la conjonctivite blennorragique, on emploie des solutions à 0,35 p. 1000 et l'on lave, au début, 4 fois par jour chaque œil, au moyen de 1 litre 1/2 de liquide ; plus tard, on n'entreprend les lavages que 3 fois par jour, puis à la fin 2 fois. D'après M. Féré, on peut, par l'antisepsie intestinale, influencer favorablement l'acné bromique, mais non les éruptions iodées. Mais l'on réussit à combattre avec succès ces deux sortes d'affections cutanées par des lotions au moyen d'une solution de permanganate de chaux à 0,04 p. 1000 ; on obtient le même résultat dans le bromidrose des pieds par des bains peu prolongés contenant 0,35 de permanganate de chaux par litre d'eau. M. Köhler a employé des solutions de permanganate de chaux pour le nettoyage de cavités buccales fétides et mal soignées et pour le lavage de la bouche après les extractions dentaires ; cet auteur est très satisfait de cette préparation, car son effet rapide ne laisse rien à désirer.

Mode d'emploi. — Solution variant de $0^{gr},40$ à 5 grammes p. 1000 d'eau distillée.

Péronine $C^{17}H^{18}AzO^2O\,C^6H^5CH^2HCl$.

Syn. — Chlorhydrate de benzoylmorphine.

Prép. — On l'obtient en substituant un radical alcoolique à un atome d'hydrogène du groupe OH de la morphine, analogue au groupe phénolhydroxyle (E. Merck).

Desc. — Poudre blanche légère. Soluble dans l'eau et l'alcool faible, surtout à chaud, insoluble dans le chloroforme et l'éther. Se décompose à 200° en dégageant des vapeurs à odeur de benjoin.

La solution aqueuse de péronine additionnée d'acide chlorhydrique dilué est-elle soumise pendant un certain temps à l'ébullition, la péronine se dédouble en morphine et en chlorure de benzyle : la solution bouillie est-elle traitée par des alcalis caustiques, il se produit un précipité de morphine qui se redissout dans un excès d'alcali.

Prop. thér. — Le Dr Schröder dit que c'est un bon narcotique que l'on peut placer entre la codéine et la morphine. Tout en le cédant un peu, de par son action hypnotique, à la morphine, elle lui est supérieure sous plusieurs rapports : le sommeil est plus profond, plus calme et n'est jamais précédé de phénomènes d'excitation. Schröder la recommande surtout contre la toux opiniâtre survenant dans le cours de la bronchite et de la phtisie. C'est un excellent calmant des douleurs rhumatismales et névralgiques ; on peut la prescrire avantageusement contre les accès asthmatiques. Comme phénomène secondaire fâcheux, on n'a observé que de la constipation. La péronine peut être administrée à des doses 2 à 3 fois plus élevées que celles de la morphine, c'est-à-dire à la dose de 0^{gr},02-0^{gr},04. La dose maxima est de 0^{gr}, 06 en une seule fois et de 0^{gr},2 par vingt-quatre heures.

Mode d'emploi. Doses. — Voici quelques formules :

```
I. Péronine........................... 0gr,3
   Racine de réglisse.................. ⎫
   Suc de réglisse .................... ⎭ ãã Q. S.
```

Divisez en 30 pilules. — A prendre 2-3 pilules, le soir.

```
II. Péronine.......................... 0gr,5
    Eau distillée..................... 100 grammes.
```

M. S. — A prendre une cuillerée à café le soir.

III. Péronine.............................   0gr,3
    Alcool...............................   5 grammes.
    Eau distillée........................   50   —
    Sirop simple.........................   100   —

M. D. S. — A prendre, 3 fois par jour, par cuillerée à café.

Petiveria alliacea L. — SYN. — Racine du Congo, Herbe aux poules.

DESC. — Arbuste de la famille des Phytolaccacées, qui croît au Congo, en Guinée et dans l'Amérique du Sud.

PROP. THÉR. — Les feuilles sont diurétiques, sudorifiques, antispasmodiques, employées dans l'ischurie, l'hystérie, l'hydropisie et la fièvre jaune. Aux Antilles, la racine est employée comme odontalgique ; à Porto-Rico, on la donne aux nouvelles accouchées pour prévenir les accidents des suites de couches.

MODE D'EMPLOI. DOSES. — Décoction, administrée tous les quarts d'heure, par verrée.

Phénalgine. — PRÉP. — La phénalgine est un dérivé ammoniacal de la houille, c'est un ammonium-phénylacétamide. L'ammoniaque devient libre dans l'estomac, provoque une stimulation générale et empêche les phénomènes de dépression cardiaque de se produire comme cela arrive avec la plupart des dérivés du benzol.

DESC. — Une poudre blanche, d'odeur piquante, d'un goût peu marqué et insoluble dans l'eau.

PROP. THÉR. — L'ingestion est suivie d'une amélioration du pouls, puis, par suite du renfoncement de la systole, le cœur se ralentit. Une dose de 0,75 centigr. provoque une légère ivresse, suivie d'un assoupissement à la suite duquel le malade se trouve débarrassé de ses malaises. La phénalgine s'emploie dans les migraines, les névralgies, l'insomnie; dans ce dernier cas, seule ou associée aux bromures ou au trional à faibles doses. Dans la dysménorrhée fonctionnelle, la phénalgine a rendu des services. On l'a encore employée avec succès dans la malaria, la grippe, le rhumatisme, la gastralgie, etc., associée au salicylate de soude, au salol et au lycétol, dans le rhumatisme et la goutte, au carbonate de gaïacol dans la phtisie. Dans tous ces cas, la phénalgine est utile lorsque les douleurs névralgiques ou rhumatismales surviennent et constituent le symptôme dominant. Elle possède encore une légère action hypnotique qui la rend utile pour remplacer l'opium, car elle ne produit pas d'accoutumance.

Phénégol. — Prép. — Lorsqu'on nitrose les dérivés parasulfonés des phénols en général, on arrive assez facilement à leur faire absorber une quantité de mercure égale à un demi-équivalent par équivalent de phénol primitif. Ces corps ainsi obtenus, que nous dénommons *égols* d'une façon générique et *phénégol, créségol, thymégol* d'une façon particulière, sont des composés organiques paradoxaux de mercure, en ce sens qu'ils n'offrent aucune des réactions chimiques ni physiologiques de leur composants (M. E. Gautrelet).

Le phénégol peut être représenté par la formule :

$$C^6H^3 \underset{\diagdown\; SO^3K}{\overset{\diagup\; O}{-}} AZO^2 = Hg = AZO^2 \underset{SO^3K \diagup}{\overset{O \diagdown}{-}} C^6H^3$$

Desc. — Poudre rouge, soluble dans l'eau froide en toutes proportions, sans saveur, ni odeur, ni caustique, ni irritante. Elle ne coagule pas les albumines, précipite les toxines, n'est pas décomposée par les matières organiques.

Prop. thér. — Sa toxicité est à peu près nulle, seulement de 2 grammes par kilogramme de poids. Son élimination est rapide, et sa valeur bactéricide grande, car, à 4 p. 1000, le phénégol maintient des bouillons stériles ou stérilise toutes les cultures auxquelles il est ajouté.

Phénocolle $C^{10}H^{14}O^2Az^2$.

Syn. — Amido-acét-paraphénétidine.

Desc. — Poudre blanche, cristalline, soluble à 17° dans 16 parties d'eau ; la solution est neutre, incolore, devient alcaline au bout de quelques jours.

Sel employé. — Le chlorhydrate.

Prép. — On l'obtient en combinant la phénétidine et le glycocolle.

Prop. phys. — Le chlorhydrate de phénocolle est un antithermique et un analgésique, qui ne serait pas toxique, au dire du professeur Kobert (de Dorpat). On n'a pas signalé d'action nocive sur les reins même après d'assez fortes doses. L'urine prend une teinte rouge brun qui se fonce encore après addition de perchlorure de fer. L'élimination du médicament est très rapide.

Prop. thér. — Employé par le Dr Mering comme antithermique, et il a obtenu d'aussi bons effets qu'avec l'antipyrine ou la phénacétine.

Préconisé par le professeur Kobert dans les fièvres des pthisiques, dans le rhumatisme articulaire aigu et dans les névralgies.

M. Herbel l'a employé avec succès dans plusieurs cas de tuberculose pulmonaire et de rhumatisme articulaire aigu.

Mode d'emploi. Doses. — Il se prend sous forme de poudre en cachets, à la dose de 0^{gr},50 à 1 gramme. Un gramme de phénocolle équivaut, au point de vue des effets, à 1^{gr},50 ou 2 grammes d'antipyrine.

Phénylpilocarpine $C^{11}H^{16}N^2O^2,OH,C^6H^5$.

Syn. — Phénate de pilocarpine.

Desc. — Liquide huileux, incolore, soluble dans l'eau et l'esprit-de-vin, et qui, par la conservation, se colore avec le temps.

Prop. thér.—La phénylpilocarpine a été préconisée par le Dr Cyrus Edson pour le traitement de la phtisie et de la fièvre intermittente. Cet auteur partit du fait suivant : dans les maladies infectieuses, on remarque dans l'urine une augmentation de la production des phénols qui doit être regardée comme un moyen, donné par la nature, pour rendre inoffensives les toxines bactériennes. Il parut le plus commode d'introduire le phénol en combinaison avec la pilocarpine, corps qui non seulement agit comme expectorant, mais possède encore la propriété de provoquer la leucocytose et d'exciter l'activité glandulaire.

Mode d'emploi. Dose. — M. Edson se servit d'une solution de $0^{gr},02$ de phénylpilocarpine dans 100 c. c. d'eau phéniquée à 2,75 p. 100. Cette solution est injectée sous la peau de l'abdomen et ne provoque, outre une douleur cuisante, aucune réaction locale. Dans la phtisie, l'on injecte au début du traitement 3-5 c. c. de cette solution, par jour, en une seule fois. On élève cette dose, de jour en jour, en augmentant de $0^{cc},5$ jusqu'à ce que l'on atteigne une dose totale de 6-7 c.c. par jour. En même temps, l'on fait inhaler une solution à 10 p. 100 d'iodoforme dans l'éther, ou l'huile d'olive ou une solution d'acide phénique à 10 p. 100 additionnée de glycérine. Dans la malaria, on injecte le premier jour deux fois, 6 c.c. chaque fois, à droite et à gauche de la ligne médiane, sous la paroi abdominale ; les six jours suivants, l'on donne la moitié de cette dose que l'on n'administre plus.

Phosphate de bismuth. — Syn. — Bismuthol. Gastérine. Phosphate de bismuth soluble.

Prép. — On l'obtient en faisant fondre un mélange d'oxyde de bismuth, de soude et d'acide phosphorique.

Desc. — Il renferme environ 20 p. 100 d'oxyde de bismuth, il donne facilement une solution complète dans l'eau, même dans les proportions de 1 à 2 ou 1 à 3. Mais les solutions concentrées se troublent déjà après peu de temps, tandis que la solution au vingtième se conserve plus de vingt-quatre heures, et les solutions plus faibles encore se maintiennent plusieurs jours. La solution est presque neutre, d'une saveur salée et se trouble par les bases, les acides et l'action de la chaleur.

Prop. thér. — Le Dr O. Doffler a préconisé ce sel contre le catarrhe aigu de l'estomac et de l'intestin et comme antiseptique intestinal, à la dose de 0^{gr},20 à 0^{gr},50, trois fois par jour. On l'emploie aussi dans le traitement des plaies en saupoudrant.

Le phosphate de bismuth agirait très favorablement dans la gastro-entérite aiguë des enfants. Dans la plupart des cas, les vomissements cesseraient dès la première cuillerée du médicament ; l'odeur spécifique dégagée par les déjections disparaîtrait à partir du moment où les matières fécales se colorent en noir par le bismuth et la guérison s'obtiendrait rapidement. Il y a lieu toutefois de prolonger l'usage du sel bismuthique quelques jours encore après la cessation de la diarrhée.

Mode d'emploi. Doses. — Aux adultes, on le prescrit sous la forme d'une potion ainsi formulée :

Phosphate de bismuth............	3 à 4 grammes.	
Eau	500	—
Sirop diacode.................	30	—

F. S. A. — A prendre par cuillerées à bouche d'heure en heure.

Pour les enfants, recourir à la formule suivante :

Phosphate de bismuth...............	2 grammes.
Eau.........................	90　—
Sirop diacode..................	10　—

F. S. A. — Donner d'heure en heure une demi-cuillerée ou une cuillerée à café.

Le Dr Leisser a eu aussi d'excellents résultats analogues : cachets à la dose de 0^{gr},20 à 0^{gr},50, 3 fois par jour pour les enfants, 6 fois par jour pour les adultes.

Phosphate de créosote. — PRÉP. — On l'obtient en traitant la créosote par l'anhydride phosphorique en présence du sodium.

DESC. — Se présente en une masse sirupeuse, dense, qu'on traite par l'eau, qu'on soumet à une distillation fractionnée pour recueillir le produit qui distille entre 190° et 203°. On le purifie en le dissolvant dans l'alcool absolu d'où on le précipite par l'eau.

De ce traitement résultent plusieurs phosphates de créosote ; — parmi tous ces produits il n'y a que le produit qui distille entre 190°-203° qui est employé dans la médecine interne, parce qu'il est privé de propriétés caustiques ou irritantes. Il contient environ 75 p. 100 de créosote et 25 p. 100 d'acide phosphorique. C'est une huile dense, d'odeur presque imperceptible qui rappelle celle de la créosote, de saveur astringente et amère peu prononcée, non piquante. Ce produit est insoluble dans l'eau, dans la glycérine, dans les solutions alcalines et les huiles (ce caractère le distingue de la créosote), il est soluble dans l'alcool et l'éther.

PROP. THÉR. — L'absence de causticité, d'action irritante et vénéneuse, doivent faire préférer ce produit à la créosote, puisqu'il est possible de l'administrer à hautes doses, sans produire d'inconvénients. En effet, il ne produit jamais d'intolérance

gastrique, ni de diarrhées. Il agit comme astringent;
sur l'estomac, il exerce une action tonique et apéri-
tive. Il est saponifiable par les liquides organiques
alcalins et par le sang : la créosote et les phophates
régénérés sont alors plus efficaces, parce qu'ils sont
à l'état naissant. On l'administre dans certains cas
de localisations tuberculeuses (pulmonaire, laryngée
et méningite tuberculeuse) et dans certains cas de
bronchite chronique.

MODE D'EMPLOI. DOSES. — Capsules. Pilules à la
dose de 0^{gr},50 à 1 gramme par jour.

Phosphate de gaïacol. — SYN. — Éther gaïacol-
phosphorique.

DESC. — Corps cristallin, incolore, inodore, insi-
pide. Soluble dans l'alcool fort, il est insoluble dans
l'eau, la glycérine et les huiles ; il est fusible à 97°.
Sa teneur en gaïacol est de 89,4 p. 100.

PROP. PHYS. — Introduit dans le tube digestif de
l'homme ou des animaux, le phosphate de gaïacol
traverse l'estomac sans subir de modifications et se
dédouble dans l'intestin. Il est alors absorbé, puis
éliminé principalement par la voie urinaire. Sa
toxicité est inférieure à celle du gaïacol.

PROP. THÉR. — Le Dr Gilbert administre le
phosphate de gaïacol à la dose de 40 à 60 centi-
grammes par jour, dans un certain nombre de cas
de tuberculose pulmonaire. Son action lui a paru
comparable à celle du gaïacol et de la créosote.

Comparé aux autres composés du gaïacol, le
phosphate offre l'avantage d'être plus riche en
gaïacol. Seuls font exception le carbonate et le
phosphate, dont la teneur en gaïacol est plus
élevée.

Le phosphate et le phosphite offrent, d'autre
part, l'avantage sur le carbonate de mettre en

liberté un radical phosphoré aux lieu et place d'acide carbonique indifférent.

Comparé encore au gaïacol, le phosphate de gaïacol présente plusieurs infériorités dues à son point de fusion et à son insolubilité dans l'huile qui rendent son emploi impossible en badigeonnages cutanés, en injections interstitielles, en suppositoires et en lavements ; mais son absence de goût et d'odeur, son insolubilité et son inaction sur l'estomac, sa faible toxicité lui assurent certains avantages.

Mode d'emploi. Doses. — Cachets. Pilules. Capsules à la dose de 40 à 60 centigrammes par jour.

Phospholutéine. — Syn. — Lécithine.

Prép. — La lécithine est une des combinaisons organiques du phosphore les plus importantes, qu'elle entre dans la composition des tissus et organes tels que le cerveau, les hématies, le jaune d'œuf, le sperme, etc., ou qu'elle serve à la formation synthétique des nucléines, nucléo-protéides et autres substances phosphorées très complexes.

Prop. thér. — Le Dr V. Danilevsky et ses élèves, Zeleuvsky et Kostine, ont étudié expérimentalement l'action de la lécithine comme agent thérapeutique. Sous l'influence des injections hypodermiques de lécithine, le nombre de globules rouges du sang augmente et leur teneur en hémoglobine s'élève ; l'appétit s'améliore et le poids du corps augmente.

D'autre part, les observations que V. Danilevsky a eu l'occasion de faire sur l'homme lui ont démontré que cette substance a une action très favorable dans l'asthénie nerveuse et l'altération de la nutrition.

Le Dr Danilevsky, se basant sur toutes ces données, propose la médication lécithinique dans l'anémie, l'anorexie, l'altération de la nutrition, l'asthénie musculaire, etc.

Mode d'emploi. — Les injections de phospholutéine doivent être intramusculaires ; dose quotidienne : 2 c.c. ; n'employer qu'un liquide neutre au papier de tournesol.

Doses. — Pour l'homme adulte, la dose serait de 0,30 à 0,50 centigrammes par jour en teinture alcoolique prise à jeun.

Dans la tuberculose, on peut espérer lutter avec succès, grâce à la lécithine, contre l'anorexie et la dénutrition. Elle serait également indiquée en cas de ralentissement de l'accroissement.

Le Dr Tonelli a étudié la valeur thérapeutique de la phospholutéine ou lécithine dans la chlorose et l'anémie secondaire.

L'emploi de cette substance produit une augmentation constante et rapide du poids du corps qui a été, dans certains cas, de plus de 7 kilos pour un traitement de vingt à trente jours.

Cette augmentation de poids est en rapport avec l'amélioration que l'on observe du côté de l'appareil digestif : disparition des douleurs épigastriques, de l'anorexie, des vomissements.

Le Dr Tonelli estime que dans un certain nombre d'affections, en particulier dans les chloroses et les anémies associées à des troubles graves de l'appareil digestif et à des symptômes de dépérissement général, cette substance, dont l'emploi thérapeutique ne présente aucun inconvénient, peut remplacer avantageusement le fer dont les sels employés en injections hypodermiques produisent presque toujours de la douleur et souvent des troubles excessivement graves.

Phyllanthus Niruri L. — Syn. — *Yerba de quinino.* Quinine créole.

Desc. — Plante de la famille des Euphorbiacées,

qui croît à Porto-Rico, à la Réunion, en Cochinchine et aux Antilles.

PROP. THÉR. — Excellent tonique amer, diurétique et désobstruant. Très réputé comme spécifique des fièvres intermittentes et que l'on peut employer même comme préventif. — Le suc est usité contre les plaies de mauvaise nature et les maladies parasitaires de la peau. — A doses répétées, il est purgatif et convient alors contre les fièvres intermittentes à forme splénique et hépatique.

MODE D'EMPLOI. DOSES. — Poudre, à la dose de 4 grammes. — Teinture 1/5, à la dose de 8 grammes, le matin.

Picronitrique (Acide) $C^6H^2(AzO^2)^3OH$.

DESC. — Sous forme de lamelles cristallines, jaunes, de saveur amère, de réaction acide, solubles à la température ordinaire dans 86 parties d'eau, fusibles à $122^o,5$, il est également très soluble dans l'alcool et dans l'éther.

PROP. THÉR. — D'après E. Merck, cet acide possède, comme remède dans le traitement des brûlures, les trois propriétés essentielles que l'on doit exiger d'un médicament destiné à ce genre de plaies. Il est analgésique, antiseptique et kératoplastique. C'est surtout par cette dernière propriété qu'il exerce une influence heureuse sur les brûlures. Toutes les brûlures des 1er, 2e et 3e degrés sont favorablement influencées par ce traitement, pourvu qu'il reste une trace d'épiderme.

MODE D'EMPLOI. DOSES. — Solution.

Acide picronitrique	5 gr,
Alcool	80 —
Eau distillée	1000 —

Le pansement est renouvelé vers le troisième ou le quatrième jour.

Cet acide est également recommandé en dermato-
logie, en gynécologie et dans le traitement de cer-
taines affections des yeux.

Dans l'eczéma et l'érysipèle, on se sert de la pré-
paration suivante en badigeonnages :

Acide picronitrique................ 0,50 à 1 gr.
Éther sulfurique................... Q. S.
Eau distillée...................... 150 grammes.

Usage externe.

Pipérazine. Formule $C^2H^{10}Az^2$ (At.). — Syn. —
Spermine. Diéthylediamine. Pipérazérine.

Prép. — Dans une solution de :

Dinitrosodiphénylepipérazine ....   10 kilogrammes.
Eau........................   300   —

On envoie un courant rapide de gaz sulfureux jus-
qu'à parfaite dissolution du produit nitrosé. On ajoute
alors :

Acide chlorhydrique............ ....   22kil,600

et on évapore jusqu'à moitié du volume primitif. La
liqueur contient alors du chlorhydrate de pipérazine
et de l'acide amidophénoldisulfonique qui se séparent
en partie par le refroidissement. Pour isoler la pipé-
razine, on alcalinise la liqueur filtrée avec 70 kilo-
grammes de lessive de soude caustique à 32 p. On
distille avec de la vapeur d'eau jusqu'à ce que le
liquide qui passe ne précipite plus par l'acide picrique.

Desc. — M. Finzelbach attribue à ce corps les pro-
priétés suivantes : Poudre cristalline blanche, de réac-
tion très alcaline, très peu soluble dans l'eau, s'em-
parant cependant de l'eau et de l'acide carbonique
de l'air.

Elle a une constitution identique à celle de la
diéthylènediamine de Hoffmann. C'est une base forte
donnant avec les différents acides de véritables sels.

Avec l'iodure double de bismuth et de potassium, elle donne un précipité cristallin, rouge écarlate, facilement reconnaissable sous le microscope (professeur Prunier).

PROP. PHYS. — Les expériences faites par M. Van den Klep ont montré qu'on a exagéré l'action dissolvante de la pipérazine, en disant qu'elle était douze fois supérieure à celle du carbonate de lithine, car en expérimentant sur des calculs uratiques et non sur des cristaux d'acide urique, on constate que la pipérazine, au point de vue dissolvant, ne l'emporte pas sur le carbonate de lithine.

De plus, Van den Klep admet, d'après ses expériences, que la pipérazine possède à un très haut degré la propriété d'entraver la désoxydation de l'oxyhémoglobine, ainsi que la peptonification de l'albumine.

Excitant général, elle possède la propriété de dissoudre l'acide urique, de relever la quantité d'urée, d'assurer les échanges physiologiques.

PROP. THÉR. — D'après le Dr Vogt, la pipérazine donne de bons résultats dans la gravelle urique, la goutte et les coliques néphrétiques.

Le Dr Auguste Voisin et le Dr Schmidt conseillent ce médicament dans le traitement de la goutte :

1° A la dose de 1 gramme par 24 heures dans de l'eau simple ou de l'eau de Seltz.

2° En solution à 1-2 p. 100, la pipérazine ne provoque pas d'irritation des muqueuses : aussi cette solution est-elle propre aux lavages de la vessie et à la dissolution graduelle des calculs uratiques de la vessie.

3° Grâce à sa solubilité facile dans l'eau, on peut se servir de la solution suivante :

> Pipérazine............................... 0^{gr},1
> Eau distillée............................ 1 gramme.

pour faire des injections dans les tophus **eux-mêmes.**

4° Enfin la solution suivante :

Pipérazine...................... 1-2 grammes.

Alcool.......................... 20 —

Eau distillée................... 80 —

peut être employée, sous forme de *compresses de Priessnitz*, en applications locales sur les tuméfactions goutteuses qu'elle influencera favorablement; ces applications viendront utilement en aide à la spermine administrée par la bouche.

La pipérazine agissant comme dissolvant non seulement sur l'acide urique, mais aussi sur les substances albuminoïdes servant pour la construction des concrétions, elle hâtera aussi la dissolution des calculs composés (urato-phosphatiques et urato-oxaliques). Il serait donc à recommander, dans ces cas, l'emploi prolongé de la spermine.

D. Gruber a étudié comparativement l'emploi du myrtil et de la pipérazine dans le traitement du diabète, ces deux substances ayant été récemment préconisées.

L'extrait de feuilles de myrtil donné à la dose de 30 centigrammes par jour n'a pas abaissé le taux du sucre, tandis que la pipérazine a été très efficace.

L'auteur emploie la pipérazine à la dose de $1^{gr},10$ par jour en 3 doses avant chaque repas. Les résultats obtenus furent très satisfaisants. Grâce à ce traitement, le taux du sucre dans l'urine s'abaissa à 3 p. 100 environ, la soif diminua notablement, les forces se rétablirent. Toutefois le poids du corps, au lieu d'augmenter, diminua même un peu.

Mode d'emploi. Doses. — Injections sous-cutanées à la dose de 30 centigrammes par 1 gramme d'eau.

A l'intérieur, cachets médicamenteux à la dose de 50 centigrammes.

Dose maxima par jour: 1 gramme.

Pipitzahoac. — Syn. — Racine du *Perezia adnata*.

Desc. — Cette racine existe en grandes quantités près de Salvatiera (Etat de Guanajuato), et entre Acambaro et le lac de Guitzeo (Mexique).

Comp. — Le principe purgatif de cette plante est l'*acide pipitzahoïque* découvert par M. le prof. F. Rio de la Loza.

Cet acide se comporte comme une quinone, selon Mylius, raison pour laquelle il le désigna sous le nom de *perezone*. D'après le Dr Widl, il a pour formule $C^{30}H^{20}O^6$.

C'est un corps cristallisé en aiguilles à quatre faces terminées en biseau, de couleur jaune rosâtre, presque sans odeur, de saveur âcre persistante et plus sensible dans la partie profonde de la bouche. A la température de 67°, il se ramollit, à 70° il fond et de 75 à 80° il se sublime en se décomposant en partie, tandis que le reste cristallise par refroidissement. Insoluble dans l'eau froide, peu soluble dans l'eau chaude et les huiles fixes et volatiles. Soluble dans l'alcool, l'éther sulfurique et l'éther de pétrole. Soluble dans les alcalis avec lesquels il se combine pour former des sels de couleur violette intense, caractéristique.

Prop. phys. — L'acide pipitzahoïque produit sur le chien des évacuations muqueuses un peu colorées de rose et de fortes contractions péristaltiques de l'intestin. Il est absorbé par la voie gastro-intestinale et éliminé par les urines qui prennent une couleur verdâtre pendant plusieurs jours (prof. Altamirano).

Prop. thér. — La racine en décoction à 5 p. 100 ou en poudre à la dose de 3 à 5 grammes produit sur l'homme de 6 à 8 évacuations semi-liquides, abondantes, précédées de douleurs de ventre, soif et transpiration cutanée, quelquefois de vomissements. Elle excite fortement les fibres intestinales sans congestionner les vaisseaux hémorroïdaux.

L'action purgative commence après deux heures. On peut l'administrer aussi pour vider simplement l'intestin en cas de constipation et comme dérivatif en place d'aloès, sur lequel il offre l'avantage de ne pas produire ou de ne pas exacerber les hémorroïdes. Il est indiqué aussi dans les engorgements intestinaux des vieillards (prof. Altamirano).

Peut-il se substituer à la cascara sagrada? Oui, s'il s'agit d'exciter simplement les contractions intestinales, sans augmenter la sécrétion. Il est analogue au jalap, qu'il peut parfaitement remplacer.

Mode d'emploi. Doses.

> Poudre de racine de pipitzahoac (*Peresia ad nata*).............................. 4 grammes.

En quatre capsules gélatineuses, à prendre en une fois. Convient très bien aux hémorroïdaires.

> Acide pipitzahoïque.................. 1 gramme.

Pour dix pilules.

De 2 à 3 pilules comme purgatif dans les cas indiqués. Elles sont moins énergiques que la racine. Préconisées pour les cas de constipation des hémorroïdaires et les paresses de l'intestin.

Piscidia Erythrina L. — Syn. — *Jamaica Dogwood.*

Desc. — Arbuste de la famille des Légumineuses, tribu des Dalbergiées, qui croît aux Indes et aux Antilles. Doit son nom (Piscidia) à l'action stupéfiante qu'elle exerce sur les poissons et à la couleur éclatante de sa fleur rouge (ἐρυθρός, rouge).

Prop. thér. — Le D\u02b3 Landowski a reconnu à cette plante les propriétés sédatives et soporifiques signalées par le professeur Ott et le D'' Hamilton. Le D'' Landowski s'est servi de l'extrait fluide, préparé par Limousin, en suivant la méthode de la pharmacopée des États-Unis, c'est-à-dire que le poids de l'extrait représente exactement le poids de la substance employée.

Le D'' Hutchinson (de Glascow) a employé avec succès l'extrait fluide dans les cas de phtisie, bronchite des mineurs, catarrhe sec, névralgie faciale, insomnie, sciatique et coqueluche. Sédatif dans les névralgies, les migraines, la manie.

MODE D'EMPLOI. DOSES. — Extrait fluide, de 30 à 60 gouttes. — Décoction d'écorce, 4 grammes. — Teinture, 2 à 3 grammes par jour. — Sirop, contenant 1 gramme d'extrait par cuillerée :

Teinture de *Piscidia erythrina*..... 20 grammes.
— de *Viburnum prunifolium*. 20 —

préconisé par M. le D'' Huchard, à la dose de 50 gouttes dans les vingt-quatre heures, contre les névralgies.

Plumieria alba L. — SYN. — Frangipanier. Bois de lait.

DESC. — Plante de la famille des Apocynacées, qui croît aux Antilles et à la Réunion.

PROP. THÉR. — Altérant, dépuratif, purgatif et antisyphilitique. L'écorce agit efficacement dans la blennorragie. — Le suc laiteux est toxique et irritant, à la façon du suc des Euphorbiacées.

MODE D'EMPLOI. — On emploie la décoction aux repas, au lieu de boisson ordinaire, à la dose de 1/2 litre par jour.

Protargol. — PRÉP. — Combinaison d'argent avec les substances protéiques. Le protargol contient 8,3 p. 100 d'argent.

Desc. — Poudre fine, jaunâtre, facilement soluble dans l'eau froide ou tiède. Les solutions sont d'uen clarté absolue et ne se coagulent pas sous l'influence de la chaleur. Sa solution ne précipite pas par l'addition des alcalis, des sulfures alcalins, des sels, — surtout du chlorure de sodium — et de l'albumine.

Prop. phys. — N'irrite pas et ne provoque aucune douleur. Les solutions sont facilement obtenues, et ne tachent ni la peau, ni le linge.

Prop. thér. — Antigonococcique, antiseptique. Expérimenté avec succès par le professeur Neisser dans les blennorragies, dès le début de l'affection ; injections très prolongées de 1/2 à 2 p. 100. Essayé en France par Haïdoutoff, à Saint-Louis (service de M. Balzer), puis par N. Noguès, qui relate quatorze guérisons sur quinze cas de blennorragies diverses, par H. Fournier, E. Guillon, Hamonic, enfin par E. Desnos, qui a obtenu de remarquables résultats dans cinquante-huit cas divers d'affections des voies urinaires au moyen d'instillations à 10 p. 100.

En ophtalmologie, le protargol semble devoir prendre la première place et reléguer au second plan le nitrate d'argent. Darier, Deneffe, Carra, Ginestous, Valude, Valencon, Girard, en ont obtenu d'éclatants succès dans une foule d'affections diverses d'ophtalmie purulente, conjonctivite printanière, blépharite ciliére, affections conjonctivales les plus variées. Tous les auteurs s'accordent pour lui reconnaître deux qualités essentielles : indolore et innocuité absolue.

On emploie en oculistique des solutions de 10 à 20 p. 100.

Comme antiseptique chirurgical, a donné de très bons résultats.

Psoralea pentaphylla L. — Syn. — Contrayewa du Mexique.

Desc.—Plante de la famille des Légumineuses-Papi-
lionacées, qui croît au Mexique.

Part. empl. — Racine. Graine.

Comp. — L'analyse de la racine a été faite par le
professeur Lozano, qui a trouvé la présence d'un
alcaloïde (psoraline) en proportion de 9 p. 100, solu-
ble dans l'alcool, l'éther et la glycérine.

Prop. thér. — Les graines sont stomachiques,
toniques, mais elles sont émétiques à haute dose.

La racine est employée comme fébrifuge dans les
fièvres malignes et comme abortive contre a mor-
sure des serpents.

Mode d'emploi. — Décoction de la racine à la dose
de 30 grammes pour 1 litre d'eau. Poudre de la ra-
cine 10 grammes en 2 paquets, à prendre un paquet
à la période de chaleur et l'autre à la période
algide de la fièvre. Extrait fluide à la dose de 3 à
10 grammes. Psoraline en injection à la dose de
0gr,10 (Dr Altamirano).

Pyoktannate de mercure. — Syn. — Pyoctanin
hydrargyrique.

Prép. — On prépare ce médicament en traitant
une solution de pyoctanin par une solution de
bichlorure de mercure dans le chlorhydrate d'ammo-
niaque (M. E. Merck).

Desc. — Précipité moins coloré que le pyoctanin,
contenant 55 p. 100 de mercure.

Prop. thér. — On l'emploie en solution à 0,5 ou
1 p. 100 contre le favus et la gonorrhée chronique ;
on peut aussi l'employer comme succédané de
l'iodoforme et pour le traitement des brûlures graves.
Pour en préparer de la gaze, on prend 100 de gaze
non amidonnée et 60 d'une solution contenant
1 gramme de sublimé et 5 grammes de chlorhydrate
d'ammoniaque ; on imbibe la gaze avec cette solu-

tion ; on laisse sécher, et on humecte à nouveau avec cette solution à 0,5 p. 100 de pyoctanin. Finalement on abandonne à la dessiccation.

Mode d'emploi. Doses. — Solution alcoolique à 1 p. 100 employée en usage externe en badigeonnages. Injection contre la gonorrhée.

Pyoctannate de mercure...............	0 gr. 1
Chlorure de sodium...................	1 gramme.
Eau distillée........................	200 grammes.

Pyoktannin. — Syn. — Pyoktanine. Pyoctène et Bactérioktène ; de πῦον, pus ; κτείνειν ou κτενειν, tuer.

Desc. — Couleurs d'aniline préparées par M. E. Merck (violet de méthyle, auramine).

Prop. bact. — Le professeur Stilling (de Strasbourg) a étudié l'action antibactérienne des couleurs d'aniline. Dans les recherches qu'il a faites avec le Dr Vortmann, il s'est servi du violet de méthyle. Dans une solution au millième, la viande se conserve plus de six jours à la température de 25° sans qu'il se développe de bactéries.

Dans une solution à 1 gramme pour 3 000 grammes d'eau renfermant de l'extrait de viande et du sucre, il ne se forme pas de *Penicillium glaucum*. Les bactéries du pus sont tuées par le contact d'une solution à 1 gramme pour 64 000 grammes d'eau.

Prop. thér. — Ces auteurs ont obtenu les meilleurs résultats de l'application de ce corps à la chirurgie et à l'oculistique pour le traitement des plaies et ulcérations. Il serait, d'après eux, un produit supérieur au sublimé. Ils ont expérimenté un pyoktanin bleu pour les usages chirurgicaux et un pyoktanin jaune (auramine) pour l'oculistique. Ils ne sont pas toxiques ; ils sont inodores et cicatrisants.

M. Bresgen a essayé la pyoktanine dans 18 cas de cautérisations nasales pour influencer favorablement l'inflammation et la suppuration post-opératoires.

La pyoktanine bleue sous forme de tablette fut employée en solution de 2 p. 1000. Immédiatement après la cautérisation, on badigeonnait la muqueuse avec de l'ouate imbibée de cette solution.

Le résultat de ce traitement consistait dans une diminution de l'inflammation et des douleurs, et la sécrétion purulente fut diminuée.

Usité contre la blennorragie en solution à la dose de 1 p. 100 en injections.

INCONVÉNIENTS. — Ils colorent la peau, mais on peut faire disparaître les taches par une solution d'hypochlorite de soude ou par de la teinture de savon.

MODE D'EMPLOI. DOSES. — Poudre. — Pommade de 1 à 2 p. 100. — Coton et gaze à 1 p. 100.

Pyramidon. — SYN. — Diméthyl-amido-phénil-diméthyl-pyrazolone, ou diméthyl-amido-antipyrine.

DESC. — Poudre blanc jaunâtre, cristalline, soluble dans 10 parties d'eau et presque insipide. La solution, incolore, devient, sous l'influence du perchlorure de fer, bleu violacé, puis violette, puis pâlit et redevient incolore. Avec l'hypoazotate de soude et l'acide sulfurique, elle donne également une coloration très fugace. L'acide azotique fumant la colore en violet, puis en couleur améthyste sale, tandis que l'antipyrine se colore d'abord en vert, puis, après ébullition, en rouge.

PROP. THÉR. — D'après le Dr Filhem, le pyramidon agit sur le système nerveux, sur la pression sanguine et la déperdition du calorique, comme l'antipyrine.

Il existe cependant, entre ces deux substances, quelques différences, assez importantes en pratique. Ainsi le pyramidon agit en dose beaucoup plus faible que l'antipyrine ; cette action est aussi plus progressive et persiste plus longtemps. Les essais chimiques faits avec cette substance ont donné des résultats encourageants.

Le Dʳ Legendre considère le pyramidon comme un médicament analgésique d'une valeur certaine : il l'a employé chez une vingtaine de malades ; il n'a eu qu'à s'en louer. Il n'a jamais observé qu'il causât quelque accident ou même un inconvénient quelconque, bien qu'il ait poussé la dose chez un tabétique jusqu'à 3 grammes par jour. Ce malade souffrait de douleurs fulgurantes intolérables. Or le pyramidon, ingéré à la dose de 0ᵍʳ,70 ou 0ᵍʳ,80 trois ou quatre fois par jour, lui a procuré un bien-être absolu pendant plusieurs semaines. Au bout de ce temps, la période de douleurs fulgurantes avait cessé.

Chez les autres nerveux chez lesquels M. le Dʳ Legendre a employé le pyramidon, il s'est contenté d'une dose de 0ᵍʳ,25, répétée quatre ou cinq fois par jour, si c'était nécessaire. Tous ont vu disparaître ou diminuer considérablement la douleur.

Mode d'emploi. Doses. — Cachets médicamenteux à la dose de 0,25 à 3 grammes. Solution.

Aux adultes, on peut en donner de 30 à 50 centigrammes une à deux fois par jour ; on peut le donner dans l'eau (1 p. 30) et en donner une cuiller à café ou une cuiller à soupe si l'on ne veut administrer qu'une seule dose, et par 10 c. c. à intervalles de quatre heures, s'il faut en donner deux doses.

Pyrantine. — Syn. — Phénosuccine, paraéthoxylphényl succinimide.

Prép. — On soumet à la fusion le chlorhydrate de para-amidophénétol ou la phénacétine avec l'acide succinique et on traite par l'alcool.

Desc. — Aiguilles cristallines incolores, fusibles à 155° ; il est insoluble dans l'éther, il se dissout dans 83,6 p. d'eau bouillante et dans 1317 p. d'eau froide.

Prop. thér. — Antipyrétique, qui, par ses propriétés thérapeutiques, est très voisin de la phénacétine, mais qui n'en présente pas les inconvénients.

D'après le Dr Renzi, c'est un antipyrétique recommandé dans les rhumatismes aigus, qui abaisse la température de 1° à 3° à doses moyennes.

Le Dr Giovanni préconise la pyrantine en particulier dans les fièvres rhumatismales.

Mode d'emploi. Doses. — Cachets médicamenteux à la dose de 0^{gr},25 à 0^{gr},50 de une à quatre fois par jour.

Pyrogallol (Sels organiques de).

1° Triacétate de pyrogallol ou *lénigallol.*

Poudre blanche obtenue par M. H. Vreth et expérimentée par M. Kromayer ; insoluble dans l'eau, ayant une action manifeste sur les placards psoriasiques ou eczémateux au niveau desquels, sous l'influence des produits de sécrétion, il se décompose lentement, surtout s'il se trouve en présence de l'oxyde de zinc. Les plaques de psoriasis disparaîtraient rapidement lorsqu'on les tient recouvertes avec le mélange ci-dessous formulé :

Lénigallol...................... ⎫
Pâte à l'oxyde de zinc........... ⎬ āā 10 grammes.
Lanoline........... .... ⎭

Mêlez. — Usage externe.

Les éruptions eczémateuses récentes cèdent à une pommade qui contient beaucoup moins de triacétate de pyrogallol et dont voici la formule :

Lénigallol................ 0^{gr},50 à 1 gramme.
Pâte à l'oxyde de zinc...... 100 grammes.

2° Le mono-acétate ou *eugallol.* A cause de sa teneur moindre en acide acétique, il est soluble dans l'eau et fortement irritant. On ne peut, par conséquent, l'employer couramment en dermatothérapie. Cependant, en raison de sa consistance sirupeuse et de sa solubilité dans l'acétone, cette substance est susceptible de rendre des services lorsqu'il s'agit d'exercer une action très énergique sur un point limité de la peau. On badigeonne alors cette région avec un mélange à parties égales d'eugallol et d'acétone. Après évaporation de l'acétone, le mono-acétate de pyrogallol reste sur la peau sous forme d'un enduit très adhérent et élastique.

3° Le disalicylate ou *saligallol*, substance résineuse, nullement irritante, qu'on peut associer avec avantage à l'eugallol pour atténuer l'action trop intense de ce dernier, en se servant pour cela, par exemple, de la formule suivante :

```
Saligallol...................... 2 à 15 grammes.
Eugallol........................ 1 à 40    —
Acétone.......  Q. S. pour faire   100 c. c.
```

4° M. Kromayer a aussi fait des essais thérapeutiques avec deux dérivés de la chrysarobine, dont l'un, la *lénirobine*, est un tétracétate analogue au lénigallol, et qui, du reste, s'emploie de la même façon; l'autre, l'*eurobine*, est un triacétate rappelant l'eugallol, suivant qu'on désire obtenir un effet plus ou moins intense, comme dans les deux formules suivantes :

```
Eugallol........................... 10 à 50 grammes.
Eurobine........................... 1 à 20    —
Acétone ou chloroforme.  Q. S. pour faire   100 c. c.
```

Mêlez. — Usage externe.

```
Saligallol...................... 5 grammes.
Eurobine........................ 1 gramme.
Acétone......................... 100 grammes.
```

Mêlez. — Usage externe.

Quinine (Chlorhydrophosphate de). — Prép. — On le prépare en dissolvant 35 grammes de chlorhydrate de quinine dans un mélange modérément chauffé de 70 grammes d'acide phosphorique concentré (densité 1.154) et de 9 grammes d'acide chlorhydrique dilué.

DESC. — Liquide sirupeux clair légèrement verdâtre, qui, au bout de quelques heures, laisse déposer des cristaux à saveur amère solubles dans deux parties d'eau. Il renferme 8,79 p. 100 d'eau, 6,01 p. 100 d'acide chlorhydrique, 32,04 p. 100 d'acide phosphorique et plus de 50 p. 100 de quinine.

PROP. THÉR. — Il a été employé avec succès contre la malaria et les céphalalgies nerveuses.

Quinine (Chlorhydrosulfate de).

Formule : $(C^{20}H^{24}Az^2O^2)2\,HCl,SO^4H^2,3\,H^2O$.

SYN. — Sulfochlorhydrate de quinine.

DESC. — Le *chlorhydrosulfate*, préparé par M. Grimaux à la suite de conceptions théoriques, est bien une espèce chimique et non un mélange. Ce sel est très facilement soluble dans l'eau : il se dissout dans son poids d'eau à la température ordinaire ; il est donc dans des conditions très favorables pour être absorbé par les voies digestives, tandis que le sulfate médicinal exige plus de 700 parties d'eau, et ne paraît se dissoudre dans l'estomac qu'à la faveur de l'acide du suc gastrique.

PROP. THÉR. — Ce sel double est appelé à rendre de véritables services dans le traitement des fièvres intermittentes, surtout dans les cas qui exigent une action rapide et sûre, et en général dans les indications qui, par la périodicité du phénomène morbide, ressortissent à l'action de la quinine.

Cette facile solubilité le rend aussi très maniable pour les injections hypodermiques : une solution préparée avec 5 grammes de sel et 6 centimètres cubes d'eau renferme, par centimètre cube, 50 centigrammes de sel.

Enfin, un autre de ses avantages, c'est que, pour le même poids, il renferme la même quantité de quinine que le sulfate médicinal cristallisé, avec 7 molécules d'eau : il contient, en effet, pour 100, 74,2 de quinine, et le sulfate médicinal à $7H^2O$ en contient 74,3 ; il doit, conséquemment, être prescrit aux mêmes doses que ce dernier.

Quinine uréo-chlorhydratée. — Chlorhydrate double de quinine et d'urée.

Prop. thér. — D'après M. le Dr S. Solis-Cohen, le chlorhydrate double de quinine et d'urée, qui est facilement soluble dans l'eau, serait de toutes les préparations quiniques la plus efficace contre les affections paludéennes.

Voici comment il convient, suivant M. Solis-Cohen, d'employer ce produit :

S'agit-il d'un cas qui, tout en étant grave, n'offre cependant rien d'urgent, on commence par pratiquer une injection hypodermique de 0gr,60 à 1 gramme de chlorhydrate double de quinine et d'urée, dissous dans 1 centimètre cube d'eau stérilisée, puis on se borne à l'usage interne de ce médicament qu'on administre pendant une semaine à la dose de 0gr,60, répétée matin et soir. En ce qui concerne l'injection, on doit la pousser dans le tissu sous-cutané et non dans l'épaisseur des muscles, et cela de façon que le liquide ne s'écoule pas sur la peau ; de plus, il faut badigeonner la petite piqûre avec de la teinture d'iode ou l'obturer au moyen du collodion iodoformé. A défaut de ces précautions, on risque de voir se produire des escarres au point injecté.

Dans les cas de malaria à forme pernicieuse, on répétera les injections sous-cutanées toutes les fois que l'état du malade l'exigera.

En présence des formes légères de fièvre intermittente, on s'en tiendra exclusivement à l'usage interne du chlorhydrate double de quinine et d'urée. Dans les fièvres quotidiennes, on administrera chaque jour deux prises de 0gr,60 de ce même sel, dont la première sera donnée huit heures et la seconde quatre heures avant le début présumé de l'accès. On continuera ainsi pendant quatre jours et lorsque quatre périodes paroxystiques se seront écoulées sans fièvre, on ne fera plus prendre que 0gr,60 par jour pendant deux semaines, en ayant soin cependant de doubler cette dose au sixième et au treizième jour.

Dans les fièvres tierces, on procédera de même que contre les formes quotidiennes, avec cette différence, toutefois, que les jours intercalaires des accès on suspendra l'usage du médicament ou on en diminuera tout au moins la dose de moitié.

Quinochloral. — Syn. — Chironal.

Prép. — Combinaison du chloral et d'un sel de quinine.

Desc. — Substance huileuse, facilement soluble dans l'eau et les liquides alcooliques, sa saveur est très amère.

Prop. thér. — Cette préparation de quinine chloralée serait exempte des propriétés irritantes de la quinine et du chloral et n'influencerait en rien l'énergie cardiaque.

C'est surtout comme antiseptique qu'elle est indiquée, comme succédané des sels métalliques antiseptiques et des préparations de phénol si toxiques. En effet, les recherches comparées entreprises avec le sublimé et le quinochloral ont démontré que les bactéries soumises à l'influence de celui-ci sont tuées en moins de temps que celles sur lesquelles agit le sublimé.

A doses élevées, il sera administré comme hypnotique, surtout contre le délire des alcooliques.

Mode d'emploi. — Dose. — Cachets médicamenteux de chironal à la dose de 0gr,05 à 1 gramme par jour.

Résine de Kaori. — Desc. — Cette résine provient d'une Conifère, le *Dammara australis* Don., originaire de la Nouvelle-Zélande et de la Nouvelle-Calédonie. On en distingue deux sortes : l'une, fossile, plus appréciée dans le commerce ; l'autre, que l'on récolte sur l'arbre, qui est soluble dans l'alcool à 90° et 'éther, et à peine soluble dans l'essence de térébenthine.

Comp. — L'étude chimique a été faite par Thomson en Angleterre, Dulk en Allemagne, et H. Bocquillon en France. Ils ont trouvé, par distillation sèche, une essence appelée *dammarol* par Thomson et *dammarylène* par Bocquillon, formule $C^{40}H^{28}O^3$ ou $C^{45}H^{36}$. Il reste une résine acide, *acide dammarique*, $C^{40}H^{30}O^6$, formant des sels transparents cristallisés, et une résine neutre, le *dammaryle* de Dulk, carbure d'hydrogène ayant pour formule $C^{45}H^{12}$.

Prop. thér. — Préconisée par M. le Dr Forné dans les affections cutanées, où elle peut remplacer le collodion et la traumaticine.

Donnée à l'intérieur, elle aurait aussi une action favorable contre le catarrhe vésical.

La solution alcoolique, sirupeuse, d'odeur agréable, peut remplacer le collodion dans le pansement des plaies, et la teinture de benjoin dans le pansement de la carie dentaire.

La solution de cette résine dans son essence peut être employée pour les préparations histologiques, comme le baume de Canada.

Rhus aromatica Ait. — Syn. — Sumac odorant,
Desc. — Arbuste de la famille des Térébinthacées, originaire de l'Amérique septentrionale.

Prop. thér. — Aux États-Unis, on en fait usage contre le diabète. Il agit comme excitant de la fibre musculaire de la vessie et de l'utérus. Le Dr Unna le recommande comme spécifique dans l'incontinence d'urine des enfants. On l'emploie aussi contre la ménorragie, les hémorragies, les sueurs et la diarrhée des phtisiques.

Mode d'emploi. Doses. — Extrait mou, de 15 à 60 centigrammes, matin et soir. — Extrait fluide, 3 grammes. — Poudre de plante, 2^{gr},50 par jour.

Salicylate mercurique basique (salicylate de mercure dissimulé). $C^6H^4\diagup\!\!\!\begin{smallmatrix}CO^2\\O\end{smallmatrix}\!\!\!\diagdown Hg$.

$$C^6H^4\,{\textstyle<}{CO^2 \atop O}{\textstyle>}\,Hg.$$

Syn. — « Il serait peut-être plus rationnel, disent Granval et Lajoux (1), d'appeler ce sel : *salicylate neutre*, dénomination que nous lui avons donnée en 1880 ; néanmoins, nous préférons l'appeler *basique*, ce qui évite toute confusion avec l'autre *salicylate mercurique*. »

Crinon semble attribuer la découverte du salicylate basique de mercure à Gœpel (de Hambourg), dont le mémoire date de 1889. D'un autre côté, Kranzfeld et Pieszczezk n'ont fait que rééditer, en 1889, les procédés de préparation que Granval et Lajoux avaient déjà donnés.

Ce sont eux qui, dès 1888, ont les premiers fait connaître les quatre salicylates de mercure que la théorie permet de prévoir.

Il existe 4 salicylates de mercure : 2 salicylates mercuriques et 2 salicylates mercureux, savoir :

I. — *Salicylates mercuriques.*

$$1^o \left(C^6H^4{\textstyle<}{CO^2 \atop OH} \right)^2 = Hg. \qquad 2^o \left(C^6H^4{\textstyle<}{CO^2 \atop O} {\textstyle>}\right) Hg.$$

Salicylate mercurique normal.   Salicylate mercurique neutre appelé
encore salicylate basique.

(1) Granval et Lajoux, *Médicaments chimiques organiques.*

II. — *Salicylates mercureux.*

$$1^o \left(C^6H^4\!\!\begin{array}{c}\diagup CO^2\\\diagdown OH\end{array}\right)Hg^2. \qquad 2^o\; C^6H^4\!\!\begin{array}{c}\diagup CO^2-Hg.\\\diagdown O\;-Hg.\end{array}$$

En 1880, Granval et Lajoux ont réussi à préparer ces quatre salicylates, dont ils ont décrit les propriétés ; mais seul le salicylate mercurique neutre ou basique a des applications médicales.

PRÉP. — 1° *Par double décomposition.* — On fait réagir deux molécules de salicylate de sodium normal sur une molécule de chlorure mercurique en solution dans l'eau bouillante.

La liqueur devient acide et laisse déposer, par le refroidissement, un précipité blanc, amorphe, de salicylate mercurique basique.

La réaction se passe d'après l'équation :

$$2C^6H^4\!\!\begin{array}{c}\diagup CO^2Na\\\diagdown OH\end{array}+HgCl^2=C^6H^4\!\!\begin{array}{c}\diagup CO^2\\\diagdown O\end{array}\!\!\diagdown Hg+2NaCl$$

Salicylate basique.

$$+\,C^6H^4\!\!\begin{array}{c}\diagup CO^2H.\\\diagdown OH\end{array}$$

Acide salicylique.

Ainsi l'acidité du liquide est due à l'acide salycilique libre qui a pris naissance.

Si le précipité est peu abondant et s'il ne répond nullement à la quantité de chlorure mercurique employé, cela tient à la propriété que possède le chlorure de sodium de dissoudre le salicylate mercurique.

Ce procédé, qu'on serait tenté d'employer, doit donc être rejeté à cause du faible rendement qu'il donne.

Il devra être remplacé par le suivant, que Granval et Lajoux ont fait connaître en même temps que le précédent, en 1880, et qu'ils ont légèrement modifié quelques années plus tard.

2° *Par combinaison directe de l'acide salicylique et de l'oxyde mercurique jaune.*

Pour préparer le salicylate basique par ce procédé, on fait agir, dans l'eau maintenue à l'ébullition, l'acide salicylique sur l'oxyde de mercure récemment précipité ; la façon d'opérer n'est pas indifférente.

Dans le premier mémoire, Granval et Lajoux ont dit qu'ils ont obtenu ce sel en faisant bouillir dans l'eau le mélange d'oxyde et d'acide. Mais si l'on opère ainsi, on reconnaît qu'il faut employer un excès considérable d'acide, dont les lavages prolongés à l'eau bouillante parviennent difficilement à débarrasser le produit.

Ils se sont alors arrêtés au procédé suivant, qui permet d'obtenir le salicylate basique avec la plus grande facilité.

On met l'acide salicylique dans l'eau bouillante ; sans interrompre l'ébullition, et en agitant continuellement on ajoute peu à peu l'oxyde mercurique, récemment précipité et bien lavé, en proportion strictement correspondante à celle de l'acide.

On n'ajoute une nouvelle quantité d'oxyde que lorsque la précédente est entrée en combinaison, ce dont on est averti par la disparition de la teinte jaune du mélange.

Le précipité obtenu est exempt d'acide salicylique en excès, ce qui évite les lavages.

Remarques importantes. — Le mercure est complètement dissimulé dans le sel ainsi préparé ; les réactifs ordinaires du mercure sont, en effet, impuissants à déceler sa présence.

Cette dissimulation du mercure tient sans doute à cette particularité que Hg, bivalent, sert de chaînon entre l'oxygène et le groupe CO^2.

Il est aussi important de faire observer qu'on commettrait une grave erreur en cherchant à préparer le salicylate en précipitant à froid une solution d'azotate mercurique par du salicylate de soude.

Dans ce cas, on obtiendrait du salicylate mercurique normal :

$$\left(C^6H^4 {<} {CO^2 \atop OH} \right)^2 = Hg,$$

possédant encore deux fonctions phénoliques alors que, dans le sel précédent, les fonctions acide et phénol sont entrées en conflit.

Enfin ce salicylate possède les réactions des sels mercuriques, ce qui le distingue encore très nettement du salicylate basique.

Au point de vue de l'application médicale, cette distinction a une grande importance.

Cependant le salicylate normal peut, par ébullition en présence de l'eau, et même par l'action de l'éther ou d'un autre dissolvant de l'acide salicylique, se décomposer entièrement en acide salicylique et salicylate basique d'après l'équation :

$$\left(C^6H^4 {<} {C \atop OH} \right) Hg = C^6H^4 {<} {CO^2 \atop O} {>} Hg + C^6H^4 {<} {CO^2H \atop OH}$$

Salicylate normal.   Salicylate basique.   Acide salicylique.

Barthe a donné, en 1896, un procédé de préparation du salicylate normal en faisant agir à sec, ou en présence d'un peu d'eau, deux molécules d'acide salicylique sur une molécule d'acétate mercurique :

$$2C^6H^4 {<} {CO^2H \atop OH} \quad {CH^3CO^2 \atop CH^3CO^2} {>} Hg = \left(C^6H^4 {>} {CO^2 \atop OH} \right) Hg$$

Acétate mercurique.   Salicylate normal.

$$+ 2(CH^3CO^2H).$$

Ce salicylate est le même que celui que nous avons obtenu en 1880 en précipitant une solution d'azotate mercurique par une solution de salicylate de soude.

Barthe semble considérer ce sel comme le seul salicylate mercurique que l'on puisse obtenir, car il dit que l'existence des salicylates basiques ne lui paraît pas prouvée.

Or, si ce chimiste avait eu connaissance des mémoires de Granval et Lajoux, il aurait vu que l'existence du salicylate $C^6H^4 <^{CP^2}_{O}> Hg$, qu'ils appellent *basique*, est indiscutable. En effet, tandis que le sel normal possède vis-à-vis des réactifs toutes les propriétés des sels de ce métal, le salicylate basique, au contraire, le contient à l'état dissimulé.

En préparant le salicylate d'après sa méthode, on n'obtiendra donc pas le salicylate basique, qui doit être employé en thérapeutique à l'exclusion de l'autre.

En effet, le salicylate normal présente les caractères suivants :

a) Par une solution de potasse caustique, il est décomposé instantanément avec précipitation d'oxyde mercurique jaune ;

b) Broyé avec un peu d'eau et additionné de sulfure ammonique, il donne du sulfure de mercure noir.

Or le salicylate basique se dissout dans la potasse sans donner de précipité, et le sulfure d'ammonium le dissout aussi intégralement, sans se colorer, mais, à la longue, la solution abandonne du sulfure mercurique.

Ces caractères bien tranchés établissent donc, d'une façon certaine, l'existence de deux salicylates mercuriques distincts, dont nous avons donné la constitution.

Au point de vue théorique, cette distinction a son importance, puisqu'elle montre l'aptitude de la fonction phénolique à contribuer à la formation des salicylates.

En préparant le salicylate normal par un procédé quelconque, et le traitant ensuite par l'eau bouillante ou par l'éther, on tombe toujours sur le salicylate basique, qui est, par conséquent, le plus stable des deux sels.

L'action de l'éther modifie donc profondément la constitution du salicylate normal. Elle ne se borne pas à enlever la moitié de l'acide salicylique, car, dans le sel normal, le mercure remplaçait l'hydrogène de deux carboxyles, tandis qu'après l'action de l'éther, il s'est substitué tout à la fois à l'hydrogène de l'oxhydryle phénolique.

3° *Préparation par la décomposition du salicylate normal.* — Ce procédé découle des observations que nous venons de faire, mais Granval et Lajoux ne le conseillent pas, car il donne un salicylate pouvant retenir de l'acide salicylique libre qu'on ne peut enlever que par des lavages prolongés à l'eau bouillante, ou encore en faisant agir l'éther, sur le produit desséché.

Propriétés. — Le salicylate basique est une poudre blanche, amorphe, insoluble dans l'eau, l'alcool, l'éther, le chloroforme, neutre au tournesol.

Sous l'influence de la chaleur, il se décompose en eau, anhydride carbonique, phénol, mercure, etc.; au rouge, il abandonne un résidu charbonneux.

Le fait qui domine l'histoire du salicylate basique est l'état particulier sous lequel il renferme le mercure, qui est complètement dissimulé, c'est-à-dire que ce sel ne possède pas les propriétés générales des sels mercuriques.

En effet, le salicylate basique, délayé dans l'eau froide et soumis à l'action d'un courant d'hydrogène sulfuré, ne change pas de couleur. Au bout de plusieurs heures seulement, il s'altère lentement; il devient jaune citron, reste longtemps dans cet état, puis brunit et enfin noircit.

En opérant à chaud, les transformations précédentes s'effectuent beaucoup moins lentement.

La solution de sulfure ammonique, ainsi que celle des sulfures alcalins, dissolvent complètement le sel basique. Si la proportion de sulfure est faible, la liqueur reste un certain temps inaltérée, puis abandonne peu à peu un précipité jaune citron qui noircit très lentement. La chaleur, l'emploi d'un grand excès de sulfure, accélèrent la réaction.

Le sel basique est légèrement soluble dans l'ammoniaque, très soluble dans les solutions de chlorure de sodium, d'iodure de potassium, beaucoup plus à chaud qu'à froid ; par le refroidissement, le sel se dépose à l'état amorphe.

Toutes ces solutions, même celles faites à chaud, renferment le sel inaltéré. En effet, si on fait passer dans les liqueurs froides un courant de H^2S, on obtient, non pas un précipité noir, mais le précipité jaune signalé plus haut et qui apparaît d'autant plus rapidement que la solution renferme plus de sel.

On remarque que dans les solutions des sels neutres, tels que KI, l'apparition du précipité est accompagnée de la mise en liberté d'une partie de l'acide salicylique du sel. Ce précipité jaune est une combinaison de sulfure et de salicylate mercurique.

L'action de la soude caustique est particulièrement intéressante ; que l'on emploie une solution alcaline étendue ou concentrée, chaude ou froide, cette action est purement physique. L'action de H^2S sur ces solutions froides montre qu'elles renferment le sel inaltéré ; soumises à la dialyse, elles abandonnent le sel dissous à l'état amorphe (la solution du sel dans KI se dialyse de la même façon) ; elles sont précipitées par tous les acides, même par CO_2; aussi se roublent-elles peu à peu au contact de l'air.

L'acide chlorhydrique concentré et chaud décompose complètement le salicylate basique ; à froid, la décomposition s'effectue lentement. Le même acide, froid et très étendu, dissout le sel sans l'altérer.

Le cyanure de potassium, comme il fallait s'y attendre, dissout le salicylate en le décomposant ; il se forme du cyanure de mercure, que H_2S précipite en noir.

Le salicylate basique (dissimulé) de mercure, renferme 59,52 p. 100 de mercure.

PROP. THÉR. — Le salicylate basique de mercure a été employé avec succès contre la syphilis, la blennorragie, la teigne, etc.

Eich et Jadassohn ont reconnu que, administré en injections hypodermiques tous les huit jours, à la dose de 1 centigramme, le salicylate de mercure a une action antisyphilitique rapide et que la durée du traitement (27 jours) est plus courte qu'avec les autres moyens antisyphilitiques.

Ces injections déterminent rarement des douleurs ou des infiltrats, et ces derniers, quand ils existent, sont si peu considérables qu'aucun autre sel insoluble de mercure ne saurait lui être comparé.

D'après Araujo, il réussit fort bien dans le traitement de la teigne, et son énergie ne le cède en rien à celle des plus puissants parasiticides dont on fait généralement usage.

Vacher (d'Orléans) et, plus récemment, Doyen (de Reims) ont proposé l'emploi du salicylate de mercure en chirurgie, comme antiseptique ; il n'aurait pas les inconvénients du sublimé, et devrait lui être préféré.

Doyen l'emploie en poudre, avec avantage, dans le traitement des vaginites rebelles. Il pratique le tamponnement du vagin avec une mèche de gaz non apprêtée, imprégnée de poudre de salicylate de mercure. Il l'emploie aussi dans le traitement des ulcères vénériens, des plaques muqueuses et des condylomes syphilitiques.

A l'intérieur, on l'emploie à la dose de 6 à 10 centigrammes et même de 30 centigrammes dans les cas graves. Doyen ajoute que la stabilité de ce sel lui a permis, dans les cas rebelles, de l'employer sans inconvénients à doses massives.

Ajoutons que les expériences de Doyen ont été faites avec du salicylate basique dissimulé, préparé par Granval et Lajoux.

Il est certain que le sel normal ne pourrait être employé à doses aussi considérables.

C'est pour éviter toute erreur que Granval et Lajoux conseillent aux médecins de prescrire le sel basique sous le nom de *salicylate dissimulé.*

MODE D'EMPLOI. DOSES. — Injections hypodermiques :

Salicylate	5 grammes.
Huile de vaseline	50 —

Injections contre la blennorragie :

Salicylate	1 centigramme.
Eau distillée	100 centigrammes.

Agiter au moment de l'emploi : 3 injections par jour.

Pilules (Schwimmer) :

Salicylate	1 gramme.
Laudanum de Sydenham	X gouttes.
Extrait de gentiane	Q. S.

Pour 20 pilules : 2 à 3 par jour.

Pommade contre la teigne :

Salicylate	5 grammes.
Vaseline	50 —

Saliformine. — SYN. — Salicylate de formine.

Salicylate d'urotropine. Salicylate d'hexaméthylène tétramine.

Desc. — Poudre cristalline blanche, soluble dans l'eau et l'alcool et possédant une saveur agréable acidule.

Prop. thér — La saliformine jouit comme l'urotropine de la propriété de dissoudre l'acide urique. On l'emploie pour le traitement des calculs vésicaux; de plus, à cause de ses propriétés antiseptiques dues à l'acide salicylique, elle est recommandée contre les affections anciennes des voies urinaires.

Mode d'emploi. Desc. — On l'administre en cachets de $0^{gr},50$ à la dose de 2 à 4 cachets par jour.

Salinaphtol. Formule $C^{20}H^8(C^{14}H^6O^6)$. — Syn. — Salicylate de naphtol.

Desc. — Corps solide, blanc, insoluble dans l'eau, ne possédant ni odeur, ni saveur.

Prép. — On combine l'acide salicylique et le naphtol-β de la même manière que le salol (voy. ce mot).

Prop. phys. — Se dédouble dans l'intestin seulement en ses composants sous l'influence du suc intestinal; se retrouve dans l'urine sous forme d'acide salicylurique.

Prop. thér. — Etudié par Kobert et Lépine, qui lui ont reconnu des propriétés antipyrétiques, antirhumatismales et antiseptiques. Proposé pour remplacer le salol et mieux supporté dans le rhumatisme articulaire aigu. Il ne fatigue pas l'estomac et n'occasionne ni céphalalgie, ni bourdonnements d'oreilles.

Mode d'emploi. Doses. — En cachets, à la dose de 30 à 50 centigrammes, quatre fois par jour.

Salipyrine. Formule $C^{22}H^{12}Az^2O^2.C^{14}H^6O^6$.
Desc. — Elle cristallise de ses solutions alcooliques en lames hexagonales qui fondent à 91°,5. Elle est soluble dans l'alcool et le benzol, peu soluble dans

l'éther et à peine soluble dans l'eau. L'eau bouillante en dissout 4,4 p. 100 et l'eau froide 0,4 seulement. Chauffée avec l'acide sulfurique dilué, elle donne de l'acide salicylique et, avec la soude, de l'antipyrine.

PRÉP. — Préparée pour la première fois par Lüttke, qui l'obtient en chauffant au bain-marie poids moléculaires égaux d'acide salicylique et d'antipyrine et ajoutant ou non un peu d'eau. Les deux composants fondent et donnent ainsi naissance à une huile qui cristallise par refroidissement. On purifie par cristallisation dans l'alcool.

On la prépare aussi en agitant une solution aqueuse d'antipyrine avec une solution éthérée d'acide salicylique; la salipyrine se sépare lentement en beaux cristaux.

On obtient encore de très beaux cristaux en mélangeant une solution pas trop concentrée d'antipyrine dans le chloroforme avec une solution éthérée d'acide salicylique.

PROP. THÉR. — Préconisée par le professeur Spica comme antipyrétique et agissant avec succès contre le rhumatisme articulaire aigu.

Le Dr von Monsengeil avait remarqué que dans de nombreux cas d'influenza les malades ne présentaient aucune élévation de température et que lorsque à ces malades on ordonnait l'antipyrine il se produisait de l'abattement et de la dépression. M. von Monsengeil trouva que dans les cas d'influenza sans fièvre, le vrai spécifique est la salipyrine. Il l'essaya sur beaucoup de malades et toujours avec succès, et sans les inconvénients que produisaient l'antipyrine ou la quinine. De même il a employé la salipyrine dans les cas de catarrhes de nature infectieuse, comme catarrhes de la muqueuse nasale ou les soi-disant refroidissements. Dans tous ces états, la salipyrine lui a paru le spécifique par excellence.

D'après le Dr Guttmann, la salipyrine trouve son emploi dans le rhumatisme chronique et les névralgies. Certains malades en ont absorbé plus de 100 grammes en plusieurs jours sans en éprouver d'inconvénients. Cependant, dans un cas, la salipyrine a déterminé l'apparition d'un exanthème analogue à ceux que provoque l'antipyrine.

Mode d'emploi. Doses. — Cachets, à la dose de 50 centigrammes à 2 grammes par jour.

Salitannol $C^{14}H^{10}O^7$. — Prép. — On fait agir l'oxychlorure de phosphore par un mélange d'acide salicylique et d'acide gallique dans des proportions correspondant à leur poids moléculaire.

Desc. — Poudre blanche, amorphe, insoluble dans l'eau, la benzine, l'éther et le chloroforme, presque insoluble dans l'alcool, fusible à 210°.

Prop. thér. — Antiseptique que l'on peut employer comme succédané de l'iodoforme dans le pansement des plaies.

Salocolle. — Syn. — Salicylate de phénocolle.

Desc. — Ce composé jouit des mêmes propriétés que le chlorhydrate de phénocolle, sans que son emploi soit suivi des phénomènes secondaires déterminés par ce dernier. Le salocolle possède une saveur sucrée; étant peu soluble dans l'eau; sa résorption dans l'organisme est plus difficile.

Prop. phys. — C'est un antipyrétique à action douce et certaine, un antinévralgique, un antirhumatismal. On le considère également comme un spécifique de l'influenza.

Mode d'emploi. Doses. — On l'administre en poudre à la dose de 1 à 2 grammes.

Salophène $C^{16}H^{13}AzO^5$. — Syn. — Éther salicylique de l'acétylparamidophénol.

Desc. — Cristaux lamellaires, blancs, inodores et

insipides, insolubles dans l'eau, solubles dans l'alcool, l'éther. Il renferme 51 p. 100 d'acide salicylique.

PRÉP. — 1° On dissout dans l'alcool bouillant le paraamidophénol acétylique ou paraacétophénétidine, puis on ajoute l'éther salicylique ; par refroidissement et par évaporation de l'alcool, on obtient le salophène.

2° On le prépare encore en faisant réagir l'oxychlorure de phosphore sur un mélange à parties égales d'acide salicylique et de paranitrophénol, réduisant l'éther formé pour transformer le groupement AzO^2 en AzH^2, et acétylénant finalement le paraamidosalol.

PROP. PHYS. — Il se dédouble en ses composants dans un milieu alcalin et non dans un milieu acide. C'est ainsi qu'il passe par l'estomac et se dédouble au niveau de l'intestin. Il se dédouble même en présence de la plupart des tissus organiques. Le salophène non dédoublé passe avec les matières fécales sans être absorbé.

Sa toxicité est notablement moindre que celle du salol (7 grammes par kilogramme d'animal). On peut dire qu'elle est nulle.

PROP. THÉR. — Le Dr Guttman l'a employé avec succès dans le rhumatisme articulaire aigu, moins dans la fièvre typhoïde, la tuberculose, comme antipyrétique ; moins aussi dans le rhumatisme articulaire chronique, la cystite, les névralgies.

Le Dr Caminer eut l'idée de s'en servir dans 10 cas de céphalée habituelle, rebelles à tous les antinévralgiques usités. Il prescrivit le salophène en cachets de 1 gramme chacun, à prendre 1 cachet toutes les 2 heures jusqu'à effet produit. Les résultats furent bons : les douleurs s'amendèrent petit à petit et cessèrent ordinairement après le troisième cachet, parfois même déjà après le deuxième cachet. — Même succès dans 2 cas de névralgie faciale (nerf sus-orbitaire) ; échec dans 1 cas de sciatique (22 grammes de salophène sans résultat aucun). — Dans quelques cas de migraine, l'auteur parvint à faire disparaître, par 2 ou 3 cachets de 1 gramme toutes les deux heures, les prodromes de l'attaque; l'accès avait-il déjà éclaté, sa durée fut abrégée : au lieu d'une journée entière, il ne persista que pendant plusieurs heures. Les intervalles entre les accès ne devinrent pas plus rapprochés par suite du traitement par le salophène.

Les Drs de Buch et Vanderlinden ont employé avec succès le salophène contre les douleurs névralgiques de toutes sortes; ils le prescrivent à la dose de 4 grammes en 4 paquets par jour; souvent à la deuxième dose les névralgies ont disparu.

Le Dr Holzchneider a employé le salophène dans le rhumatisme articulaire aigu avec intolérance absolue du salicylate de soude; il a observé la disparition des douleurs et la tolérance de l'estomac pour cette substance.

Le Dr Richard Drews a expérimenté le salophène dans la clientèle infantile et il l'a trouvé très actif dans le rhumatisme musculaire aigu et la chorée de Sydenham, ainsi que dans la fièvre typhoïde, la scarlatine et l'angine folliculaire chez les enfants. Il n'a observé comme inconvénient que quelques sueurs abondantes, mais passagères.

La sphère d'action du salophène est surtout le rhumatisme articulaire *aigu* et les névralgies (Claus, Lavrand, Marie, Huot, etc.) Le Dr Galliard en a obtenu les meilleurs résultats dans le rhumatisme articulaire *aigu*. Le Dr Balzer de même, dans le rhumatisme blennorragique.

Contre les migraines et névralgies rebelles, il faut allier le salophène à la phénacétine :

```
Salophène............... 1 gr.
Phénacétine............. 0gr,50      p. 2 cachets.
```

Mode d'emploi. Doses. — En paquets ou cachets, à la dose de 4 à 5 grammes par jour.

Sambucine. — Desc. — Extrait sirupeux de sureau (*Sambucus nigra*).

Prop. thér. — M. le Dr Lecocq a fait des expériences qui semblent indiquer que le sureau, très vanté autrefois comme diurétique, étudié en 1889 par MM. Lemoine et Combemale, peut rendre de réels services. D'après ces auteurs, la seconde écorce, blanche et mince, qui revêt directement le bois, est la seule qui possède des propriétés diurétiques, et encore à condition qu'elle soit fraîche, car vieille elle les perd presque complétement. Ils l'emploient en décoction en faisant bouillir une poignée d'écorces dans un litre d'eau et en donnent un demi-litre à un litre et demi par jour.

Mode d'emploi. Doses. — M. Lecocq l'a employé en extrait sirupeux et en donnait à tous ses malades 10 à 15 grammes par jour. Le médicament est titré de telle façon que 10 grammes de sirop sont l'équivalent de 10 grammes d'écorce.

On pourrait surtout l'employer comme succédané de la caféine, de la digitale, et on l'a même vu réussir là où le premier de ces médicaments avait échoué.

Son innocuité permettra d'en prolonger indéfiniment l'usage.

Sanoforme $C^8H^6O^3I^2$. — Syn. — Diodosalicylate de méthyle. Sémoforme. Ether méthyldiodosalicylique.

Prép. — On l'obtient en faisant agir l'iode sur l'essence de Wintergreen.

Desc. — Ce médicament renferme 62,7 p. 100 d'iode et forme une poudre blanche, cristalline, inodore et insipide, fusible à 110°, soluble dans l'alcool, l'éther, la vaseline.

Prop. thér. — D'après Langgaard, le sanoforme est inoffensif et ne détermine aucune irritation, ni locale, ni générale.

Tout en jouissant du même pouvoir antiseptique que l'iodoforme, il possède sur ce dernier l'avantage d'être inodore. Il se dissout assez bien dans l'alcool, très facilement dans l'éther et dans la vaseline, propriétés qui permettent la préparation facile de gaze, de collodion et de pommade au sanoforme. La stérilisation de la gaze est facile, puisque le point de fusion du sanoforme se trouve supérieur à 100 degrés, et qu'à cette température il ne se décompose ni ne se volatilise.

Mode d'emploi. — Poudre pour saupoudrer les plaies ou pommade à la vaseline sanoformée.

Sanône. — Desc. — Produit diététique contenant 80 p. 100 de caséine et 20 p. 100 d'albumose. Il se présente sous forme d'une poudre blanche, inodore et insipide, fournissant une émulsion avec l'eau et avec le lait.

Sarracenia purpurea L. — Syn. — Herbe vivace de Terre-Neuve.

Desc. — Plante de la famille des Nymphæacées, qui croît dans les marais de l'Amérique du Nord, de Terre-Neuve, de Saint-Pierre et Miquelon.

Prop. thér. — Les Indiens la considèrent comme un spécifique certain contre la variole et lui attribuent le pouvoir d'empêcher les cicatrices de cette maladie.

Diaphorétique et diurétique, employée contre la petite vérole. Elle est surtout usitée contre la goutte et la dyspepsie; elle stimule l'estomac et le cœur.

Mode d'emploi. Doses. — Poudre de rhizome, de 2 à 3 grammes par jour. — Extrait fluide, de 20 à 30 gouttes. — Infusion faite avec la poudre, à la dose de 1 à 2 cuillerées à café; on doit avaler le marc.

Schinus Molle L. — Desc. — Plante de la famille des Térébinthacées Anacardiées, qui croît au Chili, au Pérou et en Algerie.

Les fruits produisent une huile qui a l'apparence de la térébenthine de Venise.

Prop. thér. — La résine, que l'on appelle *mastic américain*, jouit de propriétés purgatives. Le fruit séché en poudre a les mêmes usages que le cubèbe.

Scopolamine. — Prép. — Alcaloïde retiré par M. A. Schmidt du *Scopolia atropoides*; Ladenburg l'a retiré de la jusquiame.

Sel employé. — On emploie en thérapeutique la scopolamine ou son bromhydrate.

Prop. thér. — La scopolamine est supérieure à tous les mydriatiques employés ou essayés jusqu'ici en thérapeutique oculaire. Une solution de chlorhydrate, ou mieux de bromhydrate de scopolamine à 1 p. 1000, est cinq fois plus forte que celle de l'atropine et satisfait à tous les besoins. Dans les iritis, elle ne rompt pas seulement des synéchies qui résistent à l'atropine, elle abrège considérablement la durée de l'inflammation, les symptômes d'intoxication générale sont beaucoup plus rares. A l'opposé de ce que l'on observe avec l'atropine, la scopolamine diminue le nombre des pulsations du cœur; elle diminue aussi l'excitabilité de l'écorce cérébrale. L'organisme s'habitue à l'instillation de fortes doses de scopolamine; tandis que les symptômes généraux disparaissent, malgré l'application prolongée de doses fortes l'action locale sur l'œil se maintient.

Senecio canicida Moc. — Syn. — Yerba de la Puebla.

Desc. — Plante de la famille des Composées-Sénécionidées qui croît au Mexique.

Partie empl. — La plante entière.

Comp. — Le professeur M. Rio de la Loza a fait l'analyse de cette plante et a trouvé un acide qu'il a appelé l'acide sénécique et qui est très toxique.

Prop. thér. — Le Dr Oñate emploie la poudre de la plante à la dose de 2 à 4 grammes deux fois par jour pour combattre favorablement les crises d'épilepsie ; il prescrit de continuer six mois le même traitement ; même la dose peut être élevée en observant la tolérance du malade.

On l'emploie aussi comme modérateur des affections convulsives graves et tenaces comme certaines hystéries, l'éclampsie et les troubles intellectuels. Contre l'asthme, on peut en faire usage au lieu de pyridine.

Mode d'emploi. Doses. — Cachets ou paquets de poudre de *Senecio canicida* à la dose de 2 à 4 grammes, et dose maxima de 24 heures : 8 grammes.

Senecio Jacobœa L. — Syn. — Jacobée. Grande Jacobée. Herbe de Saint-Jacques.

Desc. — Plante de la famille des Composées-Sénécionidées, qui croît dans l'Europe centrale.

Comp. — Contient un principe actif, la *sénécine*, qui a la couleur et la consistance de la résine.

Prop. thér. — Il paraît que ce médicament est très employé en Angleterre dans les troubles menstruels. M. W. Murell a employé avec succès l'infusion de cette plante dans différentes formes d'aménorrhée, en particulier dans les cas où la fonction menstruelle s'était arrêtée sous l'influence d'un refroidissement.

L'auteur employait en outre l'extrait aqueux de cette plante.

Le médicament, sous n'importe quelle forme, doit être pris pendant 10 à 15 jours pour voir les règles revenir et l'aménorrhée cesser. Il a rendu de grands services dans l'aménorrhée survenant après les couches, mais il ne paraît pas avoir beaucoup de prise sur celle qui reconnaît pour cause l'anémie. Dans plusieurs cas, il a même fait disparaître les douleurs accompagnant les menstrues. Dans un cas, il a guéri une malade souffrant de leucorrhée rebelle depuis plusieurs mois.

Le Dr Murell estime que cette plante et ses préparations présentent un excellent moyen pour provoquer la menstruation et qu'elles doivent occuper en ce sens le même rang que le permanganate de potasse et le bioxyde de manganèse.

Mode d'emploi. Doses. — Extrait aqueux à la dose de 0gr,05, quatre fois par jour. Extrait fluide à la dose de 20 gouttes, quatre fois par jour. Teinture 1/5 à la dose de 1 gramme, trois fois par jour ; on élèvera la dose jusqu'à 10 grammes par jour.

Sénécine à la dose de 0gr,15, trois fois dans la journée.

Senecio vulgaris L. — Syn. — Seneçon vulgaire.

Desc. — Plante de la famille des Composées-Sénécionidées, qui croît en Europe.

Comp. — Contient deux alcaloïdes : la sénécine et la sénécionine, isolés par MM. Granval et Lajoux.

Prop. thér. — Les Drs Dalché et Heim ont employé avec succès l'extrait de *Senecio vulgaris* comme emménagogue. Ils ont trouvé son effet supérieur à celui du *Senecio Jacobœa*.

Les Drs Bardet et Bolognesi ont observé que le seneçon calme les douleurs qui précèdent, accompagnent ou suivent la venue des règles ; ils ont constaté que c'est un bon remède contre l'aménorrhée, mais qui ne réussit que quand les organes sont sains.

Mode d'emploi. Doses. — Extrait mou à la dose de 2 grammes à 2gr,50 par jour par bols de 25 centigrammes. Extrait fluide de 2 à 4 grammes par jour.

Siegesbeckia orientalis L.— Syn. — Herbe divine.

Desc. — Plante de la famille des Composées, qui croît en Perse, au Japon et à l'île Maurice.

Comp. — Contient un principe amer, la *darutyne* (Auffray).

Prop. thér. — Altérant, dépuratif énergique, d'une grande efficacité dans le traitement des dartres et des ulcères; employé à l'intérieur comme antisyphilitique et contre les affections des organes génito-urinaires; à l'extérieur, contre l'herpès circiné et la teigne faveuse; de plus, sudorifique.

Mode d'emploi. Doses. — Extrait aqueux, 60 centigrammes dans un sirop. — Teinture à 1/8, de 4 à 8 grammes.

Simaba Cedron Pl. — Desc. — Arbre de la famille des Rutacées, qui croît au Vénézuéla, à la Nouvelle-Grenade et à la Guyane.

Comp. — Contient un alcaloïde, la *cédrine* (Lévy).

Prop. thér. — Tonique, stomachique, antispasmodique, antipériodique et fébrifuge, employé dans la malaria et les dyspepsies. W. Hooker dit que c'est une plante précieuse comme tonique amer.

Du Coignard loue son action fébrifuge qu'il a observée, étant à la Nouvelle-Grenade, mais son action n'est pas aussi certaine que celle de la quinine. Il constate aussi que c'est un excellent remède contre les troubles de l'estomac.

Le Dr Purple (de New-York) a constaté ses bons effets dans les fièvres intermittentes.

Rayer affirme son efficacité dans les fièvres intermittentes à la dose de 50 centigrammes à 1 gramme par jour. A dose plus élevée, il occasionne des nausées et de la diarrhée.

Le cédron a été préconisé contre la rage.

Employé comme alexipharmaque contre la morsure des serpents. M. le Dr Saffray à la Nouvelle-

Grenade et le Dr Rousseau en France ont obtenu des cures dans des cas désespérés.

D'après le Dr Guier (de Costa-Rica), le cédron lui aurait rendu de signalés services contre le choléra, les coliques et les névralgies faciales.

Le Dr Thomson l'a administré avec succès contre la goutte.

Mode d'emploi. Doses. — Comme alexitère, une noix pulvérisée dans 50 grammes de vin blanc, à prendre en une seule fois, avec le marc. — Usage externe, lavage de la plaie avec une macération d'une noix pulvérisée dans 10 grammes d'alcool. — Extrait fluide, de 25 centigrammes à 1 gramme. Toutes les quatre heures, comme fébrifuge. — Poudre de graine, de 20 centigrammes à 1gr,50.

Simaruba officinalis D. C. — Syn. — *Simaruba amara* Aubl. *Simaruba guyanensis* Rich. *Quassia simaruba* L.

Desc. — Arbre de la Guyane et de l'Inde.

Comp. — L'écorce contiendrait, d'après M. Morin, de la résine, des huiles éthérées, des traces d'acide gallique et une substance amère identique peut-être à la quassine.

Prop. phys. — Donnée à petite dose, elle augmente l'appétit à la manière des amers ; prise à doses élevées, elle provoque du vomissement et de la diarrhée.

Prop. thér. — Le Dr F. Uhle a obtenu de bons résultats dans le traitement de la dysenterie et des diarrhées estivales.

Voici sa manière de traiter la dysenterie aiguë ou chronique : outre le régime diététique approprié, il prescrit l'huile de ricin pour évacuer complètement l'intestin (en cas de besoin, on fera prendre un lavement au tannin à 0,5-1 p. 100), après quoi, il administre la décoction de *Simaruba* suivante :

Décoction de *Simaruba*	8-170 grammes.
Cognac	} ãã 10 —
Mucilage de salep	
Teinture d'opium	0gr,5-1 gramme.
Sirop d'écorces d'oranges	25 grammes.

A prendre, par cuillerée à soupe, toutes les deux heures.

Grâce à ce traitement, les phénomènes morbides de la dysenterie disparaissent rapidement.

La décoction de *Simaruba* est encore plus efficace contre les diarrhées estivales des adultes aussi bien que celles des enfants. La seule différence observée, c'est que l'on administrera la décoction de *Simaruba* sans évacuation préalable de l'intestin. Le régime sera rigoureusement observé.

L'opium pouvant être dangereux aux enfants, surtout s'ils sont en bas âge, on le remplacera par le tannin :

Décoction de *Simaruba*	2,5 : 70 grammes.
Tannin	0,5-1 —
Vin de Grenache	10 grammes.
Mucilage de salep	} ãã 15 grammes.
Sirop d'écorces d'oranges	

A prendre, toutes les heures, par cuillerée à **café**. Le Dr Gelpke recommande la *Simaruba* sous la forme suivante :

Écorce de racine de grenadier	} ãã 10 grammes.
Écorce de *Simaruba*	
Vin de Bordeaux	750 —

Macérez pendant 24 heures et filtrez ensuite. — A prendre 6 à 8 cuillerées à soupe (adultes) ou à café (enfants).

D'après M. le Dr Hagge, l'écorce de *Simaruba*, qui est d'un usage courant contre la dysenterie, ne serait vraiment efficace que lorsqu'on l'emploie à haute dose, sous forme d'une macération dont le mode de préparation peut se formuler ainsi :

Vin blanc....................... 750 grammes.
Eau............................. 250   —

Mélez et ajoutez :

Écorce de Simaruba concassée.... 35 grammes.

Faites macérer pendant six heures, puis évaporez au bain-marie, à une température n'excédant pas 65°, jusqu'à ce qu'il reste 750 grammes de liquide.

Ajoutez :

Alcool absolu..................... 40 grammes.

Laissez macérer encore pendant quatre heures, puis filtrez, exprimez et ajoutez :

Laudanum de Sydenham.......... 2 grammes.

F. S. A. — Prendre toute la mixture en quatre fois, à quatre heures d'intervalle.

Simulo. — Desc. — Plante de la famille des Capparidacées, attribuée suivant Hale White au *Capparis coriacea* et suivant d'autres au *Capparis oleoides*. Elle croît au Pérou et en Bolivie. Le fruit est une baie, ressemblant à une groseille.

Prop. thér. — Cette plante possède des propriétés antiscorbutiques et stimulantes. Elle est surtout antispasmodique et antinerveuse ; elle possède une vertu hypnotique. Dans l'épilepsie, M. Hale White en a obtenu de bons effets, sans guérison. M. le Dr Larrea et M. le Dr V. Poulet ont obtenu des succès dans l'épilepsie et surtout dans l'hystérie fruste.

Elle remplace avec avantage les bromures, dans les cas où ils sont nuisibles ou contre-indiqués.

Le Dr Poulet en a obtenu de bons effets dans l'ovaro-salpingite qui se manifeste assez fréquemment chez les hystériques, après les époques menstruelles. Il recommande d'en faire usage aussitôt que possible et de l'administrer à la dose de 3 à 4 grammes de teinture par jour. Ce médicament calme rapidement la douleur intolérable de la partie tuméfiée et la résolution s'opère en quelques jours. Ces conclusions sont tirées de trois observations favorables.

Mode d'emploi. Doses. — Teinture à 1/8, de 2 à 8 grammes. — Extrait fluide, de 9 à 14 grammes, trois fois par jour. — Pilules de *Simulo* :

Fruits de *Simulo* .... 10 grammes.
Excipient .... Q. S.

Faites 50 pilules de 20 centigrammes, 6 par jour.

Siroline. — Prép. — Préparation renfermant les principes actifs du goudron de houille, principalement le gaïacol.

Prop. thér. — Contrairement aux autres préparations à base de gaïacol, la siroline serait bien supportée et facilement assimilée par l'organisme ; elle exciterait l'appétit, apaiserait la toux, diminuerait l'expectoration et ferait disparaitre les sueurs nocturnes.

Elle est prescrite dans les affections des voies respiratoires : coqueluche, asthme, etc., à la dose de une à trois cuillerées à thé par jour dans l'eau, le lait ou le vin.

Soja hispida Mœnch. — Desc. — Plante de la famille des Légumineuses, originaire du Japon et de l'Indo-Chine, acclimatée en Autriche. Utilisée comme aliment.

Prop. thér. — Préconisée par M. Lecerf pour l'alimentation des diabétiques, cette graine ne contenant pas d'amidon.

Mode d'emploi. — M. Lecerf a préparé des pains, gâteaux et biscuits pour l'usage des diabétiques.

Somatose. — Prép. — Matière alimentaire, contenant, d'après Goldmann, 88 p. 100 d'albumose extraite de la viande, contre 12 p. 100 de peptone.

Desc. — Poudre jaune, finement granuleuse, sans odeur et presque sans saveur, soluble dans l'eau, contenant beaucoup d'azote et ne produisant aucun dégoût.

Prop. thér. — Le Dr Gardes la recommande aux individus affaiblis, aux anémiques, ainsi que dans les cas de troubles intestinaux ou de dyspepsie nerveuse.

Son emploi provoque presque toujours une sensible augmentation de poids ; elle est indiquée dans les cas où il y a débilité et où une suralimentation s'impose : Anémie, chlorose, convalescence, etc. Alimentation des phtisiques et tuberculeux ; elle est recommandée aussi dans la phase de dénutrition des syphilitiques, dans les vomissements incoercibles de la grossesse.

Chez les chlorotiques, on nota la disparition des troubles de la menstruation, la cessation de la céphalée, du vertige, etc. Dans quelques cas, la somatose eut pour résultat l'amélioration de la digestion ; comme phénomène constant, on observa le relèvement de l'appétit qui persista même après la suspension de la somatose.

Vu son insipidité presque absolue, la somatose peut être surtout ajoutée aux substances alimentaires des enfants difficiles dans le choix des aliments, et chez les hystériques : en effet, la somatose n'altère en rien le goût des aliments.

Enfin, la somatose en solution concentrée sera prescrite avec avantage aux sujets atteints de carcinome de l'estomac ou de l'œsophage, soit avant l'opération quand les malades ne doivent prendre que des aliments liquides, soit que la somatose soit introduite directement dans l'estomac après gastrostomie préalable. C'est un galactogène de premier ordre.

Mode d'emploi. Dose. — On la prescrit à la **dose de** 10 à 15 grammes par jour, dans un véhicule quelconque (éviter le vin), et associée à un régime non complètement dépourvu d'albuminoïdes. On peut l'aromatiser. Pour enfants, de 3 à 6 grammes.

Soude (Cinnamate de). — Syn. — Hétol.

Prop. thér. — Le Dr Landerer a employé avec succès le cinnamate de soude contre la tuberculose. Ce composé réussit très bien, soit que l'acide cinnamique se combine peut-être avec des toxines tuberculeuses pour donner naissance à un produit inoffensif ou que l'acide cinnamique renforce simplement la résistance de l'organisme et lui permet de lutter victorieusement contre le poison tuberculeux ; dans ce cas, ce composé serait un agent prophylactique.

L'acide cinnamique ou, de préférence, le cinnamate de soude, s'emploie en injections, soit intraveineuses, soit intra-musculaires.

Dans le premier cas, on a recours aux veines du pli du coude ou du bras ; dans le second cas, dans la région fessière.

Le cinnamate de soude ou hétol a été préféré par Landerer. On débute par des doses faibles qu'on élève progressivement, 1/2 ou un milligramme pour les débuts, en prenant toutes les précautions aseptiques et en ne dépassant pas la *dose maxima* de 25 milligrammes. Ces injections sont répétées tous les deux jours, dans la matinée de préférence. La dose maxima atteinte, il est utile de continuer le traitement 3 à 4 mois.

Sous l'influence du traitement, on remarque la diminution des râles humides, qui ne tardent pas à se transformer en râles secs et à disparaître. Les sueurs perdent de leur abondance, puis cessent ; quant aux crachats, de purulents, ils deviennent muco-purulents, puis franchement muqueux, la toux cesse, l'appétit s'améliore sans avoir recours aux stimulants ; le poids augmente dès les premières injections. On constate une diminution très rapide des bacilles et la disparition au bout de quelques semaines de traitement.

Les résultats obtenus soit par Landerer, soit à Nancy, soit aux sanatorias de Davos, de Leysin sont des plus concluants ; on ne signale pas d'accidents survenus en prenant les précautions aseptiques usuelles.

MODE D'EMPLOI. DOSES. — Pour injections hypodermiques intra-musculaires ou intra-veineuses : solution faible à 1 p. 100 de cinnamate de soude. Solution forte à 2 1/2 p. 100 de cinnamate de soude.

Sozoiodol. — SYN. — Acide diiodoparaphénylsulfurique.

DESC. — Les composés de sodium, d'aluminium, de magnésium, de plomb et de zinc se dissolvent aisément dans l'eau et dans la glycérine, tandis que les sels de potassium, d'ammonium, de baryum, de mercure et d'argent sont difficilement solubles.

PRÉP. — On l'obtient en traitant la benzine biiodée par l'acide sulfurique fumant, saturant par du carbonate de plomb, filtrant, et décomposant le sel de plomb par l'hydrogène sulfuré et évaporant la solution aqueuse, d'où il cristallise. Il contient 42 p. 100 d'iode.

PROP. THÉR. — C'est un puissant antiseptique, succédané inodore de l'iodoforme, facilement soluble, non toxique. Il a une action rapide dans les ulcérations tuberculeuses et scrofuleuses, dans les affections des organes de la génération, dans la myringite chronique sèche, dans les maladies invétérées de la peau, le catarrhe chronique du nez, l'ozène, la laryngite. Comme antiseptique, il accélère la guérison sans produire d'accidents, qu'on l'emploie pur ou mélangé avec l'amidon, la vaseline ou l'axonge.

Différents sels à base de sozoiodol sont usités.

Le *sozoiodolate de mercure* : insoluble dans l'eau, soluble dans l'eau salée. Il est recommandé dans la syphilis, dans les maladies de peau, l'intertrigo, les ulcères variqueux. Il s'emploie en poudre, pommade à 1 p. 100, solution à la dose de 8 p. 100.

Le *sozoiodolate de potassium* remplace avantageusement l'iodoforme ; il n'a pas d'odeur, il est soluble et non toxique. Il s'emploie pour les pansements post-opératoires, les engelures, les brûlures, La poudre et la pommade s'emploient à 10 p. 100. On l'emploie en pulvérisations de 10 à 25 p. 100 dans les rhinites, laryngites. Du coton hydrophile imprégné de sozoiodolate de potassium est un excellent hémostatique contre les hémorragies capillaires.

Le *sozoiodolate de zinc* : sans odeur et facilement soluble. Employé dans les maladies du nez et des oreilles, en dermatologie. On s'en sert avec succès, dans la gonorrhée, en solution à 1 ou 2 p. 100 ; dans l'otite moyenne purulente, en insufflations à 10 p. 100. La dose est de 1 à 5 p. 100 en poudre, pommade.

Le *sozoiodolate de soude*, non toxique, sans odeur, soluble, est un bon antiseptique, en poudre à 1 p. 10 ou en solution à 1 p. 12. On l'emploie en solution de 4 p. 100 dans la blennorragie.

Strontium (Salicylate de). — Prép. — On l'obtient en traitant l'acide salicylique par l'oxyde de strontium hydraté.

Desc. — Sel blanc peu soluble dans l'eau.

Prop. thér. — D'après le professeur H. Wood, l'élément strontium atténuerait certains inconvénients de l'acide salicylique, tels que son action irritante sur le tube digestif, et son effet hyperthermisant sur le cœur.

Le salicylate de strontium aurait donné d'excellents résultats comme antiseptique intestinal à la dose de 25 à 30 centigr., résultats supérieurs à ceux du salol, du naphtol. L'estomac le tolérerait bien.

Dans le rhumatisme articulaire aigu, il serait moins efficace que les préparations salicylées, et, de plus, les doses élevées qu'on est obligé de donner produisent des phénomènes d'intoxication salicylique, tels que bourdonnements d'oreilles, vertiges.

Par contre, dans le rhumatisme et la goutte chroniques, accompagnés de troubles digestifs, le salicylate de strontium à la dose de 60 centigrammes à 1 gramme serait le meilleur remède à employer.

MODE D'EMPLOI. DOSES. — Cachets de 25 centigrammes à la dose de 1 à 4 dans la journée.

Strophanthus. — DESC. — Plante grimpante de la famille de Apocynacées, qui croît en Guinée, au Sénégal, au Gabon et dans l'Afrique équatoriale.

La tige, dont l'épaisseur diamétrale varie de 5 à 15 centimètres, forme sur le sol des cercles qui font penser à un boa constrictor, puis s'élance sur les arbres voisins, courant de branche en branche. Les fruits croissent deux à deux horizontalement et arrivent à maturité en septembre.

Les naturels s'en servent pour la préparation d'un poison de flèches (*Kombé*).

Plusieurs variétés ont été décrites par M. Blondel. Les seules qui présentent de l'intérêt sont : 1° *Strophanthus hispidus* D. C. (Guinée et Sénégal); 2° *Strophanthus Kombé* (centre de l'Afrique); 3° *Strophanthus glabre* (Gabon).

COMP. — MM. Hardy et N. Gallois ont découvert, dans l'aigrette de la semence, l'*inéine*, glucoside ayant une action sur le cœur.

M. Catillon le premier a extrait de la *strophanthine* cristallisée du Kombé.

La formule est $C^{31}H^{48}O^{12}$, d'après l'analyse qu'en a faite M. Arnaud.

M. Catillon et M. Arnaud ont prouvé que le *Strophanthus* glabre contenait 45 à 50 grammes de strophanthine par kilogramme, tandis que le *Strophanthus Kombé* en donnait seulement 4^{gr},5 à 9 grammes.

M. Catillon a montré que la strophanthine du Kombé et la strophanthine du glabre sont des corps différents. La première cristallise en aiguilles et dévie à droite le plan de polarisation. La seconde se présente sous forme de belles tablettes aplaties, rectangulaires, et dévie à gauche. Selon M. Arnaud, elle est identique à l'ouabaïne.

PROP. PHYSIOL. — M. Gley a montré que les deux strophanthines et l'ouabaïne avaient les mêmes effets physiologiques.

PROP. THÉR. — M. Fraser emploie la teinture de semences : elle possède des propriétés analogues à la digitale, elle accélère les mouvements du cœur; de plus, elle a l'avantage de ne pas contracter les artérioles.

MM. Huchard (en 1886), Dujardin-Beaumetz (en 1887) ont constaté que le *Strophanthus* était un excellent tonique du cœur, aussi actif que la digitale et réellement diurétique. M. Huchard s'est servi d'une teinture au cinquième, qu'il nomme *teinture française*, pour la distinguer des *teintures anglaises*; il l'a prescrite d'abord à la dose de 10 gouttes et a pu continuer jusqu'à 14 et 16 gouttes par jour.

M. Bucquoy prescrit de 2 à 4 granules à 1 milligramme d'extrait de *Strophanthus*; il obtient des effets très utiles sur les cœurs fatigués et les asystoliques. La diurèse est plus rapide que celle que produit la digitale, mais non moins énergique.

Dans 5 cas de goitre, S. T. Yount-Lafayette a obtenu des succès avec le traitement par la teinture de

Strophanthus. Il commence par prescrire la teinture à la dose de 10 gouttes par jour répétée trois fois par jour; petit à petit il l'augmente jusqu'à 16 gouttes, trois fois par jour. Ordinairement le traitement demande deux mois environ.

Mode d'emploi. Doses. — On se sert de la teinture à divers titres, de l'extrait hydro-alcoolique et du glucoside en granules.

M. Fraser prépare la teinture en prenant 1 partie de semences et 8 parties d'alcool concentré.

M. Martindale prend 1 partie de semences et 20 parties d'alcool.

La formule de Helbing paraît meilleure et devrait être suivie pour obtenir un produit uniforme. On doit sécher la semence à 45°, sans employer l'aigrette ni l'enveloppe; pulvériser et extraire l'huile au moyen de l'éther; le résidu est séché de nouveau et on prépare la teinture par macération de 1 partie sur 20 parties d'alcool à 90°.

On prescrit la teinture, de 5 à 20 gouttes, à prendre deux fois par jour, seule ou avec de l'eau de laurier-cerise. La teinture est très amère, légèrement colorée en jaune.

M. Catillon indique des granules d'extrait hydro-alcoolique à 1 milligramme, à la dose de 1 à 4 granules par jour.

La strophanthine est tellement active que son pouvoir toxique est de 1/2 milligramme pour 1 kilo d'animal; on doit la donner avec précaution. La dose habituelle est de 1 granule à 1/10 de milligramme; dose maxima 1/2 milligramme.

Styrone. — Prép.

Styrax liquide...................	ãã 0gr,25
Baume du Pérou................	
Eau distillée....................	ãã 10 grammes.
Alcool rectifié..................	

Prop. thér. — L'otite moyenne suppurée avec perforation élevée présente de grandes difficultés dans le traitement. M. Bolt recommande dans ce but le styrone.

Mode d'emploi. — Instillation dans l'oreille du styrone.

Sublimophénol. — Prép. — Phénolate de mercure chloré, ou mieux, un chlorure et phénolate mixte de mercure, que M. le Dr Desesquelle obtient en chauffant légèrement une solution aqueuse renfermant une molécule de phénolate de potasse avec une solution aqueuse contenant une molécule de bichlorure de mercure. Il se forme un précipité tout d'abord de couleur rouge brique qui passe successivement au jaune et au blanc.

Desc. — Ce produit, essoré à la trompe et convenablement lavé, est traité par l'alcool à 95° bouillant. Par refroidissement de la liqueur alcoolique, il se dépose des cristaux incolores, qui entrent en fusion et se décomposent vers 210°. Ils sont très solubles dans le phénol en fusion et dans une solution aqueuse ou alcoolique bouillante de phénol.

Prop. thér. — Antiseptique de haute valeur, jouissant des propriétés bactéricides de ses composants acide phénique et sublimé corrosif.

Sucupira. — Syn. — *Bowdichia major.*

Desc. — Arbre de la tribu des Sophorées, famille des Légumineuses-Papilionacées, qui croît au Brésil.

Part. emp. — L'écorce.

Comp. — M. H. Petit a retiré de l'écorce un alcaloïde nettement défini.

Prop. thér. — L'alcaloïde a une action stupéfiante mydriatique.

L'écorce est employée dans les affections goutteuses

et rhumatismales; elle est regardée comme dépurative, fébrifuge et comme utile dans toutes les formes de l'arthritisme.

La racine est employée contre les affections syphilitiques.

Sugarine. — Syn. — Méthylbenzolsufinide.

Prép. — Savigny le prépare ainsi :

On fait bouillir une solution aqueuse de toluol-cyansulfamide additionnée de lessive de potasse en quantité suffisante pour obtenir la saponification.

La solution refroidie est additionnée d'acide sulfurique pour précipiter le nouveau produit.

Prop. thér. — La sugarine est une nouvelle substance dont le pouvoir sucrant est 500 fois plus grand que le sucre ordinaire.

Mode d'emploi. Doses. — Petites tablettes comprimées à la dose de $0^{gr},05$ employées chaque fois qu'on a besoin d'édulcorer une boisson ou un médicament.

Sulfanilique (Acide) $C^6H^4AzH^2.SO^2.OH.$ — Syn. — Acide amidophénylsulfureux.

Prép. — On obtient cet acide en dissolvant 1 partie d'aniline dans 2 parties d'acide sulfurique et on chauffe jusqu'à ce qu'il se dégage de l'acide sulfureux. On laisse refroidir, on verse dans l'eau et on fait cristalliser dans l'eau après purification au noir animal.

Desc. — L'acide sulfanilique se présente sous la forme de cristaux rhombiques brillants, solubles dans 115 parties d'eau, insolubles dans l'alcool et l'éther.

Prop. thér. — L'acide sulfanilique avait été recommandé par MM. Erlich et Kronig contre l'iodisme.

D'après le Dr Vautrin, ce corps agit très favorablement et très rapidement sur certains symptômes des catarrhes aigus. La tuméfaction des cornets dans le coryza aigu, de même que la sécrétion aqueuse profuse, sont notablement diminuées et parfois même disparaissent complètement ; en moins de deux heures, la rougeur s'atténue d'une manière frappante. De même aussi (quoique d'une façon un peu moins sûre), l'acide sulfanilique agit dans la laryngite aiguë : on note ordinairement l'atténuation de la rougeur écarlate de la muqueuse ; quant à l'otite moyenne, la douleur, il est vrai, diminue rapidement, mais la guérison complète ne survient pas. Les douleurs névralgiques concomitantes survenant dans les diverses formes de catarrhes, surtout dans celles qui ressemblent à l'influenza, sont rapidement atténuées ; mais le remède est inactif contre les névralgies vraies.

L'action de l'acide sulfanilique n'est que passagère : pour prévenir la réapparition du catarrhe, la dose administrée doit être répétée après vingt-quatre à quarante-huit heures.

Dans les catarrhes chroniques, où l'on peut administrer le médicament à doses peu élevées pendant un temps prolongé, on réussit du moins à rendre moins fréquentes les exacerbations si douloureuses surtout dans l'otite moyenne chronique ; mais, en revanche, l'action thérapeutique du remède est moins accusée que dans les formes aiguës.

Administré pendant quatre à six semaines consécutives, à la dose de 1 à 2 grammes par jour, l'acide sulfanilique ne trouble nullement la digestion, ni les autres fonctions vitales : tout au plus survient-il, dans les derniers jours, une légère diarrhée. Pas de phénomènes d'intoxications rappelant ceux de l'aniline ou d'autres corps de la série aromatique (E. Merck).

Dans le cas de coryza aigu, l'action de 2 à 4 grammes d'acide sulfanilique se manifeste deux heures environ après l'administration.

15.

MODE D'EMPLOI. DOSES. — La meilleure formule est la suivante, dans laquelle l'acide sulfanilique est saturé par le carbonate de soude :

Acide sulfanilique pur....,........ 10 grammes.
Carbonate de soude.............. 8gr,05
Eau distillée................... 200 grammes.

A donner 40 à 80 grammes (3 à 6 cuillerées à dessert par jour, de préférence en deux fois).

On peut donner aussi une solution de sulfanilate de soude préparée de la manière suivante :

Sulfanilate de soude pur.......... 10 grammes.
Eau distillée de fenouil........... 200   —

Trois cuillerées à bouche 2 fois par jour.

Syzygium Jambolanum D. C. — SYN. — Jambol ou jambul.

DESC. — Plante de la famille des Myrtacées, qui croît dans l'Inde, Antilles, la Réunion, Nouvelle-Calédonie.

COMP. — M. Gerrard en a retiré une substance cristalline, à laquelle il a donné le nom de *jambosine* et assigné la formule $C^{10}H^{15}AZO^3$.

Les cristaux blancs, sans saveur, fondent à 77°, sont solubles dans l'éther, l'alcool et le chloroforme, insolubles dans l'eau froide et peu solubles dans l'eau chaude.

Le principe actif du *Myrtus jambosa* n'est pas constitué par la jambosine, mais par une résine à déterminer, qui, d'après Lyons, existe dans la résine, à côté d'un alcaloïde et d'un acide particulier.

PART. EMPL. — L'enveloppe des fruits et l'écorce.

PROP. THÉR. — Le suc exprimé des feuilles est antidysentérique.

M. Baneha préconise ce médicament pour combattre le diabète ; la disparition du sucre se manifeste dans les quarante-huit heures, et tant que l'on se sert de ce médicament on peut impunément faire usage d'une alimentation amylacée. Il est stomachique, carminatif et astringent. M. Scott prétend que sa présence dans l'estomac retarde et diminue l'action saccharifiante de la salive et du suc pancréatique.

Le Dr Rosemblat, à Vilna, et le Dr Zevasker ont employé le jambul sous forme de poudre et d'extrait fluide, ils ont guéri plus de dix cas de diabète, et ils attribuent ce succès à la drogue elle-même.

Le fruit et l'écorce sont employés aux Indes comme astringents, dans la dysenterie, la blennorragie et la leucorrhée.

MODE D'EMPLOI. DOSES. — Fruit pulvérisé, 30 centigrammes, trois fois par jour, en cachets. — Capsules, contenant 12 centigrammes de poudre.

Tachia guianensis Aubl. — SYN. — Caférana.

DESC. —Plante de la famille des Gentianacées, qui croît à la Guyane.

PART. EMPL. — La racine.

PROP. THÉR. — D'après les Drs Oliveira, Mello de Saint-Paul, la racine est un antipyrétique efficace et tonique.

MODE D'EMPLOI. DOSES. — Poudre à la dose de 1 gramme ; — infusion (4 : 250 gr.) ; — teinture alcoolique à la dose de 4-8 grammes.

Talauma mexicana Don. — SYN. — Yoloxochilt.

DESC. — Plante de la famille des Magnoliacées qui croît au Mexique.

PARTIES EMPL. — Fleurs, écorce et graines.

COMP. — Le Dr Armandariz a fait l'analyse des graines et de l'écorce et a isolé un alcaloïde auquel il a donné le nom de *talaumine* et un glucoside résineux actif.

PROP. THÉR. — Les fleurs sont usitées en teinture

ou en vin contre les affections nerveuses ou cardiaques. On fait aussi avec les pétales une infusion théiforme. Le Dr Terrés a observé que l'écorce en décoction augmente l'amplitude du pouls, régularise et relarde les contractions du cœur, reproduit l'arythmie quand on prolonge l'usage du médicament et communique à l'urine une odeur désagréable.

Mode d'emploi. Doses. — Décoction de 5 grammes d'écorce de *Talauma mexicana* dans 140 grammes d'eau, à prendre en 3 fois.

Tanguin. — Desc. — Poison d'épreuve, extrait du *Tanghinia veneniflua* Poir., plante de la famille des Apocynacées, qui croît dans l'île de Madagascar.

Prép. — Il est préparé avec l'amande du fruit.

Comp. — M. Arnaud a retiré des noyaux un corps cristallisé, qu'il a nommé *tanghinine*. Corps soluble dans 200 p. d'eau, très soluble dans l'alcool et l'éther, et dévie à gauche le plan de polarisation. En présence de l'eau, il se gonfle en donnant un mucilage épais et tenace.

Prop. phys. — Son action physiologique se rapproche de celle de la strophanthine et de l'ouabaïne, et en fait un poison cardiaque, avec cette différence qu'il provoque des convulsions générales.

Tannalbine. — Syn. — Albuminate de tannin. Tannate d'albumine.

Prép. — On obtient, d'après M. le docteur R. Gottlieb (de Heidelberg), la tannalbine en soumettant de l'albuminate de tannin pendant cinq à six heures à une température de 110° à 120°.

Desc. — Poudre jaune pâle, absolument insipide et contenant 50 p. 100 de tannin.

Prop. phys. — Ce corps résiste à l'action du suc gastrique et ne se décompose que dans l'intestin en éliminant lentement le tannin qui peut ainsi agir sur la presque totalité du tube digestif, à l'exception de l'estomac.

Prop. thér. — La tannalbine a été employée avec succès par M. le Dr R. von Engel (de Brunn), chez une quarantaine de malades atteints de diarrhée. Dans tous ces cas, sauf quelques-uns où il s'agissait d'altérations profondes du tube digestif, telles que dégénérescence amyloïde, etc., le D^r von Engel a obtenu la disparition du flux abdominal, et cela dans les diarrhées aiguës comme dans les diarrhées chroniques d'origine tuberculeuse ou autre, chez les adultes aussi bien que chez les enfants.

Chez les malades de M. von Engel, la tannalbine n'a jamais provoqué le moindre trouble stomacal, même dans les cas où ce médicament a été administré pendant plusieurs semaines de suite.

Mode d'emploi. Dose. — La dose efficace du médicament est de 1 gramme pour l'adulte et de 0^{gr},50 pour les enfants au-dessous de quatre ans. Cette dose doit être répétée trois ou quatre fois par jour. Le mieux est de la donner à des intervalles de deux heures et même d'une heure lorsqu'il s'agit de diarrhée très intense; puis, après avoir administré ainsi trois ou quatre prises, attendre jusqu'au lendemain pour recommencer la même médication.

Tannate d'antipyrine. — Prép. — On dissout séparément 3^{gr},20 d'antipyrine et 1^{gr},88 de tannin dans 10 centimètres cubes d'eau; on mélange les deux solutions : le tannate d'antipyrine produit forme un précipité blanc caséeux. On filtre et on dessèche à une douce chaleur.

Desc. — Poudre jaunâtre, insipide et insoluble dans l'eau, facilement soluble dans l'alcool; les acides la dédoublent en ses composants.

Sa teneur en antipyrine est de 37 p. 100.

PROP. THÉR. — Le tannate d'antipyrine a sur l'antipyrine pure l'avantage d'être à peu près sans saveur, ce qui permet de l'employer facilement chez les enfants. La dose de cette préparation pour les adultes est de 1gr,5 à 3 grammes.

Chez les enfants, il faut réduire la dose des deux tiers ou de la moitié.

Tannigène. — SYN. — Acétyltannin.

PRÉP. — Ce corps est une combinaison chimique du tannin et d'acétyle obtenue par M. le Dr Meyer. Il a réussi à obtenir un éther acétique du tannin, en modifiant le procédé de Schiff qui avait obtenu une combinaison pentacétylique du tannin, en le faisant bouillir avec un mélange à parties égales d'acide acétique glacial et d'anhydride acétique, le tout étant traité ensuite par une solution sodique diluée et froide. Ce pentacétyltannin peut être obtenu à l'état de pureté. Au contact du fer, il ne donne pas de réaction sous forme de changement de couleur. Il se dissout très lentement et en très petites quantités dans les carbonates et les phosphates alcalins. Il ne précipite pas la gélatine de ses solutions neutres ou légèrement acides.

DESC. — Cette combinaison se présente sous les dehors d'une poudre d'un jaune grisâtre, sans odeur, sans saveur, à peine hygroscopique.

Insoluble dans l'eau froide, peu soluble dans l'eau chaude, mais se dissolvant assez facilement dans les liquides alcalins, tels que les solutions de phosphate, de carbonate et de borate de soude. Bouilli avec ces solutions alcalines ou laissé en contact avec elles pendant plusieurs jours, le tannigène se décompose en acide acétique et acide gallique.

PROP. PHYS. — Les expériences de M. Meyer ont

montré qu'on peut faire ingérer aux lapins plusieurs grammes de tannigène sans observer aucune action nuisible du médicament sur l'estomac, telle que perte de l'appétit, etc. Par contre, l'effet astringent de cette substance sur l'intestin est incontestable et se traduit par une diminution de la sécrétion intestinale, les matières fécales devenant manifestement plus dures sous son influence. On constate la présence dans les fèces d'une certaine quantité de tannigène même lorsqu'on administre aux animaux de petites doses de ce médicament. On peut en conclure que, contrairement à ce qui a lieu pour le tannin ordinaire, l'action astringente du tannigène s'exerce même dans le gros intestin.

Prop. thér. — M. le Dr F. Müller a expérimenté les effets du tannigène chez des malades atteints de diverses affections du tube digestif: il a pu se convaincre que ce médicament donne d'excellents résultats dans les diarrhées chroniques, notamment dans celles des tuberculeux. Des doses de 0^{gr},20 à 0^{gr},30 de tannigène sont suffisantes pour obtenir l'effet désiré. Mais le médicament peut être donné sans inconvénient même à la dose de 3 à 4 grammes par jour, continuée pendant longtemps. En général, le tannigène paraît être une substance absolument anodine.

Dans les diarrhées aiguës des adultes et les diarrhées infantiles, l'action du tannigène est incontestable. M. Comby relate seize succès remarquables dans les diarrhées infantiles, chez des enfants de différents âges. Mais on sait que dans ces affections les astringents ont en général peu d'effet.

Enfin M. Müller a pu constater que, dans la pharyngite chronique, des badigeonnages de la muqueuse enflammée, pratiqués avec une solution de phosphate de soude à 5 p. 100 et contenant 3 p. 100 de tannigène, donnent de bons résultats.

Formule pour diarrhées infantiles (Eschericht, Biedert) :

Tannigène...................................... 5 grammes.
Sucre de lait........................... 5   —

Une pincée de 3. en 3 heures.

Doses. — Enfants, de 0^{gr},10 à 0^{gr},30 ; adultes, de 0^{gr},50 à 0^{gr},75. — 4 à 6 fois par jour.

Tannocasum. — Prép. — Combinaison de tannin avec de la caséine, qui se prépare de la façon suivante :

1 kilogramme de caséine dépurée, appelée aussi lactarine, est dissous au moyen du carbonate de soude dans 10 litres d'eau ; on ajoute ensuite, en agitant continuellement, une solution de 700 grammes de tannin dans 3 litres d'eau et 100 centimètres cubes d'une solution de formaldéhyde à 40 p. 100.

Finalement on ajoute encore de l'acide chlorhydrique fortement dilué, jusqu'à ce qu'il y en ait un léger excès. On soumet le précipité à la presse et on le durcit en chauffant ; on obtient ainsi une masse gris-perle qu'on pulvérise.

Prép. thér. — On l'a préconisé dans les diarrhées rebelles et les entérites aiguës et chroniques, le catarrhe intestinal.

Mode d'emploi. Doses. — Paquets ou cachets à la dose de 1 gramme, de une à cinq fois par jour.

Tannocol. — Prép. — Nouvelle combinaison de gélatine et de tannin, analogue à la tannalbine.

Desc. — Poudre grisâtre, inodore, insipide et presque insoluble dans l'eau. Il renferme à peu près autant de gélatine que le tannin et possède la propriété d'être très difficilement soluble dans les liquides acides et, en particulier, dans le suc gastrique. Par contre, il se dissout dans les liquides alcalins, dans le suc intestinal avec mise en liberté du tannin.

Prop. thér. — Ce serait donc un astringent puissant de l'intestin, qui exercerait uniquement son action dans cet organe. On l'a préconisé pour le traitement des entérites aiguës et chroniques ainsi que des affections intestinales chez les enfants.

Mode d'emploi. Doses. — 1 gramme plusieurs fois par jour pour les adultes ; 50 centigrammes pour les enfants, en cachets ou en paquets.

Tannoforme $2\,C^{14}H^{10}O^{9} + HCOH$.

Prép. — On n'avait jusqu'ici que des procédés imparfaits pour extraire le tannin propre à chaque espèce végétale. M. Merck a trouvé dans le formaldéhyde une substance qui, mise en présence de l'acide chlorhydrique, extrait facilement le tannin des extraits végétaux aussi épurés que possible. Il a ainsi préparé un produit de condensation du gallo-tannin et du formaldéhyde, ou *tannoforme*. M. Merck a préparé, de façon identique, les tannoformes du chêne, du québracho, du ratanhia et des myrobolans.

Desc. — Il se présente sous forme d'une poudre légère, blanc rougeâtre, se décomposant vers 230°, insoluble dans l'eau et les dissolvants organiques usuels à part l'alcool, donnant avec l'ammoniaque diluée ou la lessive de soude ou de potasse un liquide rouge brun ; il est précipité de ces dernières solutions par l'addition des acides.

Prop. thér. — Le tannoforme agirait comme un excellent remède contre le prurit vulvaire des diabétiques ; il combattrait efficacement, et sans exposer à aucun danger, l'hyperhydrose sous toutes ses formes ; il se montre aussi un excellent médicament pour le traitement du chancre mou ; il rendrait également des services contre l'ozène.

Mode d'emploi. — On le prescrit, soit pur, soit mélangé au quart avec de l'amidon.

Tannone. — Prép. — Produit de condensation du tannin et de l'urotropine (hexaméthylène-tétramine).

La composition de la tannone correspond à 87 p. 100 de tannin et 13 p. 100 d'urotropine.

Desc. — Poudre brun clair, légère, un peu hygroscopique, insipide, presque insoluble dans l'eau, les acides étendus, l'alcool et l'éther, mais se dissolvant lentement dans les alcalis étendus.

Prop. physiol. — La tannone est dédoublée dans l'organisme, car l'urine des malades qui prennent ce médicament donne, avec l'eau saturée de brome, un précipité jaune-orange qui est caractéristique de l'urotropine, produit dont le Dr Schreiber préconise l'emploi dans certaines formes d'inflammation et de catarrhe de l'intestin.

Mode d'emploi. Doses. — Le Dr Schreiber prescrit la tannone à la dose de 1 gramme, 3 à 4 fois par jour chez les adultes, et de 0^{gr},2 à 0^{gr},5 chez les enfants.

Tannosal. — Prép. — On prépare l'éther tannique de la partie de la créosote qui entre en ébullition entre 200 et 210 degrés.

Desc. — Poudre brune, amorphe, facilement fusible, très soluble dans l'eau, l'alcool, la glycérine; sa saveur n'est ni brûlante, ni corrosive.

Prop. thér. — On l'emploie contre la tuberculose avec d'autant plus de succès que ses composants sont très efficaces contre cette maladie. Le tannosal se décompose dans le canal intestinal en tannin et créosote.

Mode d'emploi. Doses. — Solution contenant 1 gramme de tannosal par cuillerée à bouche et pilules renfermant 0^{gr},33 de ce composé.

Tayuya. — Syn. — *Trianosperma ficifolia* Mart.

Desc.— Plante volubile de la famille des Cucurbita-cées, qui croît au Brésil, au Paraguay et à la Plata.

Part. empl. — Les racines.

Comp. — Contient un alcaloïde, la *trianospermine*, et une résine, la *tayugine* (Yvon).

Prop. thér. — Les principes actifs de la racine sont utilisés dans les cas graves d'hydropisie, de paraly-sie, les affections cutanées incurables et les accidents tertiaires de la syphilis.

Mode d'emploi. Doses. — Poudre de racines, 4 gr. — Décoction ou infusion, 12 à 36 centigrammes. — Teinture, de 6 à 15 gouttes.

Tellurate de potasse $TeK^2O^4 + 2HO$.

Prép. — On l'obtient en décomposant le tellurate de baryum par une solution de sulfate de potasse, on filtre, on évapore et on fait cristalliser.

Prop. thér. — Expérimenté par le Dr Neusser dans le traitement de la phtisie, dans l'espoir qu'il y avait un parti avantageux à tirer de ses propriétés bacté-ricides. Le sel a été administré dans cinquante cas et, presque toujours, les sueurs nocturnes ont été sup-primées ou considérablement diminuées. Il a été parfois nécessaire de doubler la dose. Pour que des symptômes d'intoxication se produisent, il faut don-ner 1 centigramme par jour pendant longtemps; en-core l'effet se réduit-il à une indigestion. Toutefois le médicament a le grave inconvénient de communi-quer à l'haleine l'odeur alliacée qui caractérise tous les composés du tellure.

Mode d'emploi. Doses. — Pilules, à la dose de 3 mil-ligrammes, une par jour.

Ténaline. — Desc. — Ce produit est un mélange des alcaloïdes de la noix d'arec, savoir : l'arécaïne, l'arécaïdine et la guavine, débarrassé, autant que possible, de l'arécoline, autre alcaloïde qui se trouve dans la noix d'arec.

Prop. thér. — La ténaline a été étudiée par M. F. Hobday, qui reconnut qu'elle constituait un précieux ténifuge, surtout approprié aux petits animaux domestiques, tels que les chiens et les chats.

Ce produit a sur la noix d'arec l'avantage de pouvoir être administré beaucoup plus facilement, parce qu'il en faut beaucoup moins et que l'administration d'un purgatif est inutile. Après administration de la ténaline, les ascarides sont rendus dans les vomissements ou expulsés dans les fèces. Le médicament agit sur l'intestin en augmentant les sécrétions et en excitant le péristaltisme. Aussi, même en l'absence de parasites, provoque-t-il des selles liquides.

L'administration de ténaline dans le cas de tænia produit régulièrement l'expulsion de la tête et des animaux.

La dose ténifuge active est de 0^{gr},06 de ténaline par 1/2 kilogramme du poids de l'animal malade; elle peut, en cas de nécessité, être doublée, sans qu'il se produise d'autres accidents que quelques vomissements, une légère diarrhée et une certaine torpeur.

Mode d'emploi. Doses. — On donnera de préférence la ténaline dans un peu d'eau; dans la majorité des cas, 15 à 30 centimètres cubes suffisent.

Administré sous la peau, le médicament est sans action sur les parasites de l'intestin.

Terraline. — Prép. — Mélange de plâtre calciné, de kaolin, de silice, de lanoline, de glycérine et d'un antiseptique quelconque.

Prop. thér. — Ce nouveau véhicule, proposé par Tschhoff, présente surtout la propriété, importante en pratique, de pouvoir être conservé très longtemps sans s'altérer ; en même temps, il n'irrite pas la surface sur laquelle il est appliqué, n'arrête pas la sécrétion des plaies et, enfin, ne se décompose pas sous l'influence des substances incorporées. Avec le temps, la terraline durcit un peu, mais on n'a qu'à y ajouter de la glycérine pour qu'elle reprenne sa consistance habituelle. Pour la trituration des substances médicamenteuses qu'on veut y incorporer, il faut se servir de glycérine, de vaseline ou de lanoline et d'un peu d'alcool ; il faut autant que possible ne pas y mettre d'eau. Pour enlever la pommade à base de terraline, il suffit de l'eau simple, sans savon.

Tétronal $C^{18}H^{20}S^4O^8$. — Syn. — Tétraéthylsulfondiméthylméthane. Diéthylsulfone-diéthylméthane.

Prép. — On combine à l'éther mercaptan deux groupes d'éthyl à l'aide d'iodure d'éthyle, puis de l'acétone.

Desc. — Corps analogue au sulfonal, qui contient deux groupes d'éthyl de plus que le sulfonal, qui en contient deux.

Prop. thér. — D'après MM. Baumann et Kart, le tétronal aurait des propriétés hypnotiques plus grandes que le sulfonal. Mais le fait n'est pas établi par la pratique. Il est préférable d'employer le trional.

MM. Barth et Rumpel disent que les indications thérapeutiques du tétronal sont probablement les mêmes que celles du sulfonal, et que dans quelques états nerveux réfractaires à celui-ci il a été plus efficace. Le tétronal employé dans 220 cas n'a produit aucun phénomène fâcheux. Il est sans action sur le délire alcoolique, même à la dose de 4 grammes par jour.

Mode d'emploi. Doses. — En cachets médicamenteux, à la dose de 1 gramme en deux doses, matin et soir.

Thermodine $C^{13}H^{17}O^4$. — Syn. — Acétyléthoxyphényluréthane.

PRÉP. — Merck obtint ce corps en prenant la paraéthoxyphényluréthane qu'il acétyla en la chauffant avec l'acide acétique anhydre. Il obtint ainsi la thermodine (E. Merck).

DESC. — Cristaux aiguillés insipides, inodores, solubles dans 2 600 p. d'eau à 20 degrés et dans 450 p. d'eau bouillante. Son point de fusion est de 86 à 88 degrés.

PROP. THÉR. — Le D^r von Mering a constaté, après deux ans d'observations (fièvre typhoïde, pneumonie, pleurésie, influenza, tuberculose, érysipèle, diphtérie), que la thermodine était un bon antithermique.

Il n'a jamais observé d'effets fâcheux ultérieurs.

La température s'abaisse de 2 degrés à 2°,5, après l'ingestion de 50 centigrammes. Cet effet se produit dans la première heure et atteint son maximum au bout de quatre heures, puis la température s'élève graduellement. La perspiration est inodore. Le pouls devient moins fréquent, moins fort.

La thermodine n'est pas un aussi bon antinévralgique que la neurodine. Elle agit plus doucement et, pour les adultes, il faut porter la dose à 1^{gr},50. Ce serait donc plutôt un antipyrétique.

MODE D'EMPLOI. DOSES. — A la dose de 1^{gr},5, la thermodine agit d'une façon incontestable comme antinévralgique, quoique pas aussi puissamment que la neurodine qui, par conséquent, doit lui être préférée dans ce cas. Dans l'influenza, la thermodine a été essayée et a donné de bons résultats aux doses de 0^{gr},5, répétées deux à trois fois par jour; on obtint ainsi l'abaissement de la température et la diminution des phénomènes nerveux pénibles.

Thialdine et Carbothialdine $(C^2H^4)^3S^2AzH$.

PRÉP. — La thialdine résulte de l'action de l'ammoniaque sur la trithialdéhyde dans laquelle un atome de soufre est remplacé par un d'ammoniaque.

La carbothialdine est obtenue par l'action combinée du sulfure de carbone et de l'ammoniaque sur l'aldéhyde.

Desc. — La thialdine est en gros cristaux aromatiques, fondant à 43°, volatils sans décomposition à la température ordinaire, un peu solubles dans l'eau, très solubles dans l'alcool, l'éther et les acides.

La carbothialdine est en petits cristaux insolubles dans l'eau et l'éther, légèrement solubles dans l'alcool froid, plus solubles dans l'alcool chaud, décomposés dans l'eau bouillante.

Prop. phys. — Le professeur Lusini a expérimenté la thialdine et la carbothialdine. Ces deux composés ont une action tout à fait différente : la carbothialdine est un agent tétanique énergique qui ne provoque pas d'irrégularité dans le fonctionnement du cœur, lequel s'arrête en diastole ; la thialdine au contraire est un paralysant général, qui donne au cœur des mouvements irréguliers et le fait arrêter en systole.

Thiocol. — Prép. — Sel de potasse du sulfate de gaïacol ; il contient 60 p. 100 de gaïacol.

Desc. — Poudre fine, blanche, de goût légèrement amer d'abord, mais sucré ensuite.

Prop. thér. — Comme succédané du gaïacol, il présente les avantages suivants : il est inodore, facilement soluble dans l'eau, n'irrite pas les muqueuses et est facilement résorbable. Aussi M. C. Schwarz a-t-il essayé de le prescrire contre la tuberculose, surtout lorsque les malades sont particulièrement sensibles et que l'odeur de la créosote et du gaïacol provoque chez eux un état nauséeux et de l'anorexie. Grâce à sa facilité de résorption, on peut en prescrire des doses assez élevées, et l'auteur a pu en administrer jusqu'à 10 et 15 grammes par jour sans provoquer aucun accident. Les résultats étaient toujours satisfaisants : l'appétit revenait, les forces augmentaient, de même que le poids du corps; l'état général s'améliorait. La toux diminuait d'intensité et de fréquence et les crachats perdaient peu à peu tout aspect purulent; les sueurs cessaient, et dans les cas fébriles la fièvre disparaissait sans l'aide d'antipyrétiques. Enfin, quant aux signes locaux, ils diminuaient, puis disparaissaient dans les cas peu avancés, mais l'influence du thiocol sur les cavernes est encore à étudier.

MODE D'EMPLOI. DOSES. — Cachets médicamenteux contenant 0gr,25 de thiocol à la dose de 2 à 4 plusieurs fois par jour.

Thioforme. — SYN. — Dithiosalicylate basique de bismuth.

DESC. — Poudre très légère, de couleur jaune grisâtre, insipide, inodore et complétement insoluble dans l'eau, l'alcool et l'éther.

PROP. THÉR. — Il possède les mêmes propriétés thérapeutiques que l'iodoforme, sans en avoir les inconvénients : il est inodore, non toxique et n'irrite pas les plaies.

N'étant pas toxique et possédant en même temps des propriétés antiseptiques et siccatives, il peut être employé avec avantage pour le pansement des surfaces bourgeonnantes. M. le Dr J.-J. Schmidt dit en avoir obtenu d'excellents résultats dans le traitement des brûlures et des ulcères de jambe. Le thioforme pourrait aussi être administré à l'intérieur, comme antiseptique intestinal, à la dose de 0gr,30, répétée trois fois par jour. C'est surtout un antiseptique chirurgical.

Thiol. — SYN. — Sulfothyolate d'ammonium.

Produit très analogue à l'ichtyol, préparé par M. Jacobson.

DESC. — Soluble dans l'eau ou dans un mélange d'alcool ou d'éther.

PRÉP. — On utilise, pour préparer le thiol, l'huile de gaz du commerce, qui renferme, outre des carbures saturés de la série grasse, des carbures des séries éthylénique et acétylénique. On charge ce produit au bain d'huile à une température d'environ 215°, et on ajoute peu à peu de la fleur de soufre. La sulfuration des carbures se fait avec dégagement d'hydrogène sulfuré. Suivant la plus ou moins grande quantité de soufre ajouté, on obtient plus ou moins de carbures sulfurés. On sulfonise ensuite la matière à l'aide de l'acide sulfurique concentré, ce qui donne l'acide thiolsulfonique, et on neutralise avec l'ammoniaque. Ce sel ammoniacal est le thiol de Jacobsen.

PROP. THÉR. — Mêmes propriétés que l'ichtyol.

D'efficacité égale, mais il a sur celui-ci l'avantage d'être absolument inodore.

M. Gothchalk, qui l'a employé dans le traitement gynécologique, a obtenu des succès à l'aide d'une solution de 20 p. 100 dans la glycérine, dans des exsudats de métrite et de périmétrite.

MODE D'EMPLOI. — A l'extérieur, pommade à 1/20. — A l'intérieur, de la même façon que l'ichtyol.

Thiosinnamine. — SYN. — Allylsulfocarbamide. Allylsulfo-urée.

PRÉP. — Elle prend naissance en faisant réagir l'ammoniaque sur l'essence de moutarde.

DESC. — Se présente sous forme de cristaux blancs, à saveur amère, fusibles vers 70°, peu solubles dans l'eau froide, plus solubles dans l'eau chaude, très solubles dans l'alcool et l'éther.

Prop. thér. — Au Congrès de dermatologie de 1892, Hebra a rendu compte des expériences qu'il a faites avec la thiosinnamine pour guérir le lupus. Il s'est servi de cet agent contre les carcinomes et affirme avoir obtenu de bons résultats.

En injections hypodermiques, son action se limite à certains tissus anormaux dont elle amène l'absorption ou la transformation en tissu normal. Son efficacité est douteuse dans le cas de lupus et dans certaines maladies de la peau. Mais la thiosinnamine est de grande valeur quand il s'agit de faire disparaître les contractures cicatricielles qui sont la conséquence d'un lupus ou d'une perte de substance.

Thymoforme. — Prép. — Ce composé prend naissance en faisant réagir le thymol sur la formaldéhyde.

Desc. — Poudre jaunâtre, insipide, à odeur faible de thymol. Il est soluble dans l'alcool, l'éther, le chloroforme, l'huile d'olive, insoluble dans l'eau, l'éther de pétrole et la glycérine.

Prop. thér. — Il est préconisé comme un succédané de l'iodoforme et du dermatol, comme antiseptique externe.

Mode d'emploi. — Employé en poudre pour saupoudrer les plaies ou en pommade à la vaseline.

Toddalia aculeata Pers. — Syn. — Lopez root.

Desc. — Plante de la famille des Rutacées, qui croît dans l'Inde, à Madagascar et à la Réunion.

Prop. thér. — Les feuilles fraîches sont employées contre les douleurs abdominales. Tonique puissant contre la débilité constitutionnelle, la diarrhée chronique et dans la convalescence des fièvres graves. On peut lui adjoindre la médication ferrugineuse.

Mode d'emploi. — Teinture 1/5, de 6 à 20 grammes par jour. — Infusion (10 grammes pour 100 grammes d'eau), de 30 à 60 grammes, deux ou trois fois par jour.

Toluol C^7H^8. — Syn. — Toluène. Méthylbenzine. Hydrure de benzyle.

Prép. — Le toluol est le premier homologue de la benzine ; il est retiré du goudron de houille et il passe à la distillation avec les huiles légères (formées de benzine, de toluène, de xylène, etc.), dont on le sépare par distillation fractionnée.

Desc. — Liquide incolore, très réfringent, à odeur particulière moins désagréable que celle de la benzine ; il est à peine soluble dans l'eau, soluble dans l'alcool, l'éther ; il entre en ébullition à 110°. Son poids spécifique à + 13° = 0,872.

Prop. thér. — Le toluol a été préconisé à cause de ses propriétés microbicides par le professeur Löffler.

Il l'emploie dans le traitement local de la diphtérie en badigeonnant avec ce produit les fausses membranes.

Traumaticine. — Solution de gutta-percha dans du chloroforme.

Prép. — On met 10 grammes de gutta-percha dans 90 grammes de chloroforme. Au bout de 24 heures, la gutta-percha est complètement dissoute ; on ajoute alors 18 grammes d'acide chrysophanique à la solution.

Prop. thér. — Auspitz recommande, dans le psoriasis, de faire des badigeonnages avec de la traumaticine, contenant un dixième d'acide chrysophanique.

On peint les plaques de psoriasis avec cette préparation, et on laisse sécher ; il se forme une couche de gutta-percha contenant de l'acide chrysophanique, qui permet aux malades de vaquer à leurs occupations. Tous les deux jours, on renouvelle la couche médicamenteuse. On voit bientôt se former le cercle érythémateux de l'acide chrysophanique, et les plaques de psoriasis semblent disparaître avec une grande rapidité (Dʳ Besnier).

Mode d'emploi. — Peut servir de véhicule à un grand nombre de substances médicamenteuses et surtout à l'acide chrysophanique 10 p. 100.

Tribromure d'allyle. $C^6H^5Br^3$. — Syn. — Tribromhydrine. Bibromure d'éther allylbromhydrique. Éther tribromhydrique de la glycérine.

Prép. — On l'obtient en faisant agir l'iodure d'allyle sur une fois et demie son poids de brome. On enlève l'iode précédent par la potasse. On distille et on recueille ce qui distille entre 210° et 220°. On congèle le liquide et on essore les cristaux, puis on rectifie.

Desc. — Liquide incolore, neutre, bouillant à 217°, se solidifiant à + 10°.

Prop. thér. — Employé contre l'asthme, l'angine de poitrine. Recommandé dans la médecine infantile contre la coqueluche et les convulsions.

Mode d'emploi. Doses. — Capsules gélatineuses contenant 25 centigrammes de tribromure d'allyle, à la dose de 2 à 4 par jour.

Trichloracétique (Acide) $C^4HCl^3O^4$. — Syn. — Acide acétique trichloré.

Desc. — Corps solide cristallisé, déliquescent. Point de fusion 55°, ébullition 195°.

Prép. — On traite le chloral hydraté par trois fois son poids d'acide azotique fumant; on expose le mélange deux jours au soleil et on chauffe en distillant et en recueillant ce qui passe à 190°.

Réaction. — Donne du chloroforme étant chauffé avec un excès de carbonate de soude. Ne doit pas contenir d'acide chlorhydrique libre.

Prop. thér. — M. le Dr Ehrmann a obtenu des succès avec l'acide trichloracétique employé comme caustique dans les affections de la gorge et du nez, sous forme d'applications directes. Ce traitement fut em-

ployé dans 140 cas renfermant l'hypertrophie poly-
poïde circonscrite, la tonsillite hypertrophique, la
pharyngite folliculaire, l'hypertrophie des glandes lin-
guales, etc. Dans 54 de ces cas, il fit une seule cautéri-
sation, 2 dans 30 cas, et de 3 à 6 dans les 24 autres.

Ehrmann regarde l'acide trichloracétique comme
préférable à l'acide chromique, parce que la cauté-
risation qu'il produit est plus localisée et que les
escarres sont plus nettes.

Le Dr Pierce a préconisé cet acide pour dissoudre
le tartre dentaire. On humecte avec la solution un
morceau de bois, et on frotte jusqu'à dissolution
complète du tartre. On doit effectuer cette opération
avec précaution à cause de la causticité de l'acide.

Le Dr Cozzolino recommande l'emploi de la solu-
tion à 3 p. 100 d'acide trichloracétique contre l'épis-
taxis rebelle. On peut ajouter une solution de co-
caïne à 2 p. 100. On entoure l'extrémité d'une sonde
avec un tampon de coton imprégné de cette solution
et l'hémorragie cesse immédiatement.

Le Dr Fuggiani l'emploie contre l'alcalinité de l'urine
dans la cystite chronique. Il donne trois fois par
jour dans de l'eau sucrée 5 à 6 gouttes de solution
d'acide trichloracétique à 25 p. 100.

Mode d'emploi. — Ehrmann emploie cet acide
comme astringent sous la forme suivante :

Iode.. 0gr,10
Iodure de potassium......................... 0gr,15
Acide trichloracétique...................... 0gr,30
Glycérine.. 30 grammes.

Enfin M. Boymond le préconise en urologie pour la
précipitation complète de certaines albumines.

Trinitrine $C^6H^5(AzO^6)^3$. — Syn. — **Nitroglycérine.
Angioneurosine.**

Prép. — On l'obtient en mélangeant avec précaution de la glycérine avec de l'acide azotique fumant. On projette le mélange dans l'eau et on recueille dans le fond les gouttes huileuses de trinitrine.

PROP. THÉR. — Les Drs Huchard, Potain et Hérard ont démontré que le summum d'action thérapeutique de la trinitrine était dans son application à la cure de l'angine de poitrine. C'est un médicament vaso-dilatateur, qui non seulement est utile dans l'angine de poitrine résultant d'une ischémie du muscle cardiaque, mais encore dans toutes les affections de l'aorte, qui produisent de l'ischémie cérébrale (rétrécissement et insuffisance). La trinitrine est employée avec avantage dans la chlorose très intense, dans les névralgies de cause anémique, chez certains hypocondriaques, lorsque les troubles vaso-moteurs, par leur exagération, amènent une véritable anémie cérébrale. Le Dr Huchard en a indiqué l'emploi dans l'anémie cérébrale, la maladie de Stokes-Adam (bradycardie avec attaques apoplectiformes).

M. le Dr Gauthier (de Charolles) propose le procédé suivant pour annihiler les accidents dangereux de la cocaïne sans nuire à son action locale. C'est en associant la trinitrine à la cocaïne qu'il obtient ce résultat.

A l'encontre de la cocaïne, la trinitrine est le médicament vaso-dilatateur par excellence, agissant merveilleusement contre les symptômes d'ischémie cérébrale et cardiaque, et produisant ses effets avec la même rapidité que la cocaïne.

La formule dont fait usage M. Gauthier est la suivante :

Chlorhydrate de cocaïne	0gr,20
Solution de trinitrine à 1/100	10 gouttes.
Eau distillée	10 grammes.

Chaque seringue de Pravaz de cette solution renferme 2 centigrammes de cocaïne et une goutte de

solution de trinitrine. A la suite des injections prati-
quées avec la solution ci-dessus formulée, M. Gau-
thier dit n'avoir jamais observé aucun de ces accidents
dont il avait été maintes fois témoin après avoir in-
jecté des doses semblables de cocaïne sans trinitrine.

L'amélioration suivit rapidement ; au bout de dix
jours le malade reprit ses occupations ; une guérison
complète suivit.

MODE D'EMPLOI. DOSES. —Solution alcoolique diluée,
donnée à l'intérieur (Dr Huchard) :

> Solution alcoolique de trinitrine au centième.   30 gouttes.
> Eau distillée..............................   300 grammes.

Une cuillerée à bouche le matin, à midi, le soir.
Injection sous-cutanée : on se sert de la **solution**
suivante (Dr Huchard) :

> Solution alcoolique de trinitrine au centième.   40 gouttes.
> Eau distillée de laurier-cerise..............   10 grammes.

La seringue contient quatre gouttes de trinitrine.
La dose ordinaire sera de une à quatre gouttes.

Trional. — SYN. — Diéthylsulfonméthylméthane.
Ce médicament diffère du sulfonal en ce que le
groupe méthyle (CH^3) y est remplacé une fois par le
groupe éthyle (C^{2}H^5). C'est ainsi que le trional

$$\begin{matrix} C^2H^5 \\ C^2H^3 \end{matrix} > C < \begin{matrix} SO^2C^2H^5 \\ SO^2C^2H^5 \end{matrix}$$

est un diéthylsulfonméthylméthane.

DESC. — Le trional se présente sous forme d'écail-
les brillantes fondant à 76° C., peu solubles dans
l'eau froide (1 : 300), plus solubles dans l'eau chaude
et l'alcool. La solution dans l'eau chaude, le lait et le
vin, de même que l'émulsion dans la gomme, ont
une saveur légèrement amère.

PROP. PHYS. — Les effets secondaires et les phénomènes d'intoxication consécutifs à l'emploi du trional consistent dans les phénomènes de dépression du côté de la motilité et des organes des sens : incoordination des mouvements, marche titubante, faiblesse, somnolence, céphalée, lourdeur de tête, etc. Ils ne se produisent d'ailleurs qu'après l'ingestion de doses élevées, ou après un emploi très prolongé.

PROP. THÉR. — Le trional a été expérimenté par MM. les D\ :superscript rs Barth, Schulze, Horvath, Schaefer, Ramon, Bœttiger, Galliard, Muller, Darier, Vogt, Marie : les auteurs concluent que, chez les hommes aussi bien que chez les animaux, le trional exerce surtout son influence sur le cerveau ; mais sur les hommes, on ne constate plus le même rapport ($1 : 1\ 1/2 : 3$) entre le sulfonal, le trional et le tétronal. Quant à l'action toxique de ces trois disulfones, elle conserve rigoureusement le rapport sus-indiqué ($1 : 1\ 1/2 : 3$). — Donné à doses peu élevées, le trional n'influence nullement la sécrétion de la sueur, ni la température. Le sommeil est tout à fait tranquille ; pendant toute sa durée, la respiration reste normale. — Le trional ne provoque pas d'accoutumance du côté des malades ; aussi, pour obtenir l'effet hypnotique désiré, n'est-on pas obligé d'avoir recours à des doses de plus en plus élevées. Mais il ne faut pas perdre de vue la possibilité des effets cumulatifs et, par suite, la possibilité des phénomènes d'intoxication après la répétition des mêmes doses de ces médicaments. Le trional est supérieur au sulfonal : il agit plus rapidement à dose moindre. Il est moins toxique et produit rarement des effets secondaires.

Ce médicament sera supprimé dès l'apparition des accidents suspects ; l'intoxication est-elle bien accusée, on commencera par laver l'estomac. — Il résulte des observations faites sur des sujets atteints d'affections de diverses natures et sur des aliénés que, pris à petites doses (0^{gr},5-1-2 grammes), le trional est parfois suivi de sommeil.

Du reste, pour se mettre sûrement à l'abri de tout danger d'intoxication, on ne prescrira pas le trional à doses élevées (2-4 grammes) ou à doses moindres souvent répétées : il vaut mieux commencer par donner une dose élevée pour se rendre maître en une seule fois de l'insomnie ; si on est ensuite obligé de répéter le médicament, on diminuera les doses suivantes d'un demi ou d'un tiers de leur quantité initiale.

Mode d'emploi. Doses. — La dose moyenne est de 0^{gr},5 à 2 grammes en une seule fois ; l'émulsion gommeuse ou les solutions dans le lait et le vin agissent plus rapidement que la solution aqueuse. — Le trional est pris par les malades le soir, un quart d'heure ou une demi-heure avant de se coucher.

Dans les insomnies provenant de douleurs violentes, on obtient le sommeil, avec :

Trional.	1 gramme ou	Trional.	1 gramme.
Codéine.	0,025	Morphine.	0^{gr},01.

On donnera le trional dans un liquide chaud pour hâter l'effet.

Triphénine. — $C^6H^4\diagdown\diagup\begin{matrix}OC^2H^5\\AzH.CO.CH^2CH^3\end{matrix}$

Syn. — Propionylphénétidine.

Prép. — Obtenu en chauffant un mélange de paraphénétidine et d'acide propionique.

Desc. — Il fond à 120° et est peu soluble dans l'eau froide 1/2000.

Prop. phys. — La triphénine abaisse la température de 2 à 3 degrés, à la dose de 0^{gr},50.

Prop. thér. — D'après le D^r von Mering, la triphénine est un antipyrétique et un antinévralgique de grande valeur. Dans les maladies fébriles telles que le typhus, la pneumonie, la pleurésie, l'influenza, l'érysipèle, etc., des doses de 0^{gr},5 à 0^{gr},6 de ce médicament suffisent à produire un abaissement de la température de 2-3° C. ; chez les phtisiques, le même effet est déjà obtenu avec des doses de 0^{gr},3. Pour obtenir un effet analgésique, des doses plus fortes de ce remède (1 gr.) sont nécessaires. Dans 35 cas de céphalée, migraine, sciatique et douleurs tabétiques, l'effet alnagésique se montra environ une demi-heure après l'administration de la triphénine et se maintint pendant plusieurs heures. La dose de 1 gr. peut être répétée 3 à 4 fois dans l'espace de 24 heures. Cette préparation a, sur d'autres analgésiques, l'avantage d'être promptement efficace et de n'être que lentement absorbée par suite de sa difficile solubilité; elle doit par conséquent être regardée comme un succédané inoffensif de cette classe de médicaments. On n'a jamais observé de phénomènes accessoires désagréables, tels que nausées, vomissements, cyanose, collapsus, par l'ingestion de la triphénine.

MODE D'EMPLOI. DOSES. — On ordonnera de préférence cette préparation sous forme de poudre de la manière suivante :

Triphénine 0,3-0,5-1,0

Divisez en 10 cachets. — A prendre, selon le besoin, de 1 à 4 cachets par jour.

Triphénine................................ 0,3,-0,5-1,0
Benzoate de caféine sodique.............. 0,2

Divisez en 10 cachets. — A prendre, selon le besoin, de 1 à 4 cachets dans le courant de la journée.

Tritol. — PROP. THÉR. — E. Dieterich préconise, pour émulsionner les huiles, l'extrait de malt diastasique; 25 parties d'extrait suffiraient pour 75 parties d'huile. Il donne à ces préparations les noms de *tritols*.

Prép. — C'est ainsi qu'il prépare un tritol à l'huile de foie de morue, un tritol à l'huile de ricin, etc.

Le suc pancréatique et, par conséquent, le produit commercial appelé *pancréatine*, pourraient être employés pour émulsionner l'huile de foie de morue et donneraient des émulsions parfaites.

Tylophora asthmatica Wight et Arn. — Desc. — Plante de la famille des Asclépiadacées, qui croît dans l'Inde et à la Réunion.

Part. emp. — On a utilisé d'abord la racine ; main-. tenant on lui a substitué les feuilles.

Prop. thér. — Possède des propriétés émétiques, diaphorétiques et expectorantes ; elle remplace **avec** avantage l'ipéca dans la dysenterie. On fume **des** feuilles pour procurer du soulagement dans l'asthme.

Mode d'emploi. Doses. — Feuilles pulvérisées, à la dose de 1^{gr},50 à 2 grammes, comme émétique, **et à** la dose de 15 à 20 centigrammes, comme expectorant.

Urée. — Desc. — L'urée pure doit se présenter sous forme de beaux cristaux incolores (prismes rhombiques), fusibles à 132° quand elle est desséchée, fusible entre 120 et 124° lorsqu'elle n'a **pas été** desséchée.

Chauffée à une température plus élevée, elle dégage de l'ammoniaque, de l'ammélide, du biuret, de l'acide cyanurique. Elle est très soluble dans l'eau ; elle se dissout dans son poids d'eau froide, **dans** 5 parties d'alcool et est presque insoluble dans l'éther.

L'urée, chauffée avec de l'eau à 110° ou mise à bouillir avec des acides ou des alcalis, se décompose en acide carbonique et en ammoniaque.

La solution est neutre aux réactifs ; elle entre en

combinaison avec l'oxyde de mercure, en donnant CH^4Az^2O2HgO; avec l'acide nitrique, elle donne du nitrate d'urée ; elle se combine également avec certains sels : le chlorure de sodium, par exemple, pour donner un composé qui répond à la formule $CH^4Az^2O,NaCl$.

RÉACTIONS. — Les réactions spécifiques de l'urée sont les suivantes :

1° Sa solution aqueuse, traitée par l'acide nitrique concentré et pur, donne un précipité cristallin de nitrate d'urée qui se présente en cristaux incolores brillants ;

2° Sa solution aqueuse, au contact de l'acide oxalique, donne de l'oxalate d'urée en poudre blanche cristalline peu soluble dans l'eau froide ;

3° En chauffant quelques cristaux d'urée dans un tube à essai un peu au-dessus de son point de fusion, il se dégage de l'ammoniaque, et le résidu, agité avec de l'eau et traité par quelques gouttes de solution de sulfate de cuivre, donne la réaction violette du biuret.

PROP. THÉR. — L'urée est employée en médecine comme succédané de la lysidine et de la pipérazine.

Klemperer a signalé ses bons effets dans divers cas de lithiase urinaire en solution aqueuse à 10 p. 100, une cuillerée toutes les heures. Comme diurétique, l'urée était autrefois recommandée à la dose de $0^{gr},50$ jusqu'à 2 grammes.

Uréthane $CO^2,AzH^2C^2H^5$. — SYN. — Éther éthylique de l'acide carbamique. Carbamate d'éthyle. Éther carbamique. Éthyluréthane.

DESC. — Il se présente en cristaux incolores, de saveur un peu amère ; très soluble dans l'eau et l'alcool. Il ressemble au salpêtre.

Prép. — On obtient ce corps : 1° en faisant agir l'ammoniaque sur le chlorocarbonate d'éthyle ; 2° par l'action de l'ammoniaque anhydre sur le carbonate d'éthyle (éther carbonique) ; 3° par l'action de l'alcool sur le chlorure de cyanogène.

Prop. thér. — Étudié d'abord par Schmiedeberg, puis par Huchard, enfin par J. Gordon. Ses avantages sur les autres agents hypnotiques sont les suivants : absence de toute action secondaire, facilité avec laquelle les malades le prennent, et enfin sommeil tranquille, ressemblant tout à fait au sommeil naturel. Il conviendrait surtout dans la thérapeutique infantile, chez les individus atteints de délire alcoolique et chez ceux qui sont sujets à des accès de manie. Son grand avantage est sa parfaite solubilité, mais il est en réalité fort peu actif.

Doses. — On prescrit 1 à 2 gr. aux adultes et $0^{gr},50$ à 1 gramme aux enfants, dans une potion de 150 gr. Il n'est toxique qu'à doses élevées (10 gr.).

Uréthane	3 à 4 grammes.
Sirop de fleurs d'oranger	20 —
Eau de tilleul	40 —

à prendre en une fois.

Urisolvine. — Prép. — Combinaison d'urée chimiquement pure et de citrate de lithium.

Desc. — Poudre blanche très soluble dans l'eau.

Prop. thér. — Le Dr Mendelsohn l'a employé avec succès contre la diathèse arthritique, goutte, gravelle, calculs du rein et de la vessie.

Le Dr Mohl le préconise contre le rhumatisme articulaire et la cirrhose du foie.

Mode d'emploi. Doses. — Solution, cachets, tablettes, $0^{gr},20$ par dose de 10 à 24 par jour.

Urophérine. — Syn. — Lithion-diurétine de Merck. Salicylate de théobromine et de lithine.

Prép. — Ce corps est obtenu par la saturation à équivalents égaux de l'acide salicylique par la théobromine et la lithine (E. Merck).

Prop. thér. — Le D' Gram (de Copenhague) remarque que la lithion-diurétine est plus assimilable que la diurétine ordinaire et qu'il faut employer des doses diminuées de 1/4 pour obtenir les mêmes résultats. Elle n'a pas d'action anormale sur le cœur, tandis qu'au contraire l'association de la digitale, infusion (1-100) une cuillerée à bouche 4 fois par jour, et de l'urophérine produit d'excellents effets. Dans le cas où le rein serait imperméable et que l'on redouterait l'action de l'acide salicylique, on le remplacerait par l'acide benzoïque.

Mode d'emploi. Doses. — Les doses de lithion-diurétine (Merck) sont de 3-4 grammes par jour ; la dose est la même pour la combinaison benzoïque.

La préparation se prescrit de la manière suivante :

Salicylate de théobromine et de lithine..   10 grammes.

Dissolvez dans :

Eau distillée...................... ..... 150 grammes.

Dose : Une cuillerée à bouche 3-4 fois par jour, ou bien :

Salicylate de théobromine et de lithine..   1 gramme.

Faites 10 doses semblables et enrobez-les en cachets ou en capsules gélatineuses. Une capsule 3-4 fois par jour, boire après chaque capsule un verre d'eau.

Urotropine $(CH^2)^6Az^4 + 6H^2O$. — Syn. — Hexaméthylène-tétramine.

Prép. — On l'obtient par combinaison de l'aldéhyde formique avec l'ammoniaque.

Prop. phys. — L'urotropine a pu être administrée à des adultes, à la dose de 6 grammes par jour sans inconvénient. Elle augmente la diurèse. Sous son influence, il ne se produit plus de dépôt d'acide urique ou d'urates, non seulement parce que la diurèse est augmentée, mais parce que le médicament agit d'une façon particulière sur l'acide urique et ses sels.

Enfin, ayant observé qu'à la suite de l'emploi de l'urotropine les microorganismes de la fermentation ammoniacale et le *Bacterium coli* ne se développaient pas dans l'urine, le Dr Nicolaier a pensé que ce médicament pourrait être utilisé dans les maladies microbiennes de l'urètre. Il l'a essayé chez deux malades atteints de cystite, dont l'urine était fortement ammoniacale et, dans les deux cas, il a obtenu une amélioration.

Prop. thér. — D'après le Dr Nicolaier, l'urotropine serait particulièrement propre au traitement de la pierre, car on aurait constaté, après ingestion de ce produit, que l'urine, sans que sa réaction acide fût modifiée, présente des propriétés dissolvantes de l'acide urique. Donne-t-on, par exemple, à un adulte dont l'urine, à la température de 37°, ne dissout pas les sédiments uriques, même dans l'espace de plusieurs jours, une dose suffisante d'urotropine, on remarque que l'urine devient capable de dissoudre les sédiments en question. Elle perd d'ailleurs ces propriétés dès qu'on cesse le médicament.

L'ingestion de fortes doses n'a pas amené d'accidents du côté des reins. Chez quelques malades dont l'urine, avant l'emploi du médicament, renfermait de l'albumine et laissait déposer des globules rouges et des cylindres, l'albumine et les éléments figurés diminuèrent durant la médication.

Mode d'emploi. — Dose quotidienne de 1 gramme à 1^{gr},50, que l'on fait prendre en une fois, le matin, en solution dans l'eau.

Ursal. — Syn. — Salicylate d'urée.

Prép. — On dissout dans l'alcool molécules également d'urée et d'acide salicylique, on chauffe, et on laisse évaporer l'alcool.

Desc. — Cristaux blancs, fusibles à 122°, solubles dans l'alcool.

Prop. thér. — On l'emploie comme le salicylate de soude dans le traitement des affections rhumatismales.

Mode d'emploi. Doses. — Cachets médicamenteux de 0,50 à la dose de 1 à 4 par jour.

Valérydine. — Prép. — Produit à base d'acide valérianique et de phénacétine.

Desc. — Cristaux aiguillés brillants, fusibles à 129°, solubles dans l'alcool, le chloroforme et l'acétone, plus difficilement solubles dans l'éther et presque insolubles dans l'eau.

Prop. thér. — Elle jouirait des propriétés calmantes de l'acide valérianique et des propriétés antipyrétiques et antinévralgiques de la phénacétine.

Par sa constitution chimique et par son action physiologique, la valérydine serait un spécifique des différentes affections nerveuses : maux de tête d'origine nerveuse, migraines, névralgies, hystérie.

Mode d'emploi. Doses. — La valérydine s'emploie à doses journalières répétées de 0gr,50 à 1 gramme, en cachets médicamenteux.

Validol. — Syn. — Valérianate de menthol.

Desc. — Liquide incolore, limpide, à consistance de glycérine, d'une odeur aromatique agréable. Il possède un goût légèrement amer; il n'a pas la saveur âcre et brûlante du menthol et est très bien toléré par l'estomac, la peau et les muqueuses.

Prop. thér. — D'après le Dr Schwersenski, la combinaison chimique du menthol avec l'acide valérianique jouirait de la propriété de dissoudre des quantités considérables de menthol pur, en enlevant à cette dernière substance ses propriétés irritantes.

La solution à 30 p. 100 de menthol dans le valérianate de menthol, désignée sous le nom de *validol*, est celle qui s'adapterait le mieux à l'usage médical.

Administré à l'intérieur plusieurs fois par jour à la dose de dix à quinze gouttes dans une cuillerée de vin ou sur un morceau de sucre, le validol serait un bon analeptique, notamment dans les états de dépression relevant de l'hystérie ou de la neurasthénie; il serait doué, en outre, de propriétés stomachiques et carminatives. On pourrait enfin l'employer en badigeonnages dans les amygdalites et les pharyngites, ainsi que pour la désinfection des téguments.

Vanadate de soude VaO^3Na. — Syn. — Métavanadate de soude.

Prép. — Le pentoxyde de vanadium Va^2O^5 ou anhydride vanadique fournit avec l'eau l'acide vanadique qui se combine aux bases pour donner des vanadates. Semblable à l'acide phosphorique, il donne des produits ortho, pyro et méta, et c'est le métavanadate de soude qui est officinal. C'est celui d'ailleurs qui se forme au contact de l'anhydride vanadique et du carbonate de sodium en présence de l'eau.

Desc. — Corps solide blanc cristallisé, assez soluble dans l'eau.

Prop. phys. — M. le Dr V. Berthail (de Lyon) a présenté une étude complète des propriétés physiologiques des sels de vanadium (1). Hautefeuille, Bareswill et Werther avaient constaté que les sels de vanadium absorbaient l'oxygène des substances organiques pour former de l'acide pervanadique, lequel, étant instable, se réduit avec grande facilité; aussi

____

(1) Berthal, *Emploi thérapeutique du vanadium*. Paris, 1899.

cette propriété a été utilisée dans l'industrie chimique.

Ce rôle de navette, suivant l'heureuse expression de M. Laran, a fait entrer dans la thérapeutique les sels de vanadium. Les Drs Lyonnet, Martz et Martin ont pensé qu'ils devaient être de puissants succédanés du fer et de l'arsenic, remueurs, pourvoyeurs d'oxygène et capables, comme eux, d'activer les combustions organiques dans toutes les affections où leur retard est considérable. Ils ont repris les travaux de leurs prédécesseurs. Leurs essais ont porté sur le métavanadate de sodium. Ils ont constaté une puissante excitation de l'appétit et, comme conséquence, une augmentation rapide des forces. Ce coup de fouet donné à la nutrition accélère les oxydations ; l'assimilation devient plus complète, le poids s'accroît d'une façon appréciable (dans un cas, 2 kilogrammes en moins de huit jours). La sécrétion urinaire subit des modifications favorables. Le volume est plus abondant. L'urée augmente, l'acide urique diminue. Le coefficient d'oxydation azotée se relève très nettement. Dans le diabète, le taux du sucre est considérablement abaissé.

Variable d'après les divers expérimentateurs, la toxicité moyenne du métavanadate de soude en injections intraveineusesest de 0^{gr},030 par kilo d'animal.

Prop. thér. — Le Dr V. Berthail, résumant les travaux de MM. Laran, Hélouis, Weber, Lyonnet, Guimard, Martz, Martin et les siens, arrive aux conclusions suivantes.

Les sels de vanadium déterminent une augmentation d'appétit extrèmement marquée et persistant pendant plusieurs jours ; les forces sont augmentées, il en est de même du poids, et le Dr Berthail cite le cas d'un malade qui a augmenté de 4^{kil}. 200 en quarante jours sous l'influence de ce traitement.

L'action sur les tuberculeux (80 cas observés), les anémiques, les chlorotiques, a été très efficace et dans peu de cas on a remarqué de la diarrhée et de la température plus élevée. Sur les neurasthéniques, 5 observations de guérison ; chez les rhumatisants, le métavanadate de lithine donne 6 cas de guérison et un cas d'intolérance ; enfin, dans 8 cas pathologiques divers, entérite, leucocythémie, impaludisme, dermatites, la guérison a été obtenue suivant le Dr Berthail.

MODE D'EMPLOI. DOSES. — Au point de vue de la forme pharmaceutique des sels de vanadium, il faut se rappeler que ces derniers précipitent un grand nombre de matières organiques, les alcaloïdes, toutes les substances tanniques.

On doit prescrire les sels de vanadium sous forme de solutions aqueuses ou de pilules exactement dosées. Les expérimentateurs conseillent de ne pas dépasser de 4 à 5 milligrammes par vingt-quatre heures.

Son action étant durable, on peut n'en prescrire que 2 à 3 fois par semaine.

Vanadate de soude............	aa 0,05 centigr.
Arséniate de soude............	
Glycérophosphate de soude.......	10 grammes.
Elixir de Garus................	300 —

Une cuillerée à dessert à chaque repas.

Granules contenant 1 milligr. de vanadate de soude à la dose de 4 à 5 granules par jour tous les 2 jours.

Vaseline liquide médicinale. — SYN. — Huile de vaseline. Paraffine liquide.

DESC.—Insoluble dans l'eau, l'alcool faible ou fort, la glycérine, les alcools méthylique, amylique.

ESSAI. — Elle doit être neutre au tournesol, d'un goût franc, ne présentant pas d'acidité à la langue. La densité à + 15° est 0,875 ou 76° à l'alcoomètre de Gay-Lussac. Elle ne doit pas donner de vapeurs avant 200° (Bocquillon).

Prop. thér. — La vaseline liquide ne sert que de véhicule à des corps qui conservent leurs propriétés thérapeutiques.

Vaso-dilatateurs. — Tétranitrate d'érythrol, hexanitrate de mannitol, dinitrate de glycol.

Historique. — Au dernier Congrès de médecine d'Edimbourg, les Drs Bradbury et Broadbent ont fait une intéressante communication sur quelques médicaments, dont l'action est analogue à celle de la *trinitrine*, et qui auraient même sur elle certains avantages. On sait que M. Huchard a toujours insisté sur l'importance de la médication vaso-dilatatrice.

En 1893, le Dr Leech reconnut aux *nitrites* et à la *nitroglycérine* une action vaso-dilatatrice puissante, mais par trop transitoire, et il exprima le vœu que les pharmacologistes recherchassent des substances dont l'action vaso-dilatatrice soit plus prolongée, fût-elle moins énergique.

Le Dr Matthew Hay expérimenta le *nitrate d'éthyle*, la *nitro-cellulose* et quelques-uns de leurs dérivés, mais sans succès.

Plus tard, le Dr Leech reconnut que tous les éthers nitriques de la série grasse possèdent peu ou prou des propriétés dilatatrices dont l'action est généralement assez prolongée ; il conclut qu'on pourrait en essayer l'emploi thérapeutique, tout en leur reconnaissant l'inconvénient de causer les céphalalgies.

Le Dr Lauder Brunton expérimenta le *chlorhydrate d'hydroxylamine* qu'il dut abandonner à cause des troubles gastriques que causait son emploi.

Bradbury essaya et le Dr Huchard établit l'emploi des nitrates d'alcools à valences multiples ; en particulier, il fit porter ses expériences sur les *nitrates d'érythrol* et de *mannitol*, et c'est l'action de ces derniers corps que nous voulons mentionner ici.

Desc. — Le *tétranitrate d'érythrol* et *l'hexanitrate de mannitol* sont des corps solides à la température ordinaire ; leurs points de fusion sont : 61° pour le premier, 113° (d'après Socoloff) pour le second. Ils sont peu solubles dans l'eau, mais très solubles dans l'alcool et l'éther.

Ces corps doivent être maniés avec précaution et par petites quantités dans les laboratoires ; au point de vue thérapeutique, ils ne sont pas dangereux.

Prop. phys. — Si l'on compare l'action de ces deux nitrates à celle des éthers nitriques des alcools à moindre valence : *nitrate de méthyle, dinitrate de glycol, trinitrate de glycérine (trinitrine)*, on constate que tous ont sur les vaisseaux une action dilatatrice d'autant plus forte qu'ils sont plus solubles, l'énergie dilatatrice augmentant graduellement du premier, le *nitrate de méthyle*, au dernier, *l'hexanitrate de mannitol*; mais la *durée de l'action augmente dans l'ordre inverse:* très courte pour le nitrate de méthyle, elle devient de plus en plus longue quand on s'élève dans la série. Cette durée de l'action vaso-dilatatrice a été étudiée sur les animaux à sang froid et à sang chaud ; chez l'homme, elle a été déterminée par l'étude de la tension artérielle et par celle du pouls. Voici les résultats obtenus sur les animaux par l'injection directe dans l'organe : Avec une solution de nitrate de méthyle à 1 p. 1000, le débit du sang montait de 23 c. c. par minute à 33 c. c., pour atteindre de nouveau 23 c. c. dès que la solution avait fini de passer ; les autres nitrates produisaient des résultats analogues, ce qui montrait la propriété de ces corps de dilater les vaisseaux ; mais ce qui importe, c'est la durée de l'action, que fait connaître l'étude de la pression artérielle et du pouls.

17.

Pour étudier la pression artérielle, on introduisit dans l'estomac d'un lapin les corps à expérimenter préalablement dissous et à la dose de 25 à 50 milligrammes par kilogramme d'animal. En une minute, le *dinitrate de glycol* réduisit la tension artérielle de 113 à 85 millimètres de mercure ; et, au bout de 4 minutes, cette pression était descendue à 42 millimètres ; puis, la pression augmenta de nouveau graduellement pour atteindre 106 millimètres au bout de 14 minutes. Dans les mêmes circonstances, la nitroglycérine produisit des effets à peu près identiques. Quant aux nitrates d'érythrol et de mannitol, leurs effets sont moins évidents en ce sens que la chute de la pression artérielle n'est pas brusque ; mais il n'y a pas non plus un retour rapide à la valeur première ; 28 minutes après l'introduction du nitrate d'érythrol, la pression passait de 85 à 63 millimètres et 30 minutes plus tard elle atteignait 54 millimètres ; 2 heures 28 minutes après l'administration du nitrate, la pression était de 46 millimètres, et une heure plus tard elle avait encore la même valeur. Avec le nitrate de mannitol, l'effet était analogue.

Les nitrates d'érythrol et de mannitol ont donc une action *moins marquée*, mais *plus prolongée*, que ceux de glycol ou de glycérine.

Ces expériences sont corroborées par les tracés sphygmographiques pris sur des sujets soumis à ces drogues. De leur étude il résulte que, administrée à la dose de 2/3 de milligr., la trinitrine réduit rapidement la tension artérielle, mais l'effet obtenu est transitoire, car au bout de 16 minutes la tension a repris sa valeur normale. Si, au lieu de trinitrine, on administre du nitrate d'érythrol à la dose de 6 milligr. 5, on ne remarque aucun effet appréciable pendant 50 minutes ; après quoi, la tension diminue graduellement pendant une heure et demie pour se relever ; mais 6 heures 15 minutes après l'administration du médicament, la tension n'a pas encore atteint sa valeur primitive. A la même dose de 6 milligr. 5, l'hexanitrate de mannitol produit des effets identiques.

PROP. THÉR. — Chez certains sujets, les vaso-dilatateurs n'ont qu'un très léger effet ; il en est ainsi, en particulier, chez les cardiopathes dont la maladie est invétérée et chez lesquels les artères, bien qu'aisément compressibles, donnent une sensation de plénitude ; chez ces malades, les artères, ainsi que le cœur, ont perdu leur *tonus* normal et sont considérablement dilatés. Il faudrait, chez de tels malades, administrer une dose considérable de nitrate, et le médicament pourrait n'être pas sans danger. A part ces rares cas, on peut administrer avec succès les nitrates d'érythrol et de mannitol dans toutes les maladies qui présentent de l'hypertension artérielle.

MODE D'EMPLOI. DOSES. — La dose à employer, qu'il s'agisse de l'un ou de l'autre de ces nitrates, sera de 6 milligr. 5 environ, en pilules ou en tablettes. Cette dose, qu'on pourra augmenter, sera presque toujours suffisante pour produire l'effet demandé ; à savoir une diminution notable de la tension artérielle durant pendant plusieurs heures.

On peut employer ces divers médicaments, comme la trinitrine, dans les douleurs cardiaques, maladies des reins, anévrysmes, maladie de Raynaud, certaines dyspnées, douleurs de tête, migraine, maladies nerveuses. Leur action est certaine, mais il est encore besoin d'observations nouvelles.

Le Dr Huchard emploie des solutions titrées de tétranitrate d'érythrol ou d'hexanitrate de mannitol, contenant 1 milligramme par cuillerée à café d'eau distillée. On peut aller jusqu'à 6 milligramme par jour, dose maximum. — Comprimés ou pilules à 1 milligramme de tétranitrate d'érythrol.

Vasothion. — Prép. — Nouvelle base pour pommades, obtenue par l'action du soufre sur le vasogène.

Comp. — Le vasothion renferme 10 p. 100 de soufre ; c'est un composé qui présente beaucoup d'analogie avec le thiosapol et le thiosavonal.

Mode d'emploi. — On l'emploie en mélange avec d'autres pommades ou en émulsion avec l'iode, l'iodoforme, la créoline.   .

Vernonia nigritiana Ol. — Syn. — Batiator.
Desc. — Plante de la famille des Composées, qui croît dans le Niger et le Sénégal.

Comp. — Contient un glucoside, la *vernonine* ; peu soluble dans l'éther et le chloroforme, $C^{10}H^{24}O^{7}$.

Prop. thér. — Agit sur le cœur comme la digitale, et son activité est environ quatre-vingts fois plus faible que celle de la digitale, ce qui permet de graduer l'action. La racine est fébrifuge.

Viburnum prunifolium L. — Desc. — Plante de la famille des Caprifoliacées, qui croît aux États-Unis.

Part. empl. — Les racines.

Comp. — Elle contient de la *viburnine*, de l'acide valérianique et du tannin.

Prop. thér. — Usitée contre la dysménorrhée et pour prévenir l'avortement et les fausses couches. Elle est aussi antispasmodique, astringente, diurétique, tonique, sédatif nervin et utérin.

Mode d'emploi. Doses. — Extrait fluide, de 30 à 50 gouttes. — Extrait mou, de 10 à 20 centigrammes en pilules. — Viburnine, de 6 à 15 centigrammes.

Xanthoxylum caribæum Gaert. — Syn. — Bois épineux jaune, Clavelier jaune.

Desc. — Plante de la famille des Xanthoxylées, qui croît à la Guyane et aux Antilles.

Comp. — Huile fixe, essence, résine, matière colorante, tannin, alcaloïde. L'alcaloïde a été isolé par M. Schlagdenhaufen qui l'a appelé *xanthoxyline*.

Prop. thér. — Antirhumatismal, sudorifique, diurétique. — L'écorce est très employée, en odontologie, comme masticatoire. — Elle produit une sensation de chaleur à l'estomac, avec excitation et tendance à la diurèse. C'est de plus un tonique dans l'anémie et la débilité. — La décoction des feuilles est un puissant diaphorétique, employé dans le tétanos.

Mode d'emploi. Doses. — Extrait fluide, de 10 à 20 gouttes. — Poudre, de 0gr,50 à 2 grammes, deux ou trois fois par jour. — Décoction de 30 grammes p. 500, après réduction, en vingt-quatre heures.

Xéroforme. — Prép. — C'est un tribromophénol-bismuth, susceptible d'être dédoublé par un acide énergique en tribromophénol, corps éminemment antiseptique, et en oxyde de bismuth donnant avec les toxalbumines, ptomaïnes et autres toxines, des composés insolubles qui, par là même, perdent leur toxicité.

Desc. — Poudre très fine de couleur jaune. Il est insoluble, insipide, ne dégageant qu'une très faible odeur de phénol. Il est en outre neutre et stable, et ne se décompose qu'au delà de 120° centigr.

Prop. bact. — C'est tout à la fois un agent antiseptique, antizymotique et dessiccant, non toxique, presque inodore, non irritant, mais son action vis-à-vis des plaies ne se fait sentir qu'après son dédoublement. Des expériences avec des cultures virulentes ont démontré l'intensité de l'action antibactérienne du xéroforme.

Prop. thér. — Le Dr Hueppe l'a administré à l'intérieur et avec succès dans des cas de choléra asiatique, à la dose quotidienne de 5 à 7 grammes.

Mais c'est surtout à van Heusse qu'il a donné de

bons résultats dans les traitements de chancres mous simples ou phagédéniques, de plaies infectées, de panaris, bubons suppurés, ulcères, etc. Ce serait aussi, dans le pansement des brûlures, un analgésique au moins aussi puissant que l'iodoforme et il serait même supérieur à ce dernier en ce qu'il ne provoquerait ni irritation ni inflammation.

MODE D'EMPLOI. DOSES. — On peut l'appliquer en poudre ou à l'état de gaze xéroformée, en onguent ou pâte à 10 et 20 p. 100 et de préférence en émulsion aux mêmes doses, car son mélange avec les graisses est moins favorable.

Zincohémol. — SYN. — Hémol zincique.

DESC. — D'une couleur brun chocolat ; il possède le spectre de l'oxyhémoglobine, sans avoir sa solubilité dans l'eau. Il se dissout dans les alcalis étendus, et dans les sels organiques d'ammonium en donnant une belle couleur rouge. On peut le récupérer lorsque l'on étend les solutions et qu'on les neutralise de nouveau ; sa contenance en zinc reste constante, elle est de 1,01 p. 100 (E. Merck).

PROP. THÉR. — Presque sans saveur, il mérite, à cause de son action non irritante, la préférence sur le valérianate de zinc et d'autres préparations zinciques assimilables. Il est recommandable comme antidiarrhéique doux et dans les cas de chlorose, où, d'après Hösslin, il existe dans l'intestin de petites ulcérations donnant de temps en temps du sang. On l'emploie contre la chlorose.

MODE D'EMPLOI. DOSES.

Zincohémol	0gr,5
Poudre aromatique.....................	0gr,1

Faites 20 doses semblables. — Trois fois par jour un paquet.

FIN

TABLE ALPHABÉTIQUE

DES MATIÈRES

Nous avons indiqué, sous la rubrique la plus habituellement connue, le dosage usuel.

Lorsqu'il n'y a qu'un chiffre, il indique la dose maximum.

Lorsqu'il y a deux chiffres, le premier s'applique à la dose maximum en une fois, et le second à la dose maximum en vingt-quatre heures.

Ainsi :

Abrastol .... 1 *gr.* — *4 gr.*

doit se lire 1 *gr. en une fois* et 4 *gr. en vingt-quatre heures.*

Nous avons indiqué le mode d'emploi le plus usuel et le plus exactement dosé. On trouvera le détail des autres modes d'emploi et des doses dans le corps de l'ouvrage.

FIN.

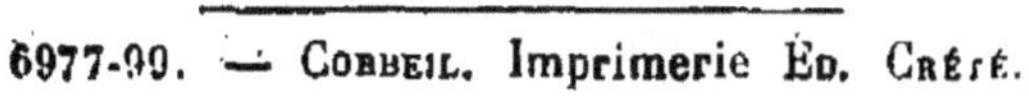

6977-99. — CORBEIL. Imprimerie ÉD. CRÉTÉ.

MANUEL DE L'ÉTUDIANT EN PHARMACIE

10 vol.   Par **Ludovic JAMMES**   30 fr.

PHARMACIEN DE PREMIÈRE CLASSE

1er *Examen.*

Aide-mémoire d'analyse chimique et de toxicologie. 1 vol. in-18 de 581 pages, avec 47 figures, cart. **3 fr.**

Aide-mémoire de physique. 1 volume in-18 de 300 pages avec 113 figures, cartonné...................... **3 fr.**

Aide-mémoire de chimie. 1 volume in-18 de 279 pages, avec 35 figures, cartonné...................... **3 fr.**

2e *Examen.*

Aide-mémoire de botanique pharmaceutique. 1 volume in-18 de 288 pages, avec 172 figures, cartonné.. **3 fr.**

Aide-mémoire de micrographie et de zoologie. 1 vol. in-18 de 288 pages, avec 122 figures, cartonné. **3 fr.**

Aide-mémoire d'hydrologie, de minéralogie et de géologie. 1 volume in-18 de 279 pages, avec 128 figures cartonné...................... **3 fr.**

3e *Examen.*

Aide-mémoire de matière médicale. 1 vol. in-18 de 292 pages, avec 141 figures, cartonné........... **3 fr.**

Aide-mémoire de pharmacie chimique. 1 volume in-18 de 280 pages, avec 30 figures, cartonné........ **3 fr.**

Aide-mémoire de pharmacie galénique. 1 volume in-18 de 296 pages, avec figures, cartonné........... **3 fr.**

Aide-mémoire d'essais et de dosages des médicaments, des produits alimentaires, physiologiques, pathologiques, agricoles et industriels. 1 vol. in-18 de 317 pages, avec figures, cartonné.... .... **3 fr.**

Aide-mémoire de l'examen de validation de stage (Opérations pharmaceutiques, pharmacie galénique et chimique, botanique, reconnaissance des plantes fraîches, des substances médicinales et des médicaments composés), par LÉON FELTZ, pharmacien de 1re classe. 1896, 1 vol. in-18 de 308 pages avec fig. cart.... **3 fr.**

LIBRAIRIE J.-B. BAILLIÈRE ET FILS

E. LITTRÉ
de l'Académie française et de l'Académie de Médecine.

Dictionnaire de Médecine

Ouvrage contenant la synonymie grecque, latine, allemande, anglaise, italienne et espagnole et le glossaire de ces diverses langues.

de Chirurgie,
de Pharmacie,
de l'Art vétérinaire

ET DES SCIENCES QUI S'Y RAPPORTENT

DIX-HUITIÈME ÉDITION
MISE AU COURANT DES PROGRÈS DES SCIENCES MÉDICALES ET BIOLOGIQUES
ET DE LA PRATIQUE JOURNALIÈRE

1898. 1 vol. gr. in-8 de 1910 pages à 2 colonnes, illustré de
602 fig., cartonné.............................. **20 fr.**
Relié... **25 fr.**

La *dix-huitième édition* du *Dictionnaire de médecine* de LITTRÉ, mise au courant des progrès de la science et de la pratique, contient beaucoup d'articles nouveaux, qui n'existaient pas dans les éditions antérieures et que l'on chercherait vainement dans les dictionnaires même les plus récents.

Le *Dictionnaire de médecine* de LITTRÉ comprend d'abord la *Physique*, la *Chimie* et l'*Histoire naturelle*, étudiées surtout au point de vue de relations avec la médecine.

L'*anatomie*, la *physiologie*, la *pathologie générale*, la *bactériologie*, qui depuis quelques années a révolutionné la médecine, sont exposées avec leurs plus récentes découvertes.

La *médecine* et la *chirurgie* proprement dites ont été étudiées. Les maladies récemment décrites, les méthodes nouvelles d'investigation pour le diagnostic et la sémiologie, ont été l'objet d'articles importants.

La *thérapeutique* a été l'objet d'une revision toute particulière : les médicaments nouveaux et les opérations nouvelles sont soigneusement passés en revue.

L'*hygiène* publique et la salubrité n'ont pas été omises. Tout le monde aujourd'hui se préoccupe de la prophylaxie des maladies contagieuses, des procédés de désinfection, de stérilisation, d'antisepsie.

Les sciences médicales et vétérinaires s'éclairant et se complétant mutuellement, la *médecine vétérinaire* avait droit également à une place : l'anatomie, la physiologie, la pathologie, la thérapeutique, l'hygiène, la zootechnie et la jurisprudence vétérinaire sont l'objet d'articles spéciaux.

LES
EAUX DE VICHY
TRANSPORTÉES

———

Les nombreux et rapides succès de la cure **sur** place, à Vichy, rendent, à leur insu, un certain nombre de médecins injustes pour la cure **de** *Vichy chez soi*. Les eaux de Vichy transportées, sans avoir tout à fait la même activité qu'à **la** source, sont certainement encore très efficaces **et** peuvent rendre d'éminents services, quand **on** les emploie à propos et avec méthode.

On croit généralement que *Vichy chez soi* n'est qu'une contrefaçon réduite, un diminutif de *Vichy sur place*, et l'un de nos anciens maîtres nous résumait cette opinion ainsi : « A distance vous ne jouez plus qu'au piano la musique si magistralement exécutée à grand orchestre, à Vichy » — Eh non ! cher maître, ce n'est pas le même air que nous jouons dans les deux cas. La cure à distance est bien, en un sens, une réduction de la cure sur place, mais elle est autre chose encore. Rien de pareil dans les deux traitements, ni la dose, ni le mode d'administration, ni les effets, et, par suite, ni les indications : intensif, aigu, presque toujours curatif, à Vichy ; modéré, chronique, presque toujours compensateur, à distance ; en outre, le second sert souvent à fixer les résultats obtenus par le premier.

Dans tous les cas justiciables de la médication alcaline, l'eau minérale de Vichy sera plus efficace et mieux tolérée que n'importe quelle solution alcaline artificielle. En particulier, dans tous les cas de maladie par « vice de nutrition » tenant, soit à la constitution du sujet, soit à des conditions d'existence dont il ne peut s'affranchir, l'usage *modéré* et *prolongé* des eaux de Vichy transportées constitue le meilleur traitement *compensateur*. N'est-ce pas dire au médecin de quels secours seront ces eaux pour les personnes attachées à une vie trop sédentaire ou surmenée ? **Même** succès dans certaines diathèses, lorsqu'il est nécessaire d'agir pendant longtemps pour modifier toute la masse dyscrasique du sang : diathèses goutteuse, rhumatismale, diabétique, albuminurique, urique, etc. ; l'arthritisme, la scrofulose acide sont, en particulier, très heureusement modifiées par ce traitement, qui améliore l'assolement organique, calme l'irritation nerveuse et rétablit la nutrition normale.

De l'observation séculaire faite à Vichy, il résulte que chaque source a ses propriétés spéciales dont il faut tenir compte pour le succès du traitement. Ainsi, pour nous en tenir aux trois principales sources de l'État, auxquelles Vichy doit le plus clair de ses succès : 1° la *Grande-Grille* a une action élective sur le foie, les engorgements abdominaux et le diabète ; 2° l'*Hôpital*, moins excitante, convient aux malades délicats, nerveux, disposés aux congestions ou aux hémorragies, dans les affections des voies digestives, dyspepsie, gastralgie, etc. ; 3° les *Célestins*, les plus diurétiques de Vichy, conviennent plutôt dans la gravelle, les affections de la vessie, l'albuminurie.

Il est vrai que ces différences s'effacent un peu dans les eaux transportées : le médecin fera toujours bien, cependant, de suivre la tradition et de s'adresser, par exemple, à la Grande-Grille pour agir sur le foie, ou aux Célestins pour l'appareil urinaire.

Il arrive assez souvent que le malade éprouve

une susceptibilité particulière, idiosyncrasique, à l'encontre de la source qui paraît cependant indiquée par son état : tel dyspeptique s'accommodera de la *Grande-Grille* plutôt que de l'*Hôpital*, et tel graveleux préférera l'*Hôpital* aux *Célestins*. Dans ces cas, loin de s'obstiner dans son choix, le médecin se hâtera de chercher la source la mieux tolérée.

A un autre point de vue, le médecin trouvera, dans la diversité des sources, le moyen de combattre l'accoutumance qui s'établit par l'usage prolongé de la même source, dont les bons effets paraissent alors diminués. Sans attendre ce résultat, il est de bonne pratique d'alterner deux sources, pour conserver au traitement sa même énergie, quelle que soit sa durée.

Cette variété n'est donc pas une richesse inutile : le médecin apprendra rapidement, par la pratique, seule maîtresse en pareille matière, à connaître les effets spéciaux de chaque source, et, sûr alors de son doigté, il trouvera dans la gamme si précieuse des eaux de l'État le moyen de réaliser un traitement toujours en harmonie avec l'affection à combattre et les susceptibilités propres à chaque malade.

Nous ne saurions établir de règles fixes pour la

dose journalière des eaux transportées : deux éléments principaux sont à considérer, le malade et la maladie. On peut dire cependant que la dose moyenne oscille entre une et deux bouteilles par jour. Bien rarement il est nécessaire de la dépasser, si ce n'est dans certains états diathésiques avec polydipsie, comme le diabète, par exemple ; mais comme, alors, l'eau de Vichy n'est pas seulement un aliment de la soif, mais son remède, la situation s'améliore rapidement par la cessation de la polydipsie, comme gage assuré du progrès réalisé par le traitement, qui se trouve par là même ramené à plus de modération.

La meilleure manière de prendre la dose prescrite est d'en boire un verre (ou deux, suivant la tolérance) le matin, à jeun, un autre verre dans l'après-midi, une heure avant le dîner, et le reste aux repas. A jeun, les eaux se boivent généralement pures ; au repas, avec le vin. Le vin en est un peu troublé et change de couleur, mais il ne prend aucun goût désagréable, la saveur du gaz carbonique contenu dans l'eau étant, au contraire, fraîche et piquante ; en outre, le vin a l'avantage de faire mieux supporter l'eau minérale.

Du reste, le médecin se laissera conduire par les susceptibilités du malade, ses goûts et ses ré-

pugnances : les uns préférant boire la plus grande
partie de l'eau minérale pure, en dehors des re-
pas, les autres aux repas, avec le vin. La préfé-
rence ou, si l'on veut, l'instinct du malade est ici
le meilleur guide, et il n'y a aucun inconvénient
à s'en rapporter à lui.

Mais il est évident que tout ce que nous venons
de dire se rapporte à l'eau de Vichy naturelle,
puisée à Vichy — l'eau des sources de l'État, qui
ont une « individualité thérapeutique » bien dé-
terminée, consacrée par plusieurs siècles d'expé-
rience et de succès — et nullement à cette innom-
brable légion de sources que le succès de Vichy
a fait surgir, et dont le rôle thérapeutique ne
s'appuie que sur des hypothèses tirées de leur
composition alcaline.

Dr BLANCHARD.

VICHY-CÉLESTINS

Les sources des Célestins doivent leur nom à un couvent de Célestins qui existait jadis en cet endroit et dont on voit encore quelques vestiges. Elles sont situées derrière le vieux Vichy, sur les bords de l'Allier, à l'extrémité d'un enclos qui prit le nom du couvent dont il dépendait. Ces sources jaillissent directement d'un massif de roches qui servent d'assises au vieux Vichy et donnent également naissance à la source de *l'Hôpital*.

Elles sont au nombre de trois : La *Vieille Source*, la *Source de la Grotte* et la *Nouvelle Source*. Leur débit est considérable ; il atteint près de douze millions de litres par an.

L'eau des Célestins est très fraîche et très pétillante ; le gaz s'attache en bulles légères aux parois du récipient et crépite facilement à la surface lorsqu'on l'agite. Elle est très agréable à boire sur place, aussi bien qu'au loin. C'est une de celles qui peuvent être ordonnées à distance avec le plus d'avantages.

Ces sources sont indiquées dans la gravelle urique et les coliques néphrétiques qui l'accompagnent, dans la goutte, le diabète et dans les premières périodes des affections chroniques des voies urinaires.

VICHY-GRANDE-GRILLE

C'est peut-être la source la plus universellement connue et, par conséquent, la plus fréquentée de Vichy.

De toutes les sources de Vichy, celle de la *Grande-Grille* est celle qui répond le mieux, dans l'esprit, à l'idée qu'on se fait d'une source thermale jaillissante. Au centre d'un bassin circulaire, l'eau bondit et bouillonne. Ce phénomène de l'ébullition est dû à la pression souterraine et à la grande quantité de gaz carbonique dont la source est saturée.

Le débit de la *Grande-Grille* est énorme ; il suffit non seulement à la consommation sur place et à l'exportation, mais encore à l'usage des bains.

Elle est, avant tout, indiquée dans les affections du foie, dans les engorgements des viscères abdominaux et surtout contre les coliques hépatiques, qui accompagnent la lithiase biliaire. Des malades qui avaient des crises presque quotidiennes partent absolument guéris après une cure de trois semaines. Ils parviennent à se maintenir et à concilier les exigences de leur santé et de leur profession en buvant de l'eau transportée, qui conserve toute son action, même après plusieurs années d'embouteillage.

VICHY-HOPITAL

Située vis-à-vis du terrain qu'occupait autrefois l'ancien hôpital civil, derrière le Casino, cette source jaillit dans un vaste bassin exhaussé au-dessus du sol et protégé par un pavillon en fer forgé. Elle renferme 5 grammes de sels par litre et est assez abondante pour desservir l'établissement de bains qui est à côté. Sa température est de 31° centigrades; son débit, de 60,000 litres par 24 heures, suffit amplement non seulement à la consommation locale ou extérieure, mais encore au service des bains et douches.

Les troubles de la digestion stomacale ou intestinale attirent un grand nombre de malades à Vichy; ces mêmes affections sont l'objet des applications les plus usuelles de l'*Hôpital*. La dyspepsie, sous presque toutes ses formes, s'en trouve bien. Il faut que l'élément nerveux soit bien prédominant ou le sujet bien affaibli pour qu'il y ait contre-indication.

Comme toutes les eaux de Vichy, elle conserve toutes ses qualités en bouteilles et donne également d'excellents résultats dans tous les cas énumérés ci-dessus, même employée loin des sources.

SEL VICHY-ÉTAT

Ce sel extrait à Vichy de l'eau des Sources de l'Etat, dans les laboratoires de la Compagnie fermière, contient tous les principes essentiels de ces sources, il constitue donc le vrai

SEL NATUREL DE VICHY

bien supérieur au bicarbonate de soude.

Le médecin comprendra donc la nécessité de toujours désigner le

Sel Vichy-État

pour préparer l'eau digestive artificielle.

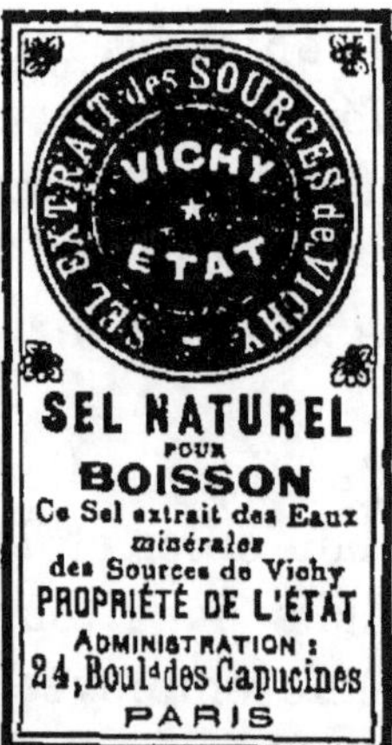

LE

SEL VICHY-ÉTAT

est vendu par paquets contenant chacun la dose d'un litre.

Et par boîtes de 25 et 50 paquets

Échantillons gratuits à MM. les Médecins

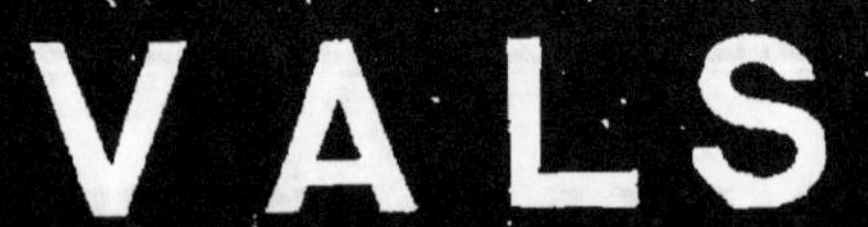

VALS